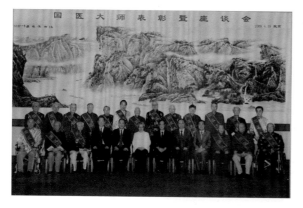

国家前副总理
吴仪与国医大师合影

国家卫计委副主任、国家
中医药管理局局长王国强
颁发奖杯

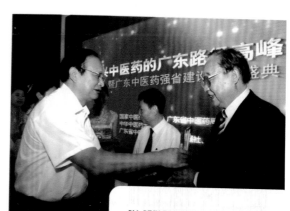

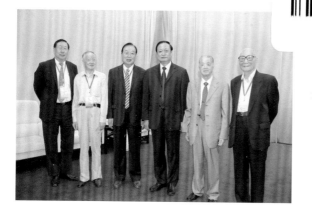

在南昌与王国强局长等合影

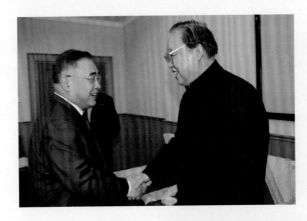

与中国中医科学院
张伯礼院长留影

受聘陕西中医学院
名誉院长仪式

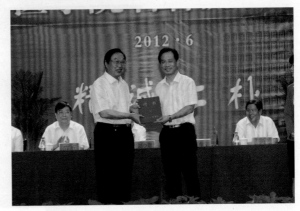

耿直为人 认真做事
实事求是 是我做人
的原则 继承发扬整
理创新祖国医药学是
我终生奋斗的目标

乙丑年夏
张学文

治学格言

国医大师临床经验实录

主审◎张学文

国医大师

张学文

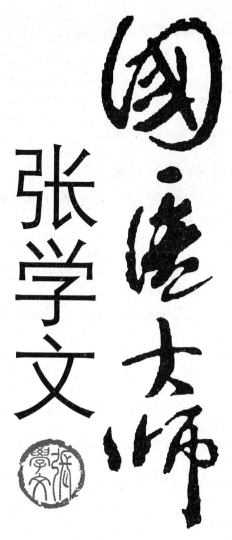

主编 李 军

副主编 周海哲 王永刚

编委（按姓氏笔画排序）

王永刚 史嵩海 白海侠

严亚锋 沈红婷 李 军

袁有才 范文涛 周海哲

缪 锋

中国医药科技出版社

内 容 提 要

本书为国医大师系列丛书之一，介绍了国医大师张学文教授的学术理念和诊疗经验。本书分为学术思想、临证经验、医话、方药心得、成才之路、年谱等六部分。论述了张学文教授从医六十余载的治学及临床经验，张学文教授在中医急症、中医脑病、温病学、疑难病、活血化瘀等诸多研究领域均有一定的学术造诣，全书内容丰富，具有很高的学术水平和实用价值，对中医理论研究者与临床工作者均有较大的参考价值。

图书在版编目（CIP）数据

国医大师张学文/李军主编. —北京：中国医药科技出版社，2015.1
（国医大师临床经验实录/吴少祯主编）
ISBN 978 – 7 – 5067 – 7152 – 8

Ⅰ.①国… Ⅱ.①李… Ⅲ.①中医学 – 临床医学 – 经验 –
中国 – 现代 Ⅳ.①R249.7

中国版本图书馆 CIP 数据核字（2014）第 276043 号

美术编辑 陈君杞
版式设计 郭小平

出版　中国医药科技出版社
地址　北京市海淀区文慧园北路甲 22 号
邮编　100082
电话　发行：010 – 62227427　邮购：010 – 62236938
网址　www.cmstp.com
规格　710×1020mm $^1/_{16}$
印张　17
彩插　2
字数　221 千字
版次　2015 年 1 月第 1 版
印次　2015 年 1 月第 1 次印刷
印刷　三河市百盛印装有限公司
经销　全国各地新华书店
书号　ISBN 978 – 7 – 5067 – 7152 – 8
定价　38.00 元
本社图书如存在印装质量问题请与本社联系调换

国医大师临床经验实录

编委会

学术顾问 （按姓氏笔画排序）

王绵之　　邓铁涛　　朱良春　　任继学
李玉奇　　李济仁　　李振华　　何　任
张　琪　　张学文　　张　灿　　张镜人
陆广莘　　周仲瑛　　贺普仁　　班秀文
郭子光　　唐由之　　程莘农　　路志正
颜正华　　颜德馨

总 主 编 吴少祯

副总主编 王应泉　　许　军　　刘建青　　范志霞

编　　委 （按姓氏笔画排序）

王　朔　　王　煦　　王　影　　王宏才
王松坡　　白　极　　吕文红　　朱　兵
刘小斌　　米　鹏　　许东雷　　李　军
李　艳　　李　尊　　李　燕　　李郑生
李海玉　　杨　俐　　杨金生　　张　泽
张宏伟　　张佩青　　张鹤鸣　　吴嘉瑞
邱礼新　　范永升　　赵燕宜　　金　路
金芬芳　　郑　洪　　南　征　　班　胜
徐光星　　浩云涛　　曹东义　　韩天雄
程　凯　　谢新才　　路喜善　　颜乾麟

总 策 划 范志霞

出版者的话
CHUBANZHEDEHUA

2009 年 4 月由卫生部、国家中医药管理局、人力资源和社会保障部联合评选产生了我国首届 30 位"国医大师"。这是新中国成立以来，中国政府部门第一次在全国范围内评选出的国家级中医大师，这是中医发展历史上的重要里程碑。

中医是门实践科学，有其自身的发展规律，中医学术的传承历史上多数表现为师徒口授心传。国医大师是当代名老中医的杰出代表，是优秀中医药学术的泰斗级人物，体现着当前中医学术和临床发展的最高水平，他们的学术思想和临证经验是中医药学宝库的宝贵财富，深入挖掘、抢救、整理他们的经验精华，就显得尤为急迫。

为此，我社紧密配合国家中医药事业的发展目标，精心策划推出一套《国医大师临床经验实录》系列丛书，全面总结集成各位大师的临床经验和学术成果。每位国医大师的经验单独成册，旨在使各位国医大师的经验心得能够广播于世，使后学者们能够充分学习吸取前贤们的经验精华，使中医发扬光大，后继有人。

本丛书的编写宗旨为突出临床和实用性，力争使阅读者能够学有所获、学有所宗、用能效验。本丛书正文主要包括 7 大部分：学术思想、方药心得、验案撷英、薪火相传、医话随谈、成才之路和年谱。因各位大师擅长的领域不同，研究的方向有异，每位大师的正文结构会略有不同。

学术思想部分主要包括大师学术思想的理论来源、个人临证的特殊认识和总结、擅长病种的医理阐释和治学理念等。

方药心得部分主要包括用药心法、成方心悟、经方传真、自拟方等部分。集中反映大师的临床用药经验和心得体会。"医生不精于药，难以成良医"，希望读者通过本部分内容学习大师的临床用药处方思路，触类旁通，举一反三。

验案撷英部分主要收录各位大师擅长的病种案例，每一案例下设案例和按语两部分，围绕案例集中阐述该类病证的证治特点、大师自己的辨证心法和要点、医理阐释和独特认识。内容不求面面俱到，只求突出大师个人特点，简洁精炼，突出重点。

薪火相传部分主要收录大师给学生讲课、各种中医交流会、研修班的讲稿整理。对讲稿的要求：内容精彩实用、对临床具有指导意义，确切反映其学术思想。

医话随谈部分是不拘体裁的医学随笔，主要探讨中医药学术问题，涉及范围很广，重在抒发己见。

成才之路部分主要包括大师学习中医、应用中医的全部历程，重点突出大师学习中医的方法和体会，旨在使后学者沿着前辈走过的路，少走弯路，直步中医的最高殿堂。

年谱则按照时间顺序，记录大师经历的重大事件。

本丛书的撰写者或为大师本人，或为大师学术经验的继承人。希望丛书的出版对推动中医事业的继承和发展、弘扬民族医学和文化，做出一定的贡献。

中国医药科技出版社

2014 年 11 月

邓序

  光阴荏苒，岁月蹉跎，吾与张学文教授相识已愈三十余载。忆当初我们相识在北京举办的一次学术研讨会上，他在大会上的发言，给吾留下深刻印象。此后，我们常相聚畅谈，探讨学术，交流心得，由相识到相知，愈加熟稔。近悉《国医大师张学文》付梓出版，其从医六十余载的临床经验结晶面世，必将造福民众，启迪后学，吾甚感欣慰并由衷予以祝贺！

  张学文教授从医六十余年，执教五十余载。在中医急症、中医脑病、温病学、疑难病、活血化瘀等诸多研究领域均有高深的学术造诣，对"毒瘀交夹"、"水瘀交夹"、"痰瘀交夹"、"气瘀交夹"、"颅脑水瘀"等病机理论的认识颇多创新，自成体系。先后在全国省级以上学术刊物发表论文百余篇，出版学术专著十余部，获国家、部省、厅局级科技成果奖二十余项。他为传承提高中医学术，推动中医药事业发展，在国内外带徒愈百人，经常不辞辛劳外出讲学，足迹遍布祖国大江南北，涉及欧美亚大陆，他的学术创新成果在学界令人瞩目，实至名归，荣获首届最年轻的国医大师称号。

  张学文教授出身于中医世家，幼承家训，勤奋好学，注重研读医经著作，博采众长。诊病四诊合参，知常达变，辨证力透病本；治病谨守病机，师古不泥，用药丝丝入扣。他长于诊治内科杂症和外感热病，在该书中列举的病案，理法方药一线贯穿，学验俱丰，实乃启迪后学的一部难得读物，故乐以为序。

邓铁涛

前言

张学文教授系首批国家级 500 名名老中医之一，获国务院批准享受政府特殊津贴，陕西省有突出贡献专家，为陕西省首届名老中医、全国首届国医大师之一，是国内外享有盛誉的中医药大家。

张学文生于一九三五年十月，陕西省汉中市人。十五岁起便随父亲习医诊病。十八岁时经县统一考试，以优异成绩出师，随父悬壶乡里。一九五六年考入"汉中中医进修班"学习。一九五八年考入陕西省中医进修学校（陕西中医学院前身）中医师资班学习，结业后留校任教。一九五九年在南京参加"全国首届温病师资班"学习。其后历任陕西中医学院附属医院内科主任，陕西中医学院医疗系主任、学院副院长、院长等职。曾任北京中医药大学兼职博士生导师、中华全国中医药学会常务理事、国家中医药管理局医政司中医急症脑病协作组组长、陕西省科协常务理事、陕西省中医药学会副会长等职。

张学文教授从医六十余年，执教五十余载。在中医急症、中医脑病、温病学、疑难病、活血化瘀等诸多研究领域均有一定的学术造诣，对"毒瘀交夹"、"水瘀交夹"、"痰瘀交夹"、"气瘀交夹"、"颅脑水瘀"等病机理论的认识颇多创新，自成体系。他医德高尚，仁厚淳朴，学验俱丰，诊病细致入微，辨治用药精当，屡起沉疴。他治学严谨，诲人不倦，甘为人梯，先后培养硕士研究生七十二名、博士生六名，带教国内外徒弟二十余名，诸多已成全国或当地名医，誉享一方，可谓桃李满天下。

本书是在《张学文医学求索集》和《疑难病证治》的基础上，借鉴其中一些片段并结合张老近年来的诊治经验整理而成。全书分为学术思想、

1

临证经验、医话、方药心得、成才之路、年谱等六个部分。在学术思想中主要整理了张老诊治温热病、瘀血证及脑病的学术思想；在临证经验中则体现了他对常见病、疑难病的诊辨思路、遣方用药特点，其中不乏他匠心独运、颇具创新的学术见解，具有较高的理论参考价值和临床应用价值；医话和方药心得则是整理了部分张老的用药体会、诊治心得，以启迪后学；在成才之路中概括阐述了张老漫步岐黄之路的成长过程和所取得的成就等。

由于编者学术水平有限，在编写本书中尚有不足之处，恳请读者不吝指教，以期在今后再版时予以提高。

编　者

2014 年 6 月 15 日

目录

学术思想

一、温病辨治创新说

张学文教授在孜孜不倦的学习和感悟中，通过对叶天士、薛生白、吴鞠通、王孟英等温病学家有关温病学理论的理解和贯通，提出了自己独到的见解。如对于温病学的病因理论阐释中，他除了遵循赞同前贤的学术观点外，主张应该重视"毒"在温病发病发展过程中的作用。

张老认为温病的病理变化主要表现为人体卫气营血及三焦所属脏腑的功能或实质损害。造成这种病理变化不可忽视的原因是外毒和内毒。毒主要通过发热劫津、耗气伤阴、动血腐肉、损伤脏腑经络四个方面而导致温病的发生、发展和变化。

毒可生热——发热是温病的主要病理变化。引起发热的因素很多，但感染外邪和化生内毒则是温病发热的重要原因。发热是正气与邪毒交争的现象，标志着人体尚有一定的抗病能力。机体也只能通过阳气生发才能祛除病邪。所以，发热在一定的程度上，是人体的一种防御反应。但是邪毒亢盛，热势过高，既损阳气，更耗阴液。各脏腑器官与阴阳严重失衡的状态下，机体必然遭到戕害，这种恶性循环必然使病变进一步加重。因此，高热又是加重病势的因素之一。

毒易伤阴耗气——毒性火热，每易引起发热的病理反应，必将伤阴耗气。热则代谢旺盛，必然耗伤元气，即所谓"壮火食气"。热则腠理开，汗大泄，气随汗泄，此即《素问》所说的"壮火食气"。毒能耗气，气胜毒则毒消，毒胜气则气竭，正如《医宗金鉴》所云："气胜毒则毒为气驭，其毒解矣；毒胜气则气为毒蚀，其气竭矣。"

毒伤血动血腐肉——毒入于血，与血相搏，伤津耗液，煎炼营血，而致血少黏稠，瘀阻经脉，甚则毒瘀蚀脉腐肉。正如王清任所说："瘟毒在内，烧炼其血，血受烧炼，其血必凝。"毒行于血，每易损伤脉络，脉络受损，则阻碍血行，亦可造成血瘀。毒可致瘀，瘀可生毒，瘀阻毒胜，病情必重。

毒损伤脏腑经络——脏腑活动以气血为本。气血消耗，内脏功能焉能无恙？倘若毒胜热炽，直接损伤脏腑的血脉肌肉，就会造成实质性的损害，而发生各种危急证候。王清任说："瘟疫之毒，外不得由皮肤而出，内必攻脏腑，脏腑受毒火煎熬，遂变生各脏逆证。"如毒火熏蒸，灼伤肺络，轻则痰中带血，重则咯血不止；邪毒随饮食而直走中道，热毒伤胃则吐血，灼伤肠络则大便带血。

张老指出六淫邪盛化火皆可成"毒"。盖有热（火）盛成毒、风盛成毒、暑热邪盛成毒、湿热邪盛化火成毒、燥盛化火成毒、伏寒化温成毒等，并强调指出，外感热病尽管起病之初病因各异，但转化为"热毒证"，就具有了共同之病机，概用清热解毒之法，方可切中病机。就卫分而言，有风毒壅卫、热毒壅卫、暑毒壅卫、燥毒壅卫之异；气分热毒证要详辨热毒壅肺、热毒阻肠、湿热邪毒壅遏中焦之不同；热毒侵入营血分，多搏血为瘀，毒瘀交结，灼营耗阴，侵犯心脑，迫血损络，险象丛生，当细心辨治为是。

张老在学习前贤的基础上系统地总结出了八种常用的温热病证解毒之法：

1. 宣透解毒法

该法是以宣散解表、透达解毒之品引毒外解的一种方法。它具有疏泄腠理、宣通气血、清解邪毒，使毒由深出浅，透达于外的作用。临床主要用于温病初起，邪毒在表或毒已入里而有外泄之机的证候。

温病初起，邪毒侵袭肺卫，郁于肌表，应根据邪毒与病种之不同，选用不同的方药以宣透邪毒外出。属风热邪毒者，用桑菊饮、银翘散宣透之；风热邪毒上壅、头面咽喉肿痛者，又可予以普济消毒饮；疹毒郁于肌表不能透发者，则宜宣毒发表汤（升麻、葛根、延胡索、桔梗、枳壳、荆芥、防风、薄荷、木通、连翘、牛蒡子、淡竹叶、生甘草、芫荽）；属暑湿邪毒者，宜藿香正气散、新加香薷饮之类宣泄之；燥热邪毒者，以桑杏汤宣散之；兼寒者，可用荆防败毒散以散寒解毒。总之，治疗表证应以表散透达为原则。有人经过实验，已证明解表类药物对某些细菌、病毒等致病微生物有抑制或杀伤作用。

邪毒入里，郁于上焦气分，病位尚浅，病势偏于肌表，仍有外泄之机，应根据毒害部位的不同而区别对待。症见身热口渴，心烦懊憹、舌苔薄黄者，为邪毒初入气分，病在胸膈，宜用栀子豉汤、凉膈散之类以宣透邪毒；若病位在肺，症见身热、咳喘、脉数、苔黄等，则应以麻杏石甘汤清透邪毒。

若肺卫邪毒不解，陷于营分，卫营同病，临床上除表证外，又见心烦，甚至神昏、舌绛脉数等，须泄卫透营同用，可予银翘散加细生地、丹皮、大青叶倍玄参方；邪毒由气入营，则宜以黑膏汤加金银花、连翘、竹叶、丹皮等。

2. 通下解毒法

该法是攻导里实，下泄祛毒的一种治疗方法。它具有荡涤毒邪、通腑泄热等作用。主要适用于邪毒蓄积于大肠，壅滞不通的证候。

邪毒由卫入气，郁于大肠，胃肠气机不通，糟粕积滞不行，又可化生粪毒。积滞愈久，化毒愈多，病情愈重。常见腹满硬痛、大便秘结，或热结旁流秽浊腥臭，舌苔黄燥、脉象沉弦等症。毒在肠腑，以下行为近为顺。因此，治疗此类病证，贵在通便泄毒。

临床应用通下解毒法，应根据病之轻重，选用三承气汤治之。因内毒不泄，粪毒又生，热毒炽盛，必然影响其他脏腑而并发他证，选方用药亦应随之而变通。肺肠同病，伴见喘促不宁、痰涎壅盛、右寸脉实大者，宜宣白承气汤主之；热毒内闭心包，出现神昏谵语，宜牛黄承气汤主之；邪实正虚，大便不通，则宜新加黄龙汤或增液承气汤主之。

若属温热邪毒与胃肠积滞互结，阻于中焦，症见脘腹痞满、口苦呕恶、便溏不爽、色黄如酱、舌苔黄腻等，可用枳实导滞汤。

温病毒瘀互结，蓄于下焦，症见少腹硬满急痛、大便秘结、小便自利、其人如狂、漱水不欲咽、脉沉实等，宜用吴又可桃仁承气汤以破瘀散结，借攻下以逐瘀毒。

通下解毒法是温病中运用较多、奏效迅速的一个治法。其目的主要在于逐邪泄毒，并非单纯为了通便。邪毒生热，热致燥结，去其邪毒，则断燥结之源，免致燥结之害。已成燥结，更须急下，使邪毒与燥屎一并下泻，则诸症向愈，转危为安。

3. 清利解毒法

该法是以渗利之品，清利邪毒自小便而出的一种方法。具有疏通气机、通利小便、渗湿泄毒的作用。临床多用于病在下焦、小便不畅之实证。

人体多种代谢产物及毒物都要通过小便而排出体外。若小便不畅，甚至不通，毒物蓄积，无疑会对人体造成严重的损害。所以，疏利小便是泄毒的又一重要方法。

温热邪毒蕴于小肠，心烦口渴、舌赤或溃烂、小便短赤者，可用导赤散清心利小便，使热毒下泄。温热邪毒下注膀胱，身热口渴，小便频数热痛，或淋漓不畅，宜利湿泄毒以解热，方如八正散等。

温热邪毒每易损伤肾脏、小肠和膀胱，可导致小便减少或不通，秽浊邪毒无从排泄，又可继而引起其他病证，如头胀头痛、神昏谵语等。张老崇尚何廉臣之说："溺毒入血，血毒攻心，甚或血毒入脑，其证极危，急宜通窍开闭，利溺逐毒。"常用导赤泻心汤（黄连、黄芪、栀子、知母、西洋参、茯苓、益元散、麦冬、水牛角、灯芯草）加白茅根、车前子等并调入犀珀至宝丹治疗。

清利解毒法主要适用于热毒炽盛、损伤脏腑的小便不利。对阴液枯竭之小便不利不可运用此法，用之小便不惟不利，反致阴液耗尽。

4. 清热解毒法

该法是以寒凉之品直清里热，以折毒性的一种治法。该法常收到清气、清营、凉血、毒解而热退的效果。临床主要用于邪毒入里，热炽火盛之候。

毒性火热，热由毒生。由于发热津伤，更易化生内毒，变证丛生。因此用寒凉之品以清热，既能对抗毒之特异性致病作用，又可阻止内毒化生，不失为化毒防变的一项重要措施。寒凉药物有辛凉、苦寒、甘寒、咸寒之不同。辛凉之品清热之力较弱，主要在于透散；咸寒药物多为滋腻之品，功效主要在于滋阴扶正。因此，清热解毒法以苦寒、甘寒之品为主，尤以苦寒为常用。临床运用须辨明何病、属气、属营、属血，根据不同病变选择不同方药。

邪毒入气，正气奋起抗争，症见壮热、大汗、心烦面赤、口渴、脉洪大，宜白虎汤加味清泄里热。热毒炽盛，郁而不解而见身热、烦躁不安、口苦而渴、小便黄赤、舌红苔黄，宜苦寒直折，方如黄连解毒汤；肺胃热毒下移大肠，而现身热下利、肛门灼热、苔黄、脉数等肠热下利之证，又宜葛根芩连汤治疗；里急后重、红白痢下者，又须用白头翁汤或芍药汤加减。

毒陷营血，往往病情复杂，证候多变，须以清热解毒与其他治法配伍应用。营血热毒炽盛，气分之邪未解，三焦弥漫、气营（血）两燔，其证壮热、口渴、烦躁或谵狂、肌肤斑疹，甚或吐血衄血，非清瘟败毒饮则气血热毒难消；热毒内陷心包，须大剂清热解毒配合凉营开窍，方如安宫牛黄丸、神犀丹、清宫汤之类；对毒深在血，耗血动血，煎熬成瘀，毒瘀互结，阴血亏耗者，在清热解毒之外还须加入活血化瘀、咸寒增液等药物，方为合拍。

5. 化浊解毒法

该法是以芳香之品驱解秽浊之毒的一种治法。具有祛湿化痰、透络醒脾、开闭通窍等作用，尤多用于暑温、湿温之类温病。

毒有秽浊的特性，致病多恶秽、败血腐肉。芳香之品可以化浊逐秽，是化毒的重要措施之一。古今解毒方药之中，大多具有气味芳香的特点，特别是在湿温病中，芳香解毒在温病治疗中发挥着不可低估的作用。古今名医多以芳香逐秽、化浊解毒作为治疗大法。

湿热邪毒秽浊之性颇重，侵入人体多伏于膜原。发病则见寒热起伏、脘痞腹胀、舌苔白腻如积粉等，宜以芳香开达膜原为法，方如达原饮；邪毒发于肌表，症见恶寒少汗，身热不扬，午后热甚，头重如裹，舌苔白腻，宜芳香宣化，方如藿朴夏苓汤、三仁汤等；邪毒郁遏中焦脾胃，而见脘痞腹胀、恶心欲吐、大便溏泄等，又宜燥湿化浊，可用芳香化浊法的连朴饮（重加草果仁10克左右）；浊热并盛，毒气上壅，发热口渴、咽肿溺赤、舌苔黄腻，可用甘露消毒丹化浊清热，解毒利咽。

温病邪毒不解，酿生痰浊，蒙蔽心包，导致神识昏蒙，时清时昧，甚或谵语、舌苔黄腻，轻则用苏合香丸或菖蒲郁金汤芳香解毒、豁痰开窍；重则痰浊热毒交混，宜至宝丹、安宫牛黄丸，以避秽化浊解毒开窍。

化浊解毒法是针对毒之秽浊特性的治法，不仅适用于治疗湿温、暑温类温病，对其他温热病兼夹湿热秽浊者也可酌情使用。

6. 化瘀解毒法

该法是以活血通络之品解散热毒的一种治法。具有疏通血络、透毒外出、防毒再生、凉血止血等作用，主要用于营血分瘀热成毒之证。

热毒入里，损伤血络煎熬血液，致血行瘀阻，血瘀则热毒壅聚不散，进而化生内毒。内毒壅结愈甚，血脉损伤瘀滞愈重。毒为瘀阻，毒瘀交结，宣透难以解结，通利药不达病所，清化无济于事。此时使用活血通络之剂，不但能使血瘀得化，且可阻断内毒化生，更利于解毒药物直达病所和邪毒向外排泄。

邪毒侵袭卫气，未损血脉，一般不用化瘀之品，但有些发斑疹的疾病，邪毒最易扰其肌表血络，应予寒凉透散之中佐以化瘀之品，以通血络，便于邪毒外泄。

毒陷营血，毒瘀互结，阻滞络脉，伤阴耗血为共有病机。因此治疗温病营血分证应以化瘀解毒为主要治法之一。温热邪毒内陷心包，瘀塞心窍，为营血分证的常见证候。应首推犀珀至宝丹。亦可用通窍活血汤调入珠黄散或犀地清络饮。

温病的各种血证如吐血、衄血、咯血、便血等多为热毒损络所致，其中必有瘀滞形成，故治宜清热凉血止血与化瘀解毒并举，方能扭转毒瘀交结迫血外溢之势。

7. 益阴解毒法

该法是以养阴活血通络之品清解热毒的一种治法。误服或吞服各种毒药或毒物，由于毒素内留，聚而生热，阻血为瘀，进而毒瘀交夹，一可耗伤津液，二则肝肾受损，甚或犯扰心神，治疗上应以解毒排毒，清热利尿为主，同时又须活血化瘀，兼顾心肾，张学文宗此而创绿豆甘草解毒汤。方中绿豆味甘性寒，有清热解毒利尿功效，并可护胃；甘草味甘性平，对各种药物，毒物有解毒之力；丹参味苦性微寒，可活血祛瘀，清热除烦，镇静安神；茅根清热利尿，加速毒物排泄，并可防止出血，兼以护肾；连翘有清热解毒，强心利尿之作用；石斛主养胃阴，益精液，以解热邪并抑制毒物吸收；大黄荡涤毒热，加速毒物排泄并可化瘀止血。诸药相伍，共奏清毒热，开心窍，益阴液，排毒邪之效。

绿豆甘草解毒汤：

【组成】绿豆 120g，生甘草 15～30g，草石斛 30g，丹参 30g，连翘 30g，白茅根 30g，大黄 15～30g^{后下}。

【功用】解毒益阴，兼顾心肾。

【主治】食物或药物中毒后，见发热，口干舌燥，心烦呕吐，甚则神志恍惚，小便混浊等症。

【煎服法】上方用冷水浸泡后煎服，煎时以水淹没全药为度，文火煎煮，大剂量频服，一般昼夜各服一剂，必要时可服三至四剂。对于接触性中毒患者，则须用药水清洗皮肤。

【加减】有黄疸等中毒性肝炎表现者加板蓝根 30g，茵陈 30g；若抽搐频繁加羚羊角 2g^{另煎}；钩藤 15g^{后下}，全蝎 6g；若神疲脉弱，汗多无力者，加黄芪 15～30g，白芍 15～30g；若目红唇赤者加山栀 10g，黄芩 10g，黄连 10g。

此方是张老在抢救一位误食大量商陆中毒病人时所用之方。后来推广用于多种食物、药物中毒病人，表现为热毒伤阴证型者，皆取得了较好疗效。应用时，首先要问清何物中毒，时间久暂。病人神志清醒时，应先用催吐、洗胃等方法，尽量排除未吸收的毒物。若神志昏迷的病人，应用安宫牛黄丸等，同时应用输液、洗胃，配合针对性较强的解毒剂等多种救治措施，综合治疗。据应用体会，此方可以直接排泄毒素，有加速毒素从大小便排泄的作用，并有保护阴液的特点。

8. 扶正解毒法

该法是以养阴或益气之剂扶助正气为主，酌加清解之品，加强人体自身抗毒能力的一种治法。具有滋阴生津、补益元气、抵抗邪毒等作用。一般用于气阴耗伤抗毒无力的证候。

病在上焦卫分，邪毒渐盛，但阴液未伤或伤之不甚，一般无需扶正滋阴。毒入气分，阴液渐伤，须根据阴伤的程度于其他治法之中佐以养阴之品，加强人体抗毒能力。

病入营分时，伤阴逐渐加重，治疗应注意养阴扶正解毒，常用生地、玄参、麦冬、芍药等清营养阴。毒入血分，耗血动血，治宜滋阴凉血散血，方如犀角地黄汤。

温病后期，阴虚邪恋，余毒深伏阴分，症见夜热早凉、热退无汗，当以鳖甲、生地、知母等滋阴扶正，佐青蒿、竹叶等轻透邪毒。若肝肾阴伤，热毒难退，甚或虚风内动，必以咸寒养阴，以冀"壮水之主，以制阳光"，如大、小定风珠及加减复脉汤之类。

热毒易伤阴液，亦易耗气。气虚则人体脏腑功能、抗病能力低下。温病中的气虚多伴有阴伤，所以治疗多益气、养阴并用，纯甘温之剂用之较少。

一般的气阴两亏证候，可选用三才汤、救逆汤加人参或人参乌梅汤等，以益气养阴，扶正解毒。若系津气大虚，汗多，脉散大，喘喝欲脱，或化源欲竭，阴不敛阳，脉伏而芤，时时欲脱之重症，宜急以大剂生脉散或独参汤回阳敛阴。热毒内闭，瘀塞心窍，阴液消灼，阴阳偏颇，甚至真阴耗竭，阳无依附而脱（内闭外脱），症见汗出如水、肢冷如冰、脉伏难以触知，当用王清任急救回阳汤，以桃仁、红花通气血之道路，人参、白术、附子、生姜、炙甘草回阳救逆，则内闭之热毒易透易解，外脱之阳气易回易固。遇此紧急状态时，张学文强调要针药并用，可选用生脉注射液、参附青注射液静脉滴注，以挽狂澜于危际。

张老强调上述八种解毒法均是针对比较典型的证型而言。但在治疗过程中，更多见的是多法并用。如病在气分常宣透、通下、疏利并施，病在营血分常清热、化瘀合投。临床运用解毒法，既要审查病机变化，坚持辨证施治，根据毒力轻重、病位深浅、证候虚实而选用解毒治法和方药，又要进行辨证施治，准确诊断，明确病因，选择对某些毒邪有特异性治疗作用的方药。如治疫黄的茵陈蒿汤、治大头瘟的普济消毒饮、治痢的白头翁汤、芍药汤等。从临床角度讲，辨病与辨证相结合，更能适应复杂多变的病情，也才能显著地提高治疗效果。

张老在学习前贤经验的基础上，结合自己的临床实践，率先提出了"毒瘀交夹"新概念。热毒波及营血，必挟瘀血见证，前贤已有定论；而卫、气分夹杂瘀血与否，前人尚无详论。张老认为，外感热病，热毒与血搏结为瘀，可见于卫气营血的各个病变过程之中，不为营血分所独有，只是瘀象有轻重缓急以及隐显不同而已，故清热解毒、活血化瘀之法可酌情贯穿应用于卫气营血的各个阶段之中。张老认为除了六淫邪气炽盛可以成毒外，还有直接感受疫毒等的发病途径。卫分轻者一般不称毒，而高热病重者多挟毒；卫分重证及营血分证，多为毒邪炽盛所致。并据此概括性地提出了"毒瘀交夹"这一中医病理学新概念，主张根据热性病发展的病理机制，灵活运用清卫化瘀、清热化瘀、清营化瘀、凉血化瘀、解毒化瘀、开窍化瘀、熄风化瘀、益气生津化瘀、滋阴透邪化瘀等法则来缩短疗程，提高疗效。特别是温热病重证之中的高热、神昏、抽搐、痉厥、斑疹、出血等证，毒瘀交夹证候更为明显。根据这一论点，张老认为营分血瘀证有热灼营阴、瘀热不解；热毒壅盛，瘀滞发斑；热壅瘀阻，迫血妄行；瘀塞心窍，瘀阻气脱；瘀热在营，引动肝风；余邪留阴，瘀热不解；邪久入络，凝瘀胶固等病理概念，并用于指导临床救治西医诊断之乙脑、出血热、钩端螺旋体病、败血症、肝昏迷等重危险症疗效显著。经一系列实验研究表明，此学说具有科学性和实用性。一九八八年中国古籍出版社出版的首册《当代名医临证精华·温病专辑》中，对张老的这一学术见解作了重点介绍。

例如，张老详辨邪在卫分的风毒证与风热证的论述，就可见其匠心独运之一斑。他分析到：邪在卫分，首先须辨其寒温属性。在此基础上，根据温热毒邪的性质，卫分证又可分为各种不同的证候类型。主要有风毒郁表、风热犯卫、湿温蕴表、暑温袭卫、燥干卫表等，尤以风毒郁表与风热犯卫最为常见。而临床上，人们多只注意到风热犯卫等证，对风毒郁表证治往往重视不够。应把以发热微恶风寒，面目或局部皮肤红肿，身痒或游走性疼痛，舌质红苔薄白，脉浮数等为主要症状者命之为风毒郁表证。此证由风夹温毒所致，治宜疏风透表，清热解毒。若用桑菊、银翘诸方，往往效果不理想，麻桂辈更不合适。遇此证，以荆防败毒散加减化裁，效果较好。除内服外，尚可用服汤剂后药渣加艾叶等煎汤外洗，或外熏，可增疗效。用本方，药物的加减化裁是很重要的，或用此方加野菊花、土茯苓、僵蚕等药，以加强清热解表，疏风败毒之力，同时亦无荆防等温性之品助热张势之虞，往往收效甚捷。此法对于一些西医诊断的过敏性疾患亦较适宜。

例如林某，女，三十八岁，工人。因汽油过敏，发热（体温38℃），微恶寒，双臂红肿，局部溃疡，发痒尤甚，鼻尖红痛，舌质红苔薄白，脉浮数。历时二十余日，经中西医针、药并用未愈。审证分析，辨属风毒郁表。处方：荆芥、防风、枳壳、薄荷、柴胡、黄芩、玄参、野菊花、蝉蜕、地丁、陈皮各9g，土茯苓15g，生甘草6g。上方共服五剂，并用药渣加艾叶煎洗前臂，寒热去，肿消痒止，结痂转愈。

至于风热在卫之证，主要表现为发热重，恶寒轻，口燥咽干，口微渴，咳嗽，舌边尖红，苔薄白，脉浮数，其卫表郁毒之证不明显，治疗以银翘散或桑菊饮加减即可。若发热恶寒，颈项不舒者可加柴胡、黄芩、葛根；恶寒甚微者，亦可减荆芥、豆豉，加焦栀子、白茅根（可重用至30g或煎汤代水饮）；临证常见热势较盛或卫气同病者，用"清热七味汤"（自拟方），该方由柴胡、黄芩、薄荷、银花（里热盛者改为连翘）、菊花、葛根、生石膏为主组成，具有疏风清热、解毒生津之功。根据临床实际灵活加减，颇有效验。

例如郝某，女，六岁。发热39℃，不欲饮食，腹胀痛，脉浮数，舌红苔白厚，经用针药治疗，体温反而增高至40℃，并见抽风。辨为风温在卫，内兼食积。处方用：柴胡、黄芩、连翘、菊花、葛根、丹参各9g，焦三仙各9g，枳实6g，生石膏30g^先煎，钩藤5g^后下，薄荷5g^后下。令急煎服，一剂烧退，二剂痊愈。

对于温病的发热，张老强调应有正确的认识，不可一见发热即用寒凉直折之品。因为发热是正气抗邪的一种反应，人体防御系统只有通过与毒抗争，才能祛毒外出而解之。早用大寒之品遏其热势，有碍于毒的排泄。正如刘松峰所说："未有祛邪之能，而先受寒凉之祸，受寒则表里凝滞，欲求其邪之解也难矣。"因此，临床运用清热解毒法要准确辨证，掌握时机，不可早用或过用，以免邪毒冰伏不解，不得其利，反遭其害，更不能单纯依靠清热解毒法来治一切温病。

二、瘀血证学术思想

活血化瘀法，是针对气滞、气虚等各种原因所致血液瘀滞，脉络闭阻的基本病理，而采取活血化瘀，疏通经脉，调理血行为常用方法，以使改善血液循环，调整机体功能，加强抗病能力为主要目的一种行之有效的具有独特功用的治疗法则，它是中医药学伟大宝库的重要遗产之一。活血化瘀法不仅被应用于内、外、妇、儿、皮肤、五官、肿瘤等科的多种病症，尤其在防治心脑血管疾病、胶原性疾病及一些久病顽疾和感染性疾患等方面出现了可喜的苗头，从而广开了思路，扩大了范围，为多种疾病的防治开辟了一条新的途径。在国外，对本法的研究也较为重视，如日本就把"瘀血证"列为临床研究中心课题之一。因此，对该法的机制及临床应用，有进一步研究之必要。我们在学习有关资料的基础上，结合一些临床病例及粗浅体会以简单介绍。

（一）瘀血源流简述

对瘀血证及活血化瘀法的认识，是历代劳动人民长期以来同疾病作斗争中逐步积累和发展起来的一份宝贵遗产。早在《内经》中对其证因治等就有了一定的认识，如《素问·调经论》："寒独留则血凝泣，凝则脉不通。"《灵枢·痈疽》篇说："邪客于经脉之中，则血泣，血泣则不通，不通则卫气归之，不得复反，故痈肿。"因此，历代医家总是很强调和重视"气血流行不止，环周不休"，"血脉流通，病不得生"的重要作用。《素问·生气通天论》指出："骨正筋柔，气血以流，腠理以密。"所以对瘀血证则有"恶血"、"衄血"、"脉不通"等多种病名。故对此类病证治疗提出"血实宜决之"的原则。在药物方面，《神农本草经》中收集中药365种，其中有41种具有活血化瘀作用，如丹参、桃仁、虻虫等。到了张仲景时，则比《内经》更有所发展，《金匮要略·血痹虚劳病脉证并治篇》对于血瘀类病证从症因脉治等方面，记述较详尽，并拟定了大黄䗪虫丸、桃仁承气汤、黄芪桂枝五物汤等方剂，至今在临床用之均得心应手。

清代王清任敢于创新，勇于实践，对活血化瘀法打开了新局面，作出了新贡献。他对瘀血认识确有独特之处，强调了气血流畅在人体的重要性，并指出了治病运用调理气血、祛瘀生新的必要性。他主张"治病之要诀，在明白气血，无论外感内伤……所伤者无非气血。"所以他在《医林改错》中创建的几个逐瘀汤，至今在临床广泛应用，行之有效。唐容川继王清任之后，著《血证论》更有所发挥。他说："血止之后，其离经而未出者，是为瘀血，既与好血不相合，反与好血不相能，或壅而成热，或变而为痨，或结症，或刺痛，日久变证，未可预料，必亟为消除，以免后来之患。"另外，1972年11月，在甘肃武威汉墓出土的一批汉简上，已记载了二千年前中医学对"瘀"及"久瘀"的治疗，并应用了当归、川芎之类养血活血药物。因此说瘀血学说起源于秦汉，发展于明清。大放异彩还在社会主义的今天。

（二）瘀血的病因病理

造成瘀血证的原因较多，但归纳综合起来，大致是：

1. 内伤气血

因气为血帅，血为气母，气行则血行，气滞则血凝。如因情志过极，怒而气郁，或因气虚不达，血行受阻，均能导致气血的正常运行失调而为瘀血。《灵枢·百病始生》篇说："若内伤忧怒，则气上逆，气上逆则六输不通，温气不行，凝血蕴里而不散，津液涩渗而不去，而积皆成矣。"《灵枢·经脉》篇说："手少阴气绝，则脉不通，脉不通则血不流。"

2. 外感寒热

外感之邪，由寒热引起血瘀较多。因寒主凝泣，收引，不论外寒、内寒，得温则减，遇冷加重，故寒邪最易引起脉络瘀阻，发为痹证。如《灵枢·痛疽》篇谓："寒邪客于经脉之中，则血泣，血泣则不通。"因热最易耗伤津血，血受热蒸则脉络闭阻，如王清任说："血受热则煎熬成块。"

3. 外伤

不论是跌打损伤，或闪挫扭岔，均可使局部气血损伤，血溢于皮下或筋肉之间发为瘀血。如《灵枢·贼风第五十八》说："有所堕坠，恶血留内。"《诸病源候论》说："血之在身，随气而行，常无停积。若因坠落损伤，即血行失度，随损伤之处，即停积，若流入腹内亦积聚不散，皆成瘀血。"

4. 出血

凡各种出血，都有形成瘀血的因素在内。其中主要的是：①离经之血未能排出体外，或未被组织吸收而发生的肿胀、积聚、疼痛等；②如妇女月经及产后恶露的排出，本为正常的生理现象，但因各种原因，致使排泄不畅，积留体内则成瘀血；③治疗出血，不究寒热虚实，专用止涩，或过用寒凉，致使凝涩不去，发为瘀阻。如《血证论·瘀血篇》说："吐衄便漏，其血无不离经，凡系离经之血，与营养周身之血，已睽绝不合……此血在身，不能加于好血，而反阻新血之化机……亦是瘀血。"

5. 其他

如痰浊阻塞脉络，湿浊瘀阻经隧，或大病久病以后，或饮食起居失宜，"五痨虚极……劳伤、经络营卫气伤"等均可为瘀血的成因。

我们认为其中最主要的是气虚气滞和出血。因为气为血帅，气行则血行，气滞则血停。离经之血，如不为组织吸收或排出即是瘀血，任何部位的出血都有不同程度的瘀血,这绝不意味着所有的出血都要用逐瘀止血法。因为不太严重的出血,机体可自行吸收或排出,重用活血化瘀法,反为不利。外感寒热一般也是先伤气后伤血;外伤引起的瘀血,实质上也是外伤损及脉络出血所致;病后与起居失宜,虽然有可能引起瘀血,但究其主因,仍与气血有密切关系。

气血为生命之基本物质之一,血与气相互为用,血在气的作用下,外滋肌肤,内营脏腑,百骸九窍,尽皆贯通,故在经脉中周流不息,以供给机体中正常所需。但由于以上某种或某些原因,而使血不循经,或不畅行,改变了它的正常性能,影响了它应有的功用,从而发生了血液停滞或瘀结不散种种病证。瘀血作为一种病理的后果,又作为瘀血证的病因。用活血化瘀法即是纠正某种病理状态,也是对瘀血证的病因治疗。瘀血一旦形成,轻者则由于机体的修复而自行吸收、疏通,重者则阻碍经络、气血的正常运行。由于阻碍的部位和阻碍程度的不同而引起各种各样的自觉或他觉的症状。临床广泛运用的活血化瘀法,正是针对瘀血致使机体脉络、组织、器官营养障碍这一共同的基本的病理过程而设立的。从近几年来国内开展临床和实验研究来看,其病理结果主要表现是:①血液循环障碍,主要是静脉血循环,尤其是微循环障碍所造成的缺血、郁血、出血、血栓、水肿等病理改变。②炎症所致渗出、变性、坏死、萎缩、增生、糜烂等病理变化。③代谢障碍所引起的组织病理反应。④组织无限制的增生或细胞分化不良等。

(三) 瘀血证的诊断

所谓瘀血,主要是指局部血液停滞或全身血脉运行不畅以及体内留存离经之血,由此而导致的各种功能或器质性病变,称为瘀血证或兼瘀血证。它既不是专指一个症状,也不是一个独立的病名,而往往是由于内因或外因造成的病理结果,或由此而导致许多疾病的病因。为此,瘀血证是一个综合证候,可见于多种病症。

对于瘀血的诊断,需要四诊合参,其中最重要的是舌象。一般可见舌青紫,红而不鲜或紫黯,有时可见瘀斑瘀点。尤其不可忽视的是舌下,有的瘀血病人舌面无明显反映,但舌下(即指舌底,不是指舌之根部)有静脉粗（曲）张，紫黑瘀点、瘀丝等表现。应用活血化瘀法治疗可以改善这一病理性体征。舌为心之苗，心主血脉，有诸内必形诸外。我们在临床工作中发现，舌象上如有上述改变，脉沉弦而硬或细涩的患者，往往有胆固醇升高，血压不正常，眼底动脉硬化等改变，自觉有麻木、疼痛等症状。也发现有些癌症患者，舌尖下有许多紫黑瘀点。

此外，瘀血证患者可有口唇青紫，面色灰滞，甚或黧黑，皮肤枯燥，蜘蛛痣，色素沉着，出血倾向，浅表静脉怒张，毛发憔悴、脱落，肌肉萎缩，皮肤黏膜白斑，胸闷气短，眩晕，肢体麻木不遂，健忘，惊悸，狂躁，失眠，癥瘕积聚，皮下结节，肝脾肿大，囊肿，妇女月经不调，经血色黯挟有血块，痛经等临床表现。

瘀血证患者的脉象，以脉沉弦、弦硬、细涩为多见。

过去一般认为瘀血证所致的疼痛是"痛有定处，状如针刺"，临床实践表明："痛有定处，状如针刺"，是瘀血的表现，但部位不固定，亦非刺痛者，却不一定不是瘀血所致，对这样的患者用活血化瘀法仍可奏效。所以，各种疼痛都可疑为瘀血的一种表现，不能以"痛处不固定，并非刺痛"来否定瘀血证的诊断。对于长期以来的自觉不适而各项检查又无阳性发现的患者，也可以考虑其气血不流畅，有瘀血存在的可能，从而试用活血化瘀法。

（四）瘀血证治疗法则简述

疾病发生发展过程是复杂的，不同阶段有其不同的变化和表现。根据疾病发展过程中邪正斗争的力量强弱，病情的轻重缓急，主证与兼证的关系以及病证的寒热虚实之不同，应本着辨证施治的原则，恰当地选方用药。活血化瘀法的具体运用，亦是本着这个精神。在临床上常用的方法有如下几个方面：

1. 理气祛瘀法

为临床常用的治法，适用于气机郁结，脉络瘀滞的瘀血症。"血随气行，气为血帅"，故血瘀多先有气郁。"疏其气血，令其条达"为治疗法则。治法以活血祛瘀佐以理气的药物，如柴胡、木香、香附、郁金、乌药、青皮、枳壳、枳实、川楝子、沉香等品。以宣通气机，破除滞气，推动血行。血府逐瘀汤为代表方剂。

2. 温经化瘀法

寒凝可引起气滞血瘀。前人认为血有"寒则泣而不能流，温则消而去之"的性质。由于风寒外邪侵袭机体，肌表经脉受阻，气血凝滞而发生疼痛或瘀肿；或由于素体阳虚、久病体弱、寒从内生导致阳气温煦不够而凝塞。寒凝血瘀，治疗上采用温经化瘀法。在活血化瘀药物中配以温经散寒之品，如桂枝、附子、细辛、干姜、川乌、吴茱萸等。方剂如温经汤、少腹逐瘀汤等即是。

3. 清热化瘀法

用于热灼伤络，或热盛迫血妄行等证。证见衄血、便血、尿血、吐血、皮肤黏膜出血等。此外热毒内蕴引起局部气血循环失畅致成疮疡、红肿、疼痛等。治宜活血化瘀配合清热解毒、凉血止血之药物。如生地、玄参、丹皮、水牛角、银花、连翘、山栀、大小蓟等。方如犀角地黄汤、清营汤、大黄牡丹皮汤等。

4. 祛风化瘀法

"治风先治血，血行风自灭"在临床治疗某些病证，如因风中脏腑经络，引起半身不遂，语言謇涩；或肢体顽麻不仁，皮肤奇痒不止等血虚生风证，常以活血化瘀配合祛风通络药物，如加用秦艽、防风、乌梢蛇等。方剂如大秦艽汤、蠲痹汤等。

5. 化痰活血法

痰浊郁阻络脉，以致血瘀痰浊互结，阻于肺络，则喘逆唇青；流窜经络，则痰核生成；留于脏腑，则成癥瘕痞块；上蒙清窍，则癫痫狂乱。此等病证最复杂而难治。常以活血化瘀药配伍化痰散结之品，如半夏、天南星、贝母、竹沥、昆布、海藻等。

6. 渗湿活血法

是以活血药与渗湿药合用。血与水关系至为密切，前人有"血水同源"，"血不利则为水"之说。血瘀往往导致停水，水湿停滞亦能引起血瘀。临床常见水肿兼有唇色青紫，面色晦暗，舌质胖嫩而有瘀斑、瘀点，舌下脉络淡紫粗张。此种水肿常在慢性肾炎及产后恶露不行或闭经时发生。亦有水肿日久导致血瘀而病者，单用渗利药不易消肿，单用活血法亦难取效，必需渗湿与活血药合用始可收功。常配用渗湿利水药有益母草、泽泻、茯苓、猪苓、白茅根等，方剂如益肾汤等。

7. 攻下化瘀法

适合于瘀血内结，腑实便闭病证。在治疗时运用活血化瘀兼通里攻下之药，如大黄、芒硝等。方如桃仁承气汤，具有化瘀散结、通腑清热的作用。近年来对许多外科急腹症如阑尾炎、肠梗阻等病常用此法治疗，收到了显著效果。

8. 养阴化瘀法

本法主用于热病之后，阴虚体弱而夹有瘀血之证。多见于心肺阴伤、肝肾虚损、瘀血阻滞的病证。常见头晕目眩，潮热盗汗，腰膝酸软，面黄少华以及复发性口疮、尿血等症。在治疗上常以活血化瘀药配合补血养阴药物。如当归、白芍、地黄、首乌、鳖甲、鸡血藤等，方如青蒿鳖甲汤等。

9. 补气化瘀法

用于病程日久，阳气不足，血行不畅，气虚血瘀，阻滞经络。古人认为："气盛则血充，气衰则血少……"血瘀证伴有头晕、气短、倦怠乏力等气虚症及中风后遗症等。常以活血通络药配合补气助阳药物。如黄芪、党参、白术、附片、桂枝、桑寄生等。方剂如补阳还五汤等。

10. 祛瘀止血法

用于咳血初止，仍有紫血咳吐而出，胸脘闷胀而痛，舌质紫。常选用活血化瘀且有止血之功的花蕊石、鲜藕汁、白茅根、桃仁、三七等品。

在实际临证时，病情往往虚实混杂，寒热并见，急缓交错。这就需要详细辨析病机，不能拘泥一点。分清主次证候，灵活配合运用，方能药证合拍，以促疾病好转。

（五）瘀血证治疗方药简述

活血化瘀法虽属一个大的治疗法则，但在临床中，由于患者体质强弱差异，病变部位不同，且多夹杂他邪等情况，故具体治则亦有区别，总宜活血化瘀为主，但应审证求因，随证加减，灵活掌握。如较严重的神经性脱发，脑积水，脑部占位性疾患及一些顽固的神经性头痛、三叉神经痛等头部疾病，则用"开窍活血法"的"通窍活血汤"之类；心绞痛、心肌梗死及一些心神经官能症等胸部疾患，则用"宽胸祛瘀法"的"冠心2号"，"瓜蒌薤白白酒汤"之类；如在胸胁部的像肝脾肿大、肝胃气痛等症，则用"行气活血法"的"血府逐瘀汤"、"膈下逐瘀汤"之类。其他如半身不遂用"益气活血法"的"补阳还五汤"之类；血尿、低热等用"滋阴活血法"的"青蒿鳖甲汤"合"桃红四物汤"之类；疖肿、阑尾炎等用"清热活血法"的"黄连解毒汤"合"大黄牡丹皮汤"之类等等。总之，我们临床以桃红四物汤加减为基本方。头部多用川芎、白芷；胁肋多用郁金、延胡索、香附、赤芍；下肢用川牛膝，上肢用桂枝；病久体弱重用黄芪、鸡血藤；血热有瘀多加丹皮、紫草；积聚包块多加三棱、莪术；证情顽固加用虫类药物；神志方面多加琥珀之类；妇科及水肿则加益母草之类；骨伤加苏木、川断、自然铜等；出血、疼痛明显加三七之类；血脂、血压高伴有食欲不振，或防止药物腻胃等，则加用山楂之类；任何瘀血疾病，都可考虑加入丹参。除内治法外，还可以配合有助于活血化瘀的外治法，如外贴膏药并撒敷活血祛瘀之"七厘散"，配用针刺、艾灸、按摩等。如治疗多种气滞血瘀偏寒胜的疼痛（特别是胁下痛或兼有食积的胃脘痛及腹泻），不仅内服活血化瘀药物，并局部贴"伤湿止痛膏"，兼撒"七厘散"等，往往收到散瘀止痛的良好效果；治疗血栓性脉管炎，除内服药物外，还配合针刺、药洗、艾灸；治疗肝脾肿大，除内服药外，亦可外贴"阿魏化痞膏"等。这样内外合治，有助于气血通畅，从而提高疗效。

活血化瘀药虽有明显的"止痛镇静，疏通经络，散结破瘀，祛瘀生新，解毒消肿，活血止血"等作用，有改善血液循环，调整机体的功效，但久用、过用这类方药，也能出现伤正耗血现象，不可不加以注意，故必须有的放矢。如果真正有瘀，即就是经行期间亦可应用。如曾遇几位患者在行经期服用活血化瘀之品后，不但经量未增加，反而色、量、时间较前正常，这正是"有故无殒"之义。

（六）瘀血证病案选

张老在临床上，对于确系有瘀血存在或兼有瘀血的内、儿、妇、外、肿瘤等多种病证，使用活血化瘀法给予治疗，皆不同程度收到了较为满意的疗效。但张老认为，病例是个别的，经验是点滴的，体会是肤浅的，还不能说明规律性的问题，并且也常遇到一些无效或失败的病例。如有的瘀血证临床诊断证据确凿，用药大法无误，但仍欠显效。像本院学员高某原有肝炎，1978年初秋因暴饮白酒后患急黄证（急性肝坏死），突然神识昏蒙、谵妄，全身出现黄疸，面色青滞，舌紫，舌底瘀点显见，皮肤散见瘀斑，其瘀血指征明显。除用西药外，中药主要使用千金犀角散加减，以清热解毒、凉血化瘀，并静注丹参注射液等，虽中途患者一度神志清醒，症状有所减轻，起床可以活动，但最终仍因复感外邪病情恶化而死亡。

另外张老体会到，活血化瘀法虽然有"疏其气血，令其条达"，改善血液循环，调整脏腑功能等作用，但由于患者体质特异等原因，治疗时仍出现了不同程度的副作用。如有位心绞痛患者，其病反复发作，屡治不效，舌黯唇紫，胸闷气短，血压偏高，脉象弦硬。此瘀血证显然，故以冠心2号、瓜蒌薤白汤等化裁施治，但加入三七则头痛、恶心、眩晕不舒，往往延续六、七个小时方能缓解，后去其三七，则无此反应。

再则，对于一些老大难病症，如癌肿、心肌梗死、某些脑积水、流行性出血热等患者，虽诊查时可见明显的疼痛、包块、瘀斑、瘀点、舌紫黯等瘀血见证，用活血化瘀法施治，但仅取小效，或者无效，甚至恶变死亡。

鉴于以上教训，张学文强调临床上决不能见病皆认为有瘀，滥用活血化瘀之法；也不能见瘀径徒化瘀，忽视他法兼治，故必须辨证施治，有的放矢，适度为要，因人、因时、因地制宜。这也说明活血化瘀并非万能之法，其运用虽属广泛，亦有所局限。这些问题除必须引起注意外，还有待于今后进一步研究、探讨、总结、提高，发现其内在的规律性的东西。在此仅将张老多年来临床上所治疗的部分有效或显效的病案，搜集整理并结合张老个人体会介绍于下。

1. 面痛（三叉神经痛）

怡某，男，38 岁，咸阳市某局干部。

初诊（1979 年 2 月 10 日）：半年前因情志不遂，加之工作劳累，夜不入寐，数日后右侧头面部阵发性剧烈疼痛，伴见周身汗出，心慌，右眼流泪，右鼻孔流清涕，每次持续 15 秒~3 分钟，其痛可骤停。每因进食洗脸等可诱发，一日发作 3~4 次。曾用针刺、西药片（药名不详）治疗，开始尚有效果，而后亦不能制止，故找中医试治。诊见：舌暗，脉滑硬。此乃阳明经络气郁，气血凝滞不行所致，"不通则痛"。治宜疏经活络，畅行气血。仿通窍活血汤之义加减。

[方药]

桃仁 10g	红花 10g	川芎 15g	赤芍 12g
麝香 0.1g^{冲服}	白芷 12g	僵蚕 12g	蜂房 12g
丹参 15g	菊花 15g	谷精草 15g	延胡索 10g

同时配合口服谷维素、维生素 B 片。

复诊（1979 年 3 月 11 日） 上方服 9 剂后，头面痛止，至今未发，夜寐亦安，现觉时头胀，心慌气短，食纳不佳，脉较前为软，舌仍黯。此宜继续宣通经络，养心安神，以善其后。

[方药]

瓜蒌 15g	薤白 10g	川芎 12g	丹参 30g
赤芍 12g	白芷 10g	山楂 15g	鸡血藤 30g
炒枣仁 15g	夜交藤 30g	合欢花 15g	玉竹 12g

五剂。并肌注丹参注射液，每日 2 支（4 毫升），病愈停药。1990 年 2 月 28 日随访，病已痊愈，至今未复发，体亦较前好。

按 本例头面疼痛之势剧烈，乃由情志不遂，郁而化火，夜不入寐，阴血暗耗，风阳挟瘀上扰，导致头面部疼痛时作。故选用丹参、川芎、桃仁、麝香、白芷等，疏气活血而通络，配菊花、谷精草、蜂房、僵蚕以清熄风阳而止痛，此为"急则治其标"而设。复诊时痛势已缓，而为阴血暗耗致心失所养之症所苦，故用瓜蒌、薤白、丹参、川芎等宣畅气机、活血通络之基础上，酌情重用鸡血藤、夜交藤、炒枣仁等，以滋补阴血、养心安神而善其后。

2. 低烧、咳嗽（支气管炎）

安某，女，11 岁，岐山县 93 号信箱。

初诊（1975 年 4 月 1 日）患者两年前开始咳嗽，午后潮热，伴有气短、懒言，手足心汗出，形体日渐消瘦。曾经北京某院诊断为"支气管炎"、"支气管扩张"，注射卡那霉素等药后，病情逐渐好转。但两月前无明显原因，而上症又复加重。经某医院拍片报告：肺纹理明显增粗，诊断为"支气管炎"，随转中医治疗。诊见：咳嗽气短，低烧盗汗，五心烦热，身困乏力，善忘，少食，面色黄褐，眼眶口周发青，牙齿发黑，舌质偏暗，脉沉细数。证属气阴双虚，肝血瘀滞。治宜：益气养阴，润肺止咳，柔肝活血。

[方药]

黄芪 15g	胡黄连 9g	百部 9g	川贝母 6g
瓜蒌 9g	银柴胡 9g	党参 9g	知母 9g
甘草 3g	丹参 15g	当归 9g	丹皮 9g
山楂 9g	白芍 9g		

二诊（1975 年 4 月 8 日）服上方 7 剂，自觉精神好转，眼眶口周色青、齿黑均消退，脉舌同前。继用上方去当归、知母，加郁金 9g，鳖甲 9g。

三诊（1975 年 4 月 23 日）服上方后，精神较前明显好转，咳嗽止，低烧退，食欲有增，但仍盗汗，舌淡不鲜，苔薄白，脉沉细。用初诊方去知母、甘草，加赤芍 9g，鸡内金 9g。

四诊（1975 年 5 月 7 日）服上方后再未发烧，记忆力增强，性情较前柔和，食欲明显增加，脉象和缓，舌色正常。乃予原方稍以加减数剂，以善其后。

曾发信询问，患儿家长于 1979 年 9 月 2 日托人来诉：其孩服上述方药好转后，再未服他药，逐渐恢复，身强体壮，饮食，记忆力等均好。

按 患儿咳嗽、低烧达两年之久，久咳伤肺，气阴俱耗，气虚则无力推动血液畅行；血为肝所藏，肝气不得疏泄，肺气不能输布，血络即瘀滞，故见口眼周围发青，舌暗不鲜；久咳耗伤肺阴，阴虚则生内热，阴不敛阳而现低烧、盗汗等症。本为正虚，又有瘀血，若单补虚必助邪，若独攻邪，更伤正，故宜攻补兼施。相得益彰，用党参、黄芪以益气扶正。培土生金；以丹参、归、芍活血祛瘀，滋阴柔肝；佐胡黄连以清虚热；百部、知母、瓜蒌以润肺止咳；山楂消食开胃，兼除瘀阻；全方以求气阴双补，润肺止咳，行血化瘀之功。

"齿黑"一症，临床虽不多见，而本案却表现得比较突出。叶天士《温热论》虽详载有验齿诸法，然亦未详论"齿黑"之病机证治。细思肾主骨，齿乃骨之余，肾藏精而精血互化之理，故悟出"齿黑"一症，一由肾水内亏，肾热上蒸所致；二由精亏血少，凝滞为瘀而成。再参以滋润化瘀之品，而取得"齿黑"逐渐消失之效，则更能证明这一观点。究竟如何理解，尚待进一步观察研究。

3. 不寐（神经官能症）

例 1：刘某，男，31 岁，某县委干部。

初诊（1979 年 1 月 10 日）：不能安寐已经半年余，近来病势剧增。因其情绪怫郁，思虑过度，阴血暗耗，肝阳偏亢，上扰于心，五志过极，皆从火化，头掣痛紧箍，时而眼球呆滞，周身发麻，筋惕肉𥄎，健忘，纳差，善太息。经中西医治疗，效果不显。诊见：面色青，舌黯红，脉弦硬。此乃阴精亏损、肝火扰动、气血凝滞、内阻为患。治宜清肝化瘀为主，并以思想开导。

[**方药**]

羚羊角 3g^{先煎}	钩藤 12g	丹参 30g	桃仁 10g
红花 10g	赤芍 12g	郁金 12g	生龙齿 30g^{先煎}
琥珀 6g	山楂 15g	茯苓 15g	夜交藤 30g

服 15 剂，并每日肌注丹参注射液 2 支（共用 30 支）。

复诊（1979 年 3 月 1 日）：经上方调治，情绪好转，夜寐尚安，食欲渐增；唯觉头时作胀，面色稍转华润，舌稍黯，脉和缓。仍予原方出入数剂，以善其后。

1979 年 4 月 3 日随访，诸恙息除。

例 2：侯某，男，40 岁，户县某研究所干部。

初诊（1977 年 2 月 23 日）：自去年元月开始，情绪不宁，悲伤至极，夜间少寐，至四月份彻夜不眠，记忆力极度减退，不欲言语，胃纳大减，头部麻木，周身发胀，且时而抽痛，伴见胸胁胀满，神疲乏力。曾先后按"癔病"、"神经官能症"等治疗，用中西药（脑功能恢复液、朱砂安神丸等）及针灸治疗，功效不显著。诊见：面黄肌瘦，舌质暗，脉沉涩。证属：气滞血瘀，心神受扰，阳不入阴。治宜：活血化瘀，安神镇静，调其气血，和其阴阳，并予说服开导，解除顾虑。

[**方药**]

丹参 30g	琥珀 6g	夜交藤 30g	郁金 12g
赤芍 9g	磁石 24g^{先煎}	远志 6g	五味子 9g
枸杞 9g	山药 24g	合欢花 15g	桂枝 6g

并先后加用过玉竹、炒枣仁、麦冬、甘草、山楂、制大黄等品。

先后服用 80 余剂，病情逐渐好转，从六月份开始每晚即可熟睡 7~8 小时，面色、食欲、精神、脉舌等基本正常；唯记忆力稍差，继续按上方稍加减，以巩固疗效。1978 年初已恢复健康，至今尚好。

按 不寐之因，虽有多种，概言之：一为实证，一为虚证。然临证每多兼挟，往往虚实互见，错综复杂，不能不详为辨析。如本例既有神疲乏力、不寐、面黄肌瘦、纳呆等心脾两亏的见症；又有胸胁胀满、头身麻木掣痛、脉沉涩、舌质黯等气滞血瘀的现象。故案中前后治法，始终标本兼顾，虚实同治。

丹参治疗失眠等属于精神方面疾患，古书尚有记载，今人屡有报导。张老凡遇此类病证，已为首选和必用药；因其味苦、性微寒无毒，主入心、肝经，有活血祛瘀，安神宁心的作用，故对惊悸不眠等证用之最为合拍，况且药源丰富，价钱便宜，疗效显著，所以单味可用，复方更宜，不仅内服，亦可注射。

总之，对于小儿破伤风、肾病综合征、肝脾肿大、肝硬化腹水、先天性紫绀四联症、肺性脑病、尿闭、尿血、慢性肾上腺皮质功能减退、震颤性麻痹、毛发脱落、癫痫、痹证、腰疼、进行性肌萎缩、不明原因血小板减少症、难治性贫血、腹痛、甲状腺功能亢进、甲状腺功能减退、甲状腺囊肿、脑血管痉挛、夜游症、舞蹈病、眩晕、脑震荡后遗症、脑垂体腺瘤、心律不齐、粉碎性骨折合并感染、闭经、不孕症、链霉素中毒等病症，我们在临床按照不同症情，分别使用活血化瘀法，或兼用活血化瘀法取得了不同程度的效果。特别是在抢救因药物、有机磷、食物中毒，治疗乙脑、流行性出血热和有些高热时，在一般清热解毒养阴方中加用活血化瘀的丹参等，取得比较满意的效果，在热性病中应用活血化瘀法，这对于我们有进一步启示。

（七）瘀证辨治纲要

张学文教授数十年对瘀血证治研究，颇有心得。他认为，研究瘀血证，要搞清瘀血及瘀血证的概念。中医瘀血概念与西医的"瘀血"并不完全相同。西医的"瘀血"多指静脉血液循环障碍，进而导致局部或全身的某些病理改变，如肺瘀血等。中医的瘀血，指积血、留血、恶血、蓄血、干血、死血、败血、污血等。若与西医学对照，大致指四个方面的病理变化。一是指血液不循脉道，妄行脉外，又未流出之血。如脑出血、外伤瘀血等。二是指血行不畅，郁滞或停积于脏腑或局部组织之中。如心力衰竭而致的水肿瘀血等。三是指污秽之血，多为血液成分异常，或感染后瞬致者。如高血脂症、败血症等。四是指血脉本身病变而致血液浓、稠、黏、聚、凝固性增高。如缺血性中风，心肌梗死等。可见，瘀血证是泛指一切因引起体内血液停滞，瘀结不散而形成的病证。对瘀证的辨证施治集中表现在以下几个方面：

1. 论瘀证注重气血辨证

对瘀血理论研究，不仅重视致瘀之因，更对血瘀形成的病理过程尤加详探，注重气血辨证。气有郁则生瘀，血有滞反碍气。气与血在瘀证中既是原发病理变化的产物，又是继发致病因素，相互为患，互为因果。论血不能离气，论气必涉及到血。故无论外感内伤。一旦影响人体气机乖戾，均可发生轻重不同的血瘀证。他在学习前贤理论的基础上，对七情致瘀进行了探讨阐发，"怒则气上"，血随气逆而上郁；"喜则气缓"气机缓散，推动无力，日久血滞成瘀；"悲则气消"，肺气耗伤，宗气虚弱，气虚致瘀；"恐则气下"，气机下陷，不能升举。血随气陷，渐而成瘀；"惊则气乱"，气乱则血循失调，阻而为瘀；"思则气结"，气结血滞，日久成瘀。从而认识到气血辨证在瘀证中的重要地位。

2. 断瘀证强调四诊合参

诊断瘀血证，一定要四诊合参，综合判断。四诊合参应抓住以下方面的临床特点：①痛。瘀证之痛，乃为气血不通所致，故其疼痛的特点是：剧痛、久痛，或疼痛反复发作，或刺痛，或痛处固定、痛而拒按、活动加剧。亦有慢痛而痛无定处的。②出血。因瘀血内积，气血流行不畅，故致血不归经。③发热或寒热交作。气血壅塞，瘀痹脉络，卫气内留，久而发热，邪正相争，少阳枢机不利。④癥瘕积聚。瘀血内阻，经络闭塞，久而气血痰浊凝聚，遂成痞块癥瘕。⑤痈肿。瘀血内阻，气血凝滞，蕴久化热，腐灼血肉，化为痈疮。⑥经闭、经痛、不孕、月经不调。血瘀气滞，气滞则经血不畅，精微不通，致血海瘀滞，胞宫失养，因瘀血所致月经疾患者，多兼少腹刺痛，经血色黑有块，经行不畅，块下痛减为其特征。⑦神经、精神症状。如健忘、癫狂、昏迷等。此多由瘀血阻络、心脑之气不接所致。⑧心悸怔忡。瘀阻血脉，或败血冲心，致心脉运行不畅，心失所养。⑨肢体废用。多由瘀阻经脉，筋骨肌肉失养所致。⑩发黄。血瘀络阻，胆汁入血发为黄疸。⑪自觉腹满。《金匮》说："腹不满，其人言我满，为有瘀血。"⑫脉涩迟。因气血凝滞，脉运艰涩。除此外，还应特别注意观察舌、唇、鼻、眼、皮肤、爪甲、二便、面色、毛发等诸方面的细微变化。这些部位的细微变化对瘀血证的早期诊断有重要的临床意义。其变化常有以下临床指征。①舌边有青紫斑，或散布瘀血斑点，或眼舌紫黯，齿龈暗红或黑斑，或舌底脉络粗大或曲张，或舌下有粟粒状大小的紫暗斑点，或紫黑瘀丝。②口唇有黑斑，或唇青紫或唇萎。③鼻尖暗红或酒渣鼻。④眼球结膜有青紫斑点，或眼球血丝紫赤。⑤皮肤肥厚隆起，或僵如皮革或皮下紫斑，或肌肤甲错，或青筋暴露或红点红丝（蜘蛛痣）。⑥指甲青紫暗红，按压指甲颜色变化慢。⑦尿血、黑便如柏油色。⑧面色黧黑无光，或面颊蟹爪纹。⑨毛发脱落，或干枯不荣。另外，还要注重通过辩证逻辑思维推断瘀血证。凡有外伤、手术、月经病、中风、疮疡、严重急性热病等病史者，可考虑瘀血证的存在；临床表现虽无瘀血证，但从病理分析，可能有瘀血证者，如慢性肝炎、慢性肾炎；患病日久，服他药无效，而服活血化瘀有效者，可能存在着瘀证。这就说明了，有时在临床宏观症状上虽无瘀血见证，不一定在微观层次就没有瘀血的存在。所以，把临床体征同血液流变学，微循环指标的测定结合起来，对瘀血证的早期诊断就更有意义。

3. 治瘀证辨寒热虚实

治疗瘀证，首先必须辨清寒热虚实，然后用药才能药证合拍，丝丝入扣。瘀证多有规律可循，凡感受阴邪或素体阳虚，或肝气郁结等，多出现瘀血证之"寒象"；反之，感受阳邪或患者素体阴虚，或肝气横逆等，多出现瘀血证之"热象"。瘀血证中既有"气滞而血滞"，"气滞血瘀"之实证，也有气虚血瘀，血虚血瘀之虚证，或虚实错杂证，必须详察细审。在瘀证的治疗上，活血化瘀法，是治疗该证的基本大法，临床应用时，还须分别瘀血之轻重、缓急、兼挟证而再灵活立法，以适应临床之变化。他常以桃红四物汤加丹参、山楂作为活血化瘀的基本方，随症化裁。如对瘀证之"寒象"者，常用活血化瘀加温法。即活血化瘀方剂中配入温散祛寒之品。依据脏腑部位不同，而选用不同的温散祛寒药物。温胃阳常选干姜、高良姜、草豆蔻；温心阳，常选桂枝；暖子宫常加吴萸、台乌；温肾常选肉桂、附子。对瘀证之"热象"者，常用活血化瘀配清法，即活血化瘀剂中加入清泻药物。如对疮疡疔毒常以桃红四物加黄连解毒汤化裁；对于因热而瘀的痛证，常以金铃子散加丹参、郁金等；对于因热致瘀的热入营血证，常用犀角地黄汤加丹参、连翘；对于因瘀致热的低热证、干血痨，常以大黄䗪虫丸或青蒿鳖甲汤合桃红四物汤化裁取效；对于气滞血瘀证，常用活血化瘀行气法，即活血化瘀方中配行气药物。选血中之气药，如没药、乳香、降香、川芎、郁金、薤白。并根据脏腑病位不同，而选用行脏腑之气药。如选台乌、木香行三焦之气；菖蒲、郁金行心气；柴胡、青皮、香附行肝胆之气；木香行膀胱之气；砂仁、薏仁行脾胃之气；川椒、荔核行睾丸之气等。对于气虚致瘀者，常用活血化瘀补气法，即活血化瘀方中入补气药物。用自拟通脉舒络汤而收功。对于血实之证，常在活血化瘀中加破血逐瘀之品。如加入三棱、莪术或虫类药物。如水蛭、土元、乌梢蛇、僵蚕、全蝎等逐邪通络散瘀活血的药物。

在疑难杂症的治疗时，常加入适量的活血化瘀、化痰之品。张老体会到，久病多痰瘀，顽疾多痰瘀，怪症多痰瘀，痰瘀交结是其机理的主要方面。如小儿脑积水、肾病综合征、肝硬化腹水、肺性脑病、肝性脑病、慢性肾上腺皮质功能减退、尿闭、尿血、震颤性麻痹、进行性肌萎缩、血小板减少症、血小板增多症、难治性贫血、甲状腺功能亢进、甲状腺功能衰退、甲状腺囊肿、夜游症、舞蹈症、脑震荡后遗症、脑垂体腺瘤、粉碎性骨折合并感染、链霉素中毒、闭经、不孕、崩漏、习惯性流产等病症，临床按不同病情，分别加入不同的活血化瘀化痰之品，均获得一定的疗效。其治疗过程详见《瘀血证治》一书，此不赘述。

（八）活血化瘀法中几个问题小议

活血化瘀法，是以气滞血瘀，脉络闭阻，血行失度为基本病理，以行气化瘀，疏通脉络，调理血行为常用方法，以改善血液循环，调整机体功能，加强抗病能力为主要目的的一种行之有效，并具有独特功用的治疗法则。它除应用于内、外、妇、儿、皮肤、五官、肿瘤等科的一般病证外，在防治心脑血管、胶原性疾病及一些久病顽疾和感染性疾病等方面也出现了可喜苗头。扩大了应用范围，为多种疾病的防治开辟了一条新的途径。因此，对该法的机理及临床应用有进一步研究之必要。张老结合他的临床经验，就活血化瘀法的应用中常遇到的几个问题，谈及了一下几点体会。

1. 气行血行问题

气血学说是中医学的主要内容之一。气为血帅，血为气母，气行则血行，气滞则血凝，故治疗应"疏其气血，令其条达"。在临床上，如因气滞不通，血行受阻而引起的胃脘痛、胁疼、痛经等偏重于实的一类病证，在一般行气活血的方药中注意用理气活血的如香附之类的药物，效果就比较满意。如因病久气虚，不能推动血液畅流而发生的如一些麻木、疼痛或偏瘫之类侧重于虚的病症，在一般行瘀活血方中重用补气活血的芪、归之类的药物，取效就比较明显。这是因为，益气药有加速血流、促进血液循环，从而达到益气化瘀的作用，但这决不意味着凡用行瘀活血药必加理气药。如肾阴亏损兼有瘀阻引起之血尿、暑湿火毒、热郁血阻所致之多发性疖肿等，就不宜加入辛香走窜、补气升阳之类的药物，否则阴液越耗则邪火越旺，脉络必将灼伤，瘀阻可能增加。

2. 寒热虚实问题

寒热虚实是辨别疾病性质及机体强弱和病邪消长情况的纲领。瘀血的辨证，除了诊察瘀血证的一般指征外，还必须辨清寒、热、虚、实。临床上对许多活血化瘀的方剂、成药或单味药物，如"冠心苏和丸"、"毛冬青"等，一旦诊断为冠心病或瘀血证就使用，结果有的有效，有的无效，其原因就是没有明辨寒热虚实。过去我们也多认为瘀血主指实证或寒证，因寒性收敛，可使血凝不行而成瘀滞。呈体痛寒冷，肢凉浮肿，面色青白，脉沉迟涩等症，用活血化瘀配伍温通之法，可使寒解瘀行，然热邪壅滞，也可使血行壅阻而为瘀血停留。正如《医林改错》所说："血受热则煎熬成块。"其结果虽然同是瘀血，而临床表现多伴有体痛躁烦，口干恶热，脉弦舌绛等"热象"，此时需用活血化瘀配伍清解之法，方能药到病除。

虚实问题亦是如此。从血液瘀滞的角度看，好像瘀血只有实证而无虚证，实际并非如此。"气为血帅"，"血随气行"，血液的运行，必然和气的功能有关，气机郁结可致血行瘀滞形成瘀血，气虚无力运行血液，也可以使血液运行不畅而形成瘀血。属实证者，如癥瘕积聚、肿瘤等，如患者体质较壮实，就要采取破血逐瘀法，并要酌用破血逐瘀力强的虫类药物，如水蛭、虻虫、䗪虫等。属虚证者，如震颤麻痹、偏瘫等一些久病顽疾，又多伴见气短自汗，体倦乏力等表现，治需活血化瘀再配以参、芪、术之类的补气药物，如清代王清任的"补阳还五汤"，使其气足则血行而瘀化，脉络通畅而病愈。

再者，各人禀赋不同，体质有异，病期长短不一，病变性质及发病轻重缓急有别，或兼有食、湿、风、痰、火等它邪，临证病情多错综复杂，因此要特别注意抓主要矛盾和矛盾的主要方面，审因论治，灵活选药组方，方可取得较好疗效。

3. 久病顽疾问题

久病顽疾，往往是由于气虚或气滞不能推动血液畅行而发生瘀阻所致，所以在临床上就有久病顽疾多瘀之感。张老曾治一中年女性，患不明原因间断性高热（每月两次左右，每次 3~7 天，39℃左右）10 余年，各种治疗，效均不着，经用益气活血法，18 剂后，证情大为改善。又一例，因被自行车撞其阴囊，引起阳痿、滑精，多方治疗 3 个月，效果不着。张老认为，肝藏血，主筋，肝脉循阴器，车把撞于阴部，乃肝经受损而气血瘀阻，且突然撞击，惊恐伤肾。给予活血化瘀、益肾涩精之品，服用 20 余剂，基本痊愈。咸阳某印染厂女工，习惯性流产（已流七胎）。经久用益肾固气，养血安胎之品罔效。细察证情，乃因瘀血不去，新血不生，致胎不安，故劝其暂勿怀孕，服一段益肾养血，兼除瘀阻之品。后怀孕，一方面保胎，另一方面做思想工作，劝其不要恐惧，后足月生一 3 公斤重的女孩。1974 年 10 月张老在兰州曾遇治一位 27 岁女战士，已诊断为慢性肾炎，高血钾症，当时住院治疗已四年余，其主证为疼痛不欲食，每日进食 1~2 两，恶心，头及胁下刺痛，胸闷气短，怕冷，足跟痛，下肢浮肿，烦躁，视力极度减退，脉象沉细无力，舌质紫黯，舌下静脉曲张，血钾 42.4 毫克当量/升，非蛋白氮 229mg/100mL，大便隐血试验强阳性，尿蛋白（＋＋＋），白细胞 3000~4000/立方毫米之间，肝脏平脐质硬，四年余月经未至。数年来上述症状反复出现，如感冒发烧则一切证候加重，进入病危阶段。当时辨证为脾肾阳虚，瘀血内阻，故宜温补脾肾，益气行瘀重剂试投，方用黄芪、党参、茯苓、丹参、山楂、益母草各30g，制附子9g，桂枝6g，白术24g，当归9g，鸡内金12g，郁金12g，竹茹12g，三七3g^{冲服}，枸杞9g。上方3剂有效（同时用西药），以后稍有加减，连服数十剂，患者一度诸证减轻，每日进食四两左右，可上3层楼，能亲笔写信叙述病情，血钾降至8毫克当量/升，非蛋白氮60mg/100ml，大便隐血试验转为阴性，尿蛋白（＋），白细胞5000/立方毫米以上。有意义的是，曾停中药观察1个月，诸证复现（但较前轻），又继服原方1周，则诸证悉减。又，汉中一妇女，因刮宫后受寒而引起严重怕冷（夏着冬衣），数年来曾用多种疗法（多为参茸桂附温阳之品）治疗，未见明显好转。张老按其病情在益肾温阳基础上重用益气化瘀之品，使气血通畅，阳气透达，获得基本痊愈。张学文体会到，在临床上，一般难病顽疾，久治无效者，可从瘀血方面考虑，并且，既不能见虚证就以为不可能有瘀，也不能见病皆认为有瘀，必须辨证论治，有的放矢。

4. 诊断主要依据问题

瘀血证是一个综合性的证候，临床上如何诊断瘀血证？中医学认为仍需四诊合参，除全身性的症候，像面色、肤色、舌色、自觉症状、脉象、触诊等外，还有些共有的特点，如疼痛、肿块、瘀斑等，但张老认为其中舌质变化是最基本的依据，一般舌质青紫或红而不鲜，或有瘀血斑点，或舌下静脉曲（粗）张，或舌下（舌系带两旁）有大小不等颜色紫红（或黑）瘀点，或满布舌底的"瘀丝"，这些都是有瘀血的明症，特别是舌下表现更应重视，有的瘀血病人舌面无大变化，但舌下有表现，结果运用活血化瘀法可以改善症状，因此说诊断瘀血，舌面很重要，但舌下亦不能忽视。"疼有定处，状如针刺"，多系瘀血内阻，但有些患者主诉并非刺痛，部位亦不固定，经用活血化瘀法后，症状减轻或痊愈。因此临床应全面考虑，灵活掌握，不可拘泥一点。当然临床也有瘀血证据不足，而用活血化瘀法取得很好效果的，但毕竟不多。

5. 治疗方药问题

活血化瘀法虽属一个大的治疗法则，但在临床中则由于体质、部位不同，挟邪情况有异，具体治则亦有差别。总应以活血化瘀为主，但应审证求困，随证加减，灵活掌握。

三、疑难病辨治思路与方法

疑难病的诊治是当今医学研究的热点之一。中医学对疑难病的诊治，既有悠久的历史，又有丰富的理论和经验，故在临床上具有一定特长和优势。

张老先从横的方面寻求众多难辨难治病证的共同规律，以研究疑难病，首先总结了疑难病的病因病机特点，如下所述：

（1）病因交错　疑难病从发病学角度讲，属于单一病因者较少，大多是由综合因素作用而成的。如六淫中数淫同侵，痰饮瘀血水湿并见，或兼正虚，或夹情志所伤，或有饮食劳倦因素，或误辨误治，或新病引发宿疾，不一而足。医者在这种错综复杂的病机中，应用所学理论去辨证分析，其难度可想而知。

（2）病情多变　疑难病中的不少疾病由于病因交错，医者辨证不清，用药不当或病情漫长，故而病情多变。寒化为热，热证变寒，先实而后虚，瘀久夹痰，热盛成毒，医者当循蛛丝而细审，方不致误。

（3）病机相反　有的疑难病，虽为同一病人，却表现出相反的病机，如上热下寒、上寒下热，表寒里热、表热里寒，虚实并见、表虚里实、上实下虚、阴阳两虚等等，给辨证带来困难。

（4）数病相合　有些老年病人，一身同患多种病，如高血压与冠心病同患，糖尿病与风湿病相兼，肝炎、胆囊炎、胆石症并存，若再加之素体阴阳气血偏盛偏衰及痰湿瘀血相互并见，不仅在错综复杂的病因病机中难以理出头绪，而且治疗时易造成顾此失彼，或过于想兼顾全面而处方杂乱无章，面面俱到，反而影响疗效。

如上所述，疑难病由于其病情复杂错综，诊断不易，治疗更难。故要提高对疑难病的整体诊疗水平，除要有扎实深厚的中医基础理论知识外，辨证思路与方法的正确与否，将对诸多治疗环节产生重要的影响。

（一）疑难病的辨治思路与方法

关于疑难病的辨治思路与方法，几千年来前人已经积累了丰富的经验，近人也发表了一些颇有见地的新颖观点。诸如树立整体观念，反对孤立、片面、静止地看待疾病，确立内因是变化的根据，外因是变化的条件，外因通过内因而起作用的观点；贯彻三因制宜的治疗思想等等。有的学者提出疑难病的证治要抓六点，即：①寻病因，②定病位，③核病情，④审主次，⑤察趋势，⑥明缓急。

以上这些宝贵经验值得我们认真吸取并付诸实践。

张老据其六十余年的临床实践体会，认为疑难病的辨证思路、治疗方法是否正确，与提高疑难病诊治水平有很大关系。临床一些失误或无效病例，不少属于方法范畴的问题。在疑难病辨证思路与治疗方面应注意以下几方面的问题。

1. 前车之鉴、认真总结

疑难病证乍得者固有，久病者尤多。很多患者由于久病乏效，曾辗转求医于各大医院，或遍求名医，广搜良方，其中不乏具有真才实学及真知灼见的良医高手，或辨证精确、用药精当的疗法方药，然而终以疗效不佳而告终。其病虽未愈，而前车之鉴却很宝贵。前医走过的道路，所用辨证思路和治则方药，值得我们认真借鉴和参考。当接诊一名疑难病患者后，首先应认真了解前医辨证思想、治法方药、治疗反应和结果，努力从中寻找失败原因或疗效不佳的教训，力求有所发现，以免重蹈覆辙。若有一丝一点可用之理、可效之法、可用之药，均当吸取其合理部分，这对于提高辨治疑难病证的疗效是非常重要的。因此我们认为建立疑难病患者的病历对于医者及后学者均非常重要。病人应当妥善保存，医者要认真细致地参考，以便在前人的基础上有所发现、有所醒悟，避免再碰南墙。

2. 辨证求精、求深求细

疑难病之难不外两个方面：一是辨证难，许多疑难病证病因错综，证情复杂，使医者不易理出头绪或抓不住主要矛盾，思想犹豫徘徊，终难取效；二是治疗难，医者搜寻方药，竟无一对症者，临时拼凑，心中无数，终无显效。当此之时，笔者体会，不必贪多图快，要认真辨析患者的每一个症状，运用中医理论，努力探求其产生原因，准确判断其病位，抓住主要矛盾，分析各种症状的内在联系，务求找出症结所在，百思而力求其解，尽量使辨证精细入微，准确无误，避免一丝一毫差错，则有些疑难病的疗效是可以提高的。不少疑难病治疗乏效，可能是由于辨证粗疏草率。

3. 筛方选药、知药善任

在疑难病的治疗中，以选方不当、用药不准或组方不严、剂量失调等原因引起疗效不佳者不在少数。因中药和方剂太多，业医者虽然毕生勤奋，然对某些方药仍然认识不够深刻，或仅停于书本知识，或限于个人体会，在疑难病的选药组方上，往往所选的并非最佳方剂、最对症药物或最佳剂量，因而疗效不理想。这不是一曝十寒之功，而必须坚持毕生的不断学习钻研，才能达到较熟练的程度。张老认为治疗疑难病，首先要练好基本功，对常用的方剂和药物的性能作用、药力强弱要有纯熟深刻的认识，做到知药如知子，用药如用兵。在选方用药上应提倡优选法，一药多用，比如补气之高丽参、西洋参、党参、太子参、黄芪等，它们的药力、性质，谁更切合病情，用多少剂量为最佳，用何种煎法、服法最好，这都是需要认真下一番功夫研究摸索的，其中奥妙尤需深究。

4. 创立新论、另辟蹊径

对有些疑难病，当现阶段已被实践证明确无良法，或用固有理论指导治疗实难取效，则应广开思路，大胆创新，另辟蹊径方有出路。金元四大家的滋阴、攻邪、理脾、泻火等新理论产生后，使许多疑难病为之消解；叶天士、吴鞠通等人所倡导的温病学理论的建立，又使许多温病难证迎刃而解。现代仍有许多难治病苦无良法，如艾滋病、各种肿瘤等病，即使辨证准确，用药精良，疗效仍然不佳，当此之时，更应创立新法，组新方找新药，才能有所作为。近年来在清热解毒、通里攻下、活血化瘀、祛痰补脾、滋阴补肾等理论治法方面都不断有新理论新学说产生，不同程度地推动了中医的进步，也使疑难病证的防治出现了新的曙光。

5. 觅寻秘方、出奇制胜

有的疑难病，至今仍无理想方药，然而民间流传的一些秘方、单方、偏方，有时却可取得意想不到的效果。俗话所说"单方一味，气死名医"，并不是没有道理。劳动人民是历史的创造者，也是医药的创造者，他们在长期的劳动实践和与疾病斗争中所创造积累的医药经验来自实践，其实可究，具有力专效宏的特点，值得认真地发掘和研究。有些病用传统理论方药疗效不佳，而往往一个简单的秘方却可药到病除。近年来出版了不少《秘方大全》之类的书，收载秘方、验方颇丰，其中不乏疗效特佳之方和出奇制胜之法，关键在我们去实践和推广。当临床上遇到一些疑难病，用尽常法无取胜之望时，可以在秘方、单方、验方中去寻觅一线之光，对此绝不可忽视。

6. 广开思路、中西汇参

对疑难病的辨治，突出中医药优势和特色固然重要，但对于有些疑难病，在一定条件下则应兼取中西医之长才可解决疑难。在科学技术已相当发达的今天，对有些疑难病患者可借助现代科学仪器进行检查，一般可以得到正确的诊断，而这些检查、化验和诊断对提高中医辨证论治的精确度和水平，具有很好的参考价值。如对乙型肝炎患者进行许多检查对于判断中药治疗效果，癌瘤的病理切片检查对指导中医辨病用药等，很有参考价值。因此，我们认为凡是一切对中医辨证论治有一定参考价值的现代科学检查或诊断，均不必排斥，且应尽量为我所用。诸如 B 超、CT、磁共振以及各种化验检查等等，都应该为我所用。当然疑难病中也有难于检出阳性体征者或虽经多方检查仍然诊断不清者，这种情况下就当突出中医辨证论治的优势了，大胆辨治往往收效亦佳。值得注意的是，临床辨证用药，虽可参考西医检查结果，但切勿受其束缚，应掌握以我为主、为我所用的原则，突出中医特色方不致误。不少医者一旦经检查证实患有病毒感染者，动辄大剂量找寻应用中药具有抗病毒作用的药物如大青叶、板蓝根、贯众、蚤休等等，以求达到速效以及有效浓度，实践证明，这种失于辨证的方法不完全可取。

另外，中西医汇参还体现在对中药、方剂的现代研究成果的充分利用上。如人参、黄芪可提高机体免疫力，川芎嗪可扩张心脑血管；六味地黄丸具有护肝、降血脂、防癌功效；丹参及其制剂可降低心肌耗氧量，降血脂等等，在疑难病的治疗中，在辨证论治前提下，若能合理的利用这些现代研究结果，可望提高辨证论治水平和临床疗效。

7. 汇集众长、协同作战

疑难病往往病机复杂，互相交错，加之治疗过程中的某些偏差和失误，使病情淹滞难解。在临床中，许多医家多偏重于用传统丸剂为主加减化裁，以一法一方治疗复杂病证，有时不免力不从心。张老认为，治疗疑难病应取各种中医疗法之长，协同作战，如内治外治相结合，针灸药物并举，气功按摩皆可为病者所用，只要能互相配合，发挥协同作用者，均可一试。当然，各种疗法应有主有从，而不是盲目应用，一切皆视病情之需要而定，似这样从各个角度去分解病邪，往往可使疑难病证之治疗获得意想不到的疗效。

8. 持久战略、守方徐图

疑难病中，有相当部分病程很长，其病有一个缓慢的发生发展过程，如冠心病、高血压、脑血管疾病等。这类疾病病情一般变化不大，诊断不难，但收效不易。对这些久治不愈的疾病，只要辨证准确，用药无误，在治疗方法上要有打持久战的思想准备，坚持守方徐图，切不可动辄改弦易辙，或大方重剂以图良效。即使在治疗过程中又有新病，只要病机无大的变化，仍然要守法守方，坚持治疗。俗话说："治病如抽丝剥茧，去了一层还有一层。"对于那些慢性难治病证，守方徐图的确是经验之谈。

总之，疑难病的辨证与治疗，实际上是中医多学科多种理方药的综合应用，是一项系统工程，某一个环节考虑不周，都会给整个治疗带来不利的影响。医者由于受理论基础扎实与否，临床阅历丰富与否，辨证思维方法正确与否，处方用药及剂量得当与否等诸多因素的影响，可能会使一些本可以治愈的疾病延误或加重。这其中有的属于学术造诣问题，有的属于思想方法问题，有的属于临床经验不足的问题。因此，对疑难病证的辨证与治疗，常能显示出一个医者中医水平的高低和临床功力的浅深。以上所述的八点，是从理论上论述治疗疑难病应遵循的一些原则，至于具体到每一个病证，每一种治法，又当具体病证具体分析。

（二）疑难病常用治法

疑难病诊断不易，治疗更难。许多疑难病证因治疗效果不佳，一直是困惑医家的世界性难题。中医几千年以来在同各种疾病作斗争中积累了丰富的经验，创造了系统的理论，发明了众多的治法方药，更有埋藏于古医籍中的"璞玉"和散失于民间的单方土法，这些宝贵经验的发掘整理，必将成为我们战胜疑难病证的有力武器。

要解决医学家们面临的难题，除医者要具有坚实的理论基础，丰富的临证经验、正确的辨证方法和思路外，还要有正确的治疗方法。根据古今医家的经验和笔者的体会，初步认为，治疗疑难病证除了那些众人皆知的常规常法外，还可以从以下几个方面重点进行思考。

1. 启思路活血化瘀

中医学早就有"久病多瘀"之说。《素问·调经论》中说："病久入深，营卫为之行涩，经络时疏，故不通。"在治疗中提出"疏其血气，令其条达"、"血实者宜决之，气虚者应掣引之"。张仲景在《伤寒论》中不但提出了"蓄血"、"瘀血"、"干血"等概念，而且创制了桃核承气汤、大黄䗪虫丸、抵当汤（丸）等方，古今一直是治疗疑难杂病的常用良方。清代名医叶天士明确指出："初气结在经，久则血伤入络。"笔者在治疗疑难病证得实践中也深深体会到"久病顽疾，多有瘀血阻滞之势"。近代众多的医家在临床实践中均认识到"久病血瘀，瘀生怪病"。有人对30例"怪病"患者进行了血液流变学测量，发现与正常组有明显差异。经用活血化瘀法治疗后，血液流变学异常得到改善，病情亦好转或痊愈。由此可见，血瘀是重要的致病因子，"血气不和，百病变化而生"（《素问·至真要大论》），在疑难病症中尤其如此。由于久病，正气日衰，气衰无力推动血行，血液最易成瘀，瘀成水湿亦停，是以酿成瘀、痰、湿交混而生，久之酿成顽病痼疾。笔者经多年临床体会到，凡疑难病证久治不愈者，应考虑应用活血化瘀之法。正如《普济方》中所说："人之一身不离乎气血，凡病经多日治疗不愈，须当为之调血。"因此活血化瘀法是针对瘀血内停，脉络瘀阻，血行失常而采取的以改善血液循环，化除体内瘀滞为基点的一种治法，也是调整机体功能，增强抗病能力的行之有效的常用法则。

大凡在疑难病中如果见到久痛或痛点不移，舌上有瘀斑瘀点，舌下脉络曲张或怒张、瘀斑、瘀丝、瘀点，脉涩等症者，或久病顽疾而病情变化不大者，均可视为有程度不同的瘀血存在。方药中认为在辨别瘀血证的同时，对出血、动静失调、久病、午后病情加重、经前症状加重，辨证为瘀血，诸瘀血证的表现不必悉具。对有瘀血形征的疑难病，适时恰当地运用活血祛瘀药，往往可收到较好的疗效。

我们治疗过的常见的疑难病证中，与瘀血有关或多见瘀血的病证有：各种顽固性头痛、积聚、癥瘕、肿胀、胁痛、厥证、痹症、痉证、顽固性失眠、癫痫、狂证、喘证、胸痹、中风、消渴、久热不退、夜游症、脱发、黄褐斑等等。以上所列病证中，当然并非皆属瘀血证，而是在其病程中有些可按瘀血辨治。

在疑难病的治疗中，有瘀血表现者，应用活血化瘀法当属无疑。但也有部分久病顽疾，用它法久治不愈，瘀血形征不明显者，活血化瘀法也可适当考虑。只不过在应用时，要分清主次，注意兼夹，严格掌握好活血药量的多寡，由小到大慎重行事，坚持用药，密切观察。活血化瘀药较多，临床应用时应根据其药力强弱峻缓择优选择。一般依其作用强弱可大致分为三类：第一类为性质平和的养血化瘀药，如丹参、山楂、当归、川牛膝、丹皮、赤芍、益母草、泽兰等；第二类为活血祛瘀之力较强者，如桃仁、红花、三棱、莪术、乳香、没药等；第三类为药力峻猛的破血消癥药，如水蛭、虻虫、䗪虫等。笔者从几十年临床实践中体会到，丹参、生山楂、川牛膝等药物，活血化瘀之力可靠，药力平和，常服久服而不伤正气，可广泛应用于各种瘀血之证，用量也可稍大些；三棱、莪术祛瘀又兼止痛之功，前人认为其药力峻猛破血，实则不然，其活血止痛之功甚好，尤其对胃脘痛（如慢性胃炎）、胸胁诸痛有较好的疗效；水蛭破血消癥之力较猛，有人多畏其力峻而不敢用，现在临床常把它研末冲服或水煎服，治疗瘀血阻滞之脑出血和一些血栓性疾患等收效甚好，未见明显副作用。

2. 祛痰浊可愈怪疾

众所周知，中医所说的痰，有广义、狭义之分。狭义的痰，咯吐而出，或黄或白，有形质可见，一般称之为有形之痰。广义的痰，是指机体气机郁滞，气不化液，津液凝聚，或阳气衰微，无力蒸化敷布津液，或由于火热煎熬，瘀血阻滞、湿浊壅塞而生，或秽浊之气积聚，从而阻滞清窍、脉络，由于其乃病理变化而生，外无形征可察，故其"变幻百端"，得病后无一定规律，症状表现离奇古怪，临床辨证疑惑难定，用药也颇感棘手。元代王履、朱震亨都说过痰之为病，有如无端弄鬼，"病似邪鬼，导去滞痰，病乃可安"。故有"百病兼痰"之说。由于无形之痰常随气而行，内而脏腑，外而肌肤，无处不到，难以觉察，因而临床许多疑病、奇病、怪病多责之于痰者。《类证治裁》曰："痰则随气升降，遍身皆到，在肺则咳，在胃则呕，在心则悸，在头则眩，在背则冷，在胸则痞，在胁则胀，在肠则泻，在经络则肿，在四肢则痹，变幻百端，昔人所谓怪症多属痰……"

善治疑难杂病的黄振鸣先生对痰证的临床表现概括为12类，对辨治痰证很有参考价值，故录于后。①神志恍惚或抑郁；②厌油腻厚味，喜素食或热食；③形体日趋肥胖或肌肉松软如绵，掌厚指短，手足作胀；④头眩而痛，头痛如裹；⑤呕恶或呕吐痰涎，或口黏口腻，口干不欲饮水；⑥咽喉中似有物梗塞，吞吐不利，时消时现；⑦神疲乏力，嗜睡困顿；⑧大便油腻溏泄或大便不畅；⑨低热身困或自觉身热，但体温并不明显升高；⑩溃疡、糜烂、渗水或渗液流黏稠液体，久不收口，也可有局部皮肤增厚或生肿物；⑪肿块、结节，或结于皮下，或凝于腹内，也可发生在其他脏器之中，皮肤表面无变化或有微冷感，或肤色晦黯；⑫舌体较正常人胖大，舌上时而有津，滑润，脉象滑或濡缓。

许多疑难病证，在诊察辨证时如有上述痰证特点者，可从痰证中寻求应治之法。如哮喘、眩晕、呕吐、胸痹、积聚、梅核气、痰饮、阴疽、癫狂、痫证、原因不明之发热、瘰疬、痰核、疬癣、乳癖、骨痨及一部分不孕症、皮肤病、疮疡等等，从痰着手，常有效验。

关于治痰之法《医学准绳大要》说："痰饮变生诸症，形似种种杂病，不当为诸杂病前制作名，且以治痰为先，痰饮消，则自愈。"清代医家喻昌说："治痰之法，曰祛、曰导、曰涤、曰化、曰涌、曰理、曰降火、曰行气。"可谓治痰法之大要。但用之临床，当视具体病人而异，分别选用燥湿化痰、清热化痰、温阳化痰、理气化痰、软坚化痰、搜风化痰、逐瘀化痰等方法。

痰与饮同为病理性产物，又都是致病因素。由于气滞血瘀，可致津液为痰，痰瘀胶结，深入隧络，终成痼疾，治疗颇为棘手。故有"瘀痰同源"说法。《丹溪心法》云："肺胀而咳，或左或右，不得眠，此痰夹瘀血，碍气而病。"《血证论》亦云："血积既久，亦传化为痰水。"痰瘀同见，可见于多种疑难病证，如胸痹、中风、痹病、积聚、神志异常、痰血、带下、崩漏、顽固性疼痛等等。因此痰瘀同治是治疗疑难病证的一个重要方法。如对于关节肿大疼痛、屈伸不利的痹病，在治疗时除按其属性选方用药外，既要选用川牛膝、桃仁、红花、当归、路路通、松节、穿山甲等活血通络之品，又要选用白芥子、南星、全蝎、僵蚕等化痰剔邪之品。三者结合疗效更好。

3. 顽病痼疾施虫剂

应用虫类药物治疗疑难痼疾，已成为古今医家较多运用的一种方法。疑难病中凡久治无效、百方无功、医者乏术之时，利用虫类药之药性猛烈入络搜邪的特点，往往可起沉疴痼疾，得到较好的疗效。所谓虫类药，常用者如全蝎、蜈蚣、僵蚕、地龙、水蛭、虻虫、蝉蜕、白花蛇、乌梢蛇、蟾酥、斑蝥、䗪虫、蜣螂、穿山甲、蛴螬、蝼蛄、蟋蟀等。此类药的共同特点是，大多性燥而有毒，药性猛烈。对一些疑难痼疾，正是利用虫类药的这一特点来达到通络剔邪、化瘀止痛之目的而取效的。

据统计，用虫类药治疗顽痹、坐骨神经痛、血管神经性头痛、中风偏瘫、颜面神经麻痹、脑外伤后遗症、癫痫、血栓闭塞性脉管炎、慢性骨髓炎、肿瘤、慢性活动性肝炎、百日咳、荨麻疹、肾小球疾病、高脂血症、心绞痛、高热惊厥等疾病，均曾取得理想疗效。

张老在用水蛭粉治疗缺血性中风，用全蝎、蜈蚣等治疗疑难杂病方面也有不少获良效的案例。近代善用虫类药治疗疑难病证的南通朱良春国医大师，在应用虫类药方面积累了丰富经验。经他苦心研制的以全蝎、蜈蚣、乌梢蛇、土鳖虫等虫类药为主的"益肾蠲痹丸"，治疗类风湿关节炎和脊柱骨质增生，能获得满意的疗效。除此以外，他还擅长运用虫类药治疗内科一些顽证，如血管神经性头痛、慢性肝炎、阳痿等。

应用虫类药治疗疑难病证虽然每获良效，但也不能盲目乱用。而应根据病人的病情、证候、体形等情况，在辨证后酌情使用。由于虫类药多性燥而力猛，不少药有毒，祛邪虽有力，而伤正亦不容忽视，故必须适当配合扶正养阴之品，如补气之党参、白术，养阴补血之当归、生地、麦冬之类，以纠其偏性和烈性。虫类药多有一定毒性，有些毒力甚强，故应用时多要依法炮制。且用法上一般去头足，不宜用煎剂，多研末冲服或装入胶囊吞服。用量上应严格掌握，一般先从小量开始，逐渐加大剂量，不要图速图快而猛浪从事。只要辨证正确，选药精当，用量准确，虫类药往往是治疗疑难病证的一个有力武器。

4. 疑难久病须扶正

疑难病证大多病程较长，缠绵难愈。有的本身发病即由于正气不足，抵抗力差，邪气乘虚而入，即所谓"邪之所凑，其气必虚"。邪入以后，由于自身不能抗邪外出，邪气留恋，正虚邪恋，致成慢性病况，有的则因为病程长，正气日耗；加之调养失当、治疗失误等原因，日渐形成正虚邪盛正邪胶着的复杂局面。在各种疑难病证中，适量恰时地运用扶正之法，是非常重要的一着。

虚证是人体正气虚弱的总称。其形成有先天不足和后天失养等原因。虚证的常见类型有气虚、血虚、气血两虚、阴虚、阳虚、阴阳两虚以及津、液、精、各脏腑虚损等。在众多的疑难病证中，或多或少或主或次地存在着虚证表现和虚证病理病机。常见的如胸痹、不寐、中风、眩晕、消渴、虚劳、阳痿、鼓胀等病证，大多以虚证为主或虚实夹杂。在各种类型的虚证中，以气血阴阳虚损最为多见。其临床表现虽各不相同，然其常见症状有面色淡白或萎黄，精神萎靡，身疲乏力，少气懒言，心悸气短，形寒肢冷，大便滑脱，小便失禁，舌淡胖嫩，脉虚弱或沉迟无力等等。若与瘀血、痰湿、寒凝、湿热相兼，则除虚证表现外，又可兼见其他证候。如中风病，除兼偏瘫、麻木、语言謇涩、功能障碍、舌歪神迷、脉涩等症状外，常见患者纳差、肢体痿软、倦怠乏力、少气懒言、舌淡脉弱等症，表现为气虚血瘀的症状。当此之时，用王清任之补阳还五汤并随证加减且重用黄芪，以补气活血，常可取得较好疗效。再如肝硬化合并腹水患者，常见神疲气短、形体消瘦，腹大如鼓，腹壁脉络暴露、小便涩少等症，中医辨证多为正虚为主，虚实夹杂，气虚兼有血瘀、气滞等证。用强力利尿，虽可暂缓一时之急，收一时之效，但有时容易鼓胀如故。中医治此等证候，扶正祛邪是最基本治法。如属气虚证候者，常用人参、黄芪、白术补气，佐以活血软坚、利水、消瘀之品，攻补兼施，疗效比较理想。

扶正之法在众多疑难病证之中应用十分广泛，人皆尽知。然用补的时机、用补的多少、补药的选择、剂量的大小、攻补的结合、攻补的比例，及其峻补、平补、温补、清补、补消结合、阴阳双补、气血双补等等方面，均与疗效密切相关。全在临床根据实际病情，灵活决定补法的实施。如果补法用得适时、准确，攻补之间关系处理得好，那么不少疑难病证是可以转危为安的。

5. 益中焦疑难可解

脾胃位处中焦，职司运化，为后天之本，气血生化之源，古今医家对中焦脾胃在生老病死中的重要作用认识尤为深刻。《素问》云："安谷则昌，绝谷则亡。"李东垣《脾胃论》说："胃虚则五脏六腑、十二经、十五络、四肢皆不得营运之气而百病生焉。"临床上许多疑难病证都与脾胃有密切关系。或因疑难病证迁延不愈日久累及脾胃，或由脾胃薄弱，日久气血化源不足，正气日衰，难病更难，或由误诊误治（如过燥伤阴，过苦败胃，过腻碍运，使脾胃一伤再伤）；或因病中食积痰饮停积中焦，升降失常，气机阻滞，呕吐泻利致脾胃受伤。不论何种原因，由脾胃先病累及他脏，或由他脏病而后再伤脾胃者，均不应忽视脾胃在疑难病防治中的重要作用。因为不论何病，凡内治者均要通过脾胃受纳吸收运化，药物才能发挥疗效。如脾胃虚弱或失健，任何灵丹妙药不能吸收转输脏腑经络，也无法发挥理想疗效。

疑难病证中其病位在中焦脾胃及其所连属经络者，表现出与脾胃相关的症状者，调理脾胃自不待言。若他脏有病日久不愈，病属疑难者，亦当兼顾脾胃；有的疑难病久治无功，属脾胃虚弱无力运药者，健运脾胃又为首选之法。

临证中人们对恢复脾胃功能常局限于益气健脾、升阳行气、消积化滞几法，实则凡一切影响中焦脾胃功能的种种因素，或脾胃功能本虚者，均属调理脾胃范畴。诸如益气、温中、清热、消积、健脾、行气、升陷、降逆、燥湿、祛痰、芳化、养阴、生津、泻下、固涩等法，均直接或间接地有助于恢复中焦功能，对消除一些疑难病证有益，应注意合理、恰当地选用。

饮食调理一法在疑难病证治法中应引起足够的重视。人们常说的慢性疾病应"三分治，七分养"是很有道理的。人体由疾病状态转化到正常状态有一个过程；在这个过程中，凡正虚邪微者不需要大剂克伐攻邪，而应主要应用饮食调理，促其自己恢复，正如俗语说的"药补不如食补"。如在糖尿病病情稳定期间，亦需要饮食调理一法，忌食糖，控制饮食，而宜选用苦荞面、山药、鸡内金、银耳、木耳、魔芋、玉米须等食品或中草药食用，其他肝病、胃病、肾病等疾患中莫不如此。

6. 通二便可释疑难

大便是人体排除体内糟粕和毒素等代谢产物的重要途径。通大便可以排除肠内积滞、荡涤实热、攻逐水饮、寒积、瘀血等。正如古今所说的"要得长生，肠中常清"。由于肺与大肠相表里，对某些肺部病变可通过利大便而获效。通下药大黄还有很好的控制胃肠出血的作用。因此，下法在疑难病证中是一个常用方法。

金元时代张从正对下法颇有研究，他认为下法可以使壅碍既夺，重积得减，则气血流通，而自身体健，胜于服补药。于是他不但主张用攻下疗法治脾胃方面的疾病，而且认为伤寒大汗之后，重复劳热，热气不尽者，可下；杂病腹中满痛者，此为内实，可下；目黄九疸食劳，可下；落马坠井，跌仆损伤，肿发焮痛日夜号泣不止者，可下；杖疮发作，肿红焮及上下，语言错乱，时时呕吐者，可下。温病大家吴又可提出："大凡客邪，贵乎早逐，乘人气血未乱，肌肉未消，津液未耗，病人不致危殆，投剂不致掣肘，愈后亦易平复，欲为万全之策者。不过知邪之所在，早拔病根为要。"虽然针对温疫病而言，但对于各种疑难杂症均有启发。现已研究证实，下法可刺激胃肠道蠕动，排除胃肠积滞以及肠内异常代谢产物、细菌和毒素；可以改善胃肠道血液循环，降低毛细血管通透性，也有一定的减轻肺瘀血、脑充血等作用，运用得当，对某些疑难病证有较好的疗效。

泻下药中常用的大黄、芒硝、番泻叶等其用途已广为熟知。其他如当归、肉苁蓉、麻子仁、桃仁、杏仁、柏子仁、郁李仁、蜂蜜等，用量较大时，也可起到缓泻作用。张老认为大黄是一味通便泻下活血止血的良药，在疑难病证中有着广泛的用途，对于慢性肾炎尿毒症、上消化道出血、高血压病、中风先兆、出血性中风、癫痫狂、黄疸、痢疾、胆石症、食积、顽固性呕吐、习惯性便秘等，只要辨证准确，剂量使用得当，炮制如法，均可大胆使用。决明子一般常用于眼科的风热目赤，羞明多泪等症，但现在已知其有消炎和泻下、降血压、降血脂等作用。故在一些心脑血管疾病如高脂血症、动脉硬化、高血压及中风先兆症中，如病人有便秘、头昏、目赤等热症表现时，用较大量（20～30g）以取润肠缓下之功，可较好地改善症状。

小便是排出体内病邪的又一重要通道。除了膀胱、肾本身的一些疾病，如肾炎、肾盂肾炎、膀胱炎等常用利小便方法外，其他一些疑难杂病治疗时也常用此法。如泄泻（利小便以实大便）、癃闭、失眠（导热下行）、高血压（降低血容量）、痰饮、水肿、心脏病、口舌溃疡等病的治疗时，通利小便之法均为常用，不失为某些疑难病证的重要治法。

7. 治疑难莫忘解毒

中医理论认为"毒邪"致病者不在少数，内伤杂病中不少，外感热病中尤多。很多病都兼有"毒邪"或以"毒"为主要致病因素。从毒邪的来路讲，有外毒、内毒之分。外毒即外受毒气或毒邪，内毒系机体在有害因子作用下所化生的对人体的有害物质。如"血毒"、"溺毒"、"痰毒"、"火毒"、"热毒"、"便毒"等等，很多毒邪所致疾病即属疑难病证，如"阴阳毒"、"疫毒痢"、"痉厥"等，也可见于血小板减少性紫癜、过敏性紫癜、痢疾、尿毒症、乙脑、流脑等疾病。

由于毒可致热，又可伤阴耗气，动血腐肉，损伤脏腑，故对某些因素所致的疑难病证，正确应用解毒疗法，的确可以提高疗效。

解毒的方法甚多，举凡宣透外毒、通下解毒、疏利解毒、清热解毒、化浊解毒、化痰解毒、扶正解毒、活血解毒等等，均可酌情应用。

有人认为解毒法主要针对温热病而言，此说固然不错，但在内伤杂病中，亦有不少毒邪所致之疾病，所谓"物之能害人者皆曰毒"，"万病成毒"，即说明了毒邪致病的广泛性。近年来有人治疗中风病、萎缩性胃炎应用化瘀解毒法，取得了理想疗效，引起了国内外关注；对慢性肾炎、肾病综合征，也有用攻下解毒法治疗取得良好疗效的报道。

8. 补肾活血疑难寻

疑难病患者大多患病日久，或素体先天不足，或久病后天失养，或年老肾气先衰，初病在经在腑，久病及脾累肾，故疑难病证久治无效者，不妨从肾立论辨证施治，多可收理想疗效。张景岳对此早有明论。他说："凡水火之功，缺一不可。五液充，则形体赖而强壮；五气治，则营卫赖以和调。此命门之水火，即十二脏之化源。故心赖觉察，则君主以明；肺赖之，则治节以行，脾胃赖之，济仓廪之富；肝胆赖之，资谋虑之本；膀胱赖之，则三焦气化；大小肠赖之，则传导自分……水亏其源，阴虚之病迭出；火衰其本，则阳虚之证丛生。故五脏为人身之本，肾为五脏之本，命门为肾之本，阴精为命门之本。"我们在临床也体会到，"五脏之伤，穷必及肾"，"难病无着，肾中求之"，在疑难病证治中如早佐补肾之品，先安未受邪之地，或补肾为主，缓图治本，兼顾他邪，每每振废起颓，喜收殊功。

补肾方药极其丰富，峻补缓补，力强力弱，偏温偏凉，补泻相兼，自当临证权衡病情而仔细斟酌。但我们以为，除危急重症需大剂峻补外，疑难病证中以慢性病居多，选药多侧重于性平力缓、不过于温凉之中庸之品，如山萸肉、枸杞子、菟丝子、杜仲、桑寄生、牛膝、覆盆子、沙苑子等；组方多重用阴阳水火互济之剂，如杞菊地黄丸、金匮肾气丸、济生肾气丸等，以图守方徐图，日久见功。

肾虚是疑难病证常见病机，而血瘀也常伴肾虚而生。我们长期观察发现，肾虚血瘀是众多疑难病病机关键所在。肾虚脾弱，阳衰阴凝，气滞血瘀，湿阻痰生，均可导致肾虚血瘀之证。行气健脾化痰利湿诸法自不可缺，但尤应抓住根本，补肾与活血相兼，常于六味地黄丸、肾气丸诸方中加入丹参、川牛膝、川芎、赤芍、生山楂、益母草、桃仁、红花、三七等平和的活血化瘀药二三味，暂用或略加较峻猛的虫类破血药，久用可见其效。

（三）病案举例

心肌炎案：李某，10岁，咸阳某小学学生。初诊主诉胸闷、心慌、乏力、纳差1年余。曾因"心肌炎"在西安某医院住院40余天，多次作心电图提示心律不齐、心肌损害、心肌供血不足，病情反复。易出汗，大便干，数日一行，心率89次/min，律齐，听诊未闻及病理性杂音，舌尖红，苔薄白，脉沉细。证属气阴两虚，心血瘀阻，心失所养。治以补益气阴，化瘀养心。处方：玉竹、麦冬、玄参、太子参、丹参、苦参各10g，炙甘草5g，三七1g^{冲服}，鹿衔草、瓜蒌、生山楂、炒枣仁各10g，当归6g，6剂，水煎，每日1剂，分2次口服。此后，每周诊治1次，在上方基础上，曾加炙黄芪、薤白、茯苓等药，服药20天后胸闷消失，精神好转，乏力减轻，偶有心慌，纳差，口淡无味，汗多，舌红少苔，脉较前有力。继用方：麦冬、太子参各10g，五味子、苦参各6g，炙甘草5g，白芍、鹿衔草、瓜蒌、炒枣仁、茯苓、柏子仁、焦三仙各10g，稍事调理。

按 此证因热毒久留，灼伤气阴，加之瘀血所阻，心失所养，故心肌炎症状，迁延一年未愈。用太子参、玄参、丹参、苦参四参汤为基础，益气养阴，化瘀清热，以针对"气阴两伤，余热未清"的病机；加玉竹、麦冬以养阴生津；炒枣仁、当归养心安神；瓜蒌、鹿衔草宽胸强心；三七助丹参活血化瘀，改善血液供应。坚持用药不及一个月而诸症自除。方中苦参一味，能清热、解毒、除湿，现代研究证实其可纠正心律失常，鹿衔草有较好的强心益肾抗风湿作用，生山楂消积活血，可改善冠状动脉血液循环。

四、脑病学术思想

近年来，张学文教授带领他的学术团队，开展了中医脑脏理论体系构建及其临床应用的探索研究，其在中医基本理论指导下，倡导脑当为脏论，这一学术观点具有较高的学术研究价值和临床使用价值，在此简略陈述于下。

（一）诊治脑病思路探析

1. 倡导脑当为脏论

中医学传统理论认为，脑为"奇恒之腑"，有主管精神、意识、思维和运动感觉等功能，但又将其生理功能和病理变化归之于心，即心主神明论。张老在研究中医经典理论基础上，结合自己长期临床实践，主张倡导"脑当为脏论"，宜建立中医独特脑脏系统，完善中医脑病证治学理论，并用以指导脑脏系统疑难病证的辨证与治疗。

（1）脑当为脏的理论依据 《素问·五脏别论》曰："所谓五脏者，藏精气而不泻也，故满而不能实。六腑者，传化物而不藏，故实而不能满也。"脑具有藏精气而不泻，满而不能实的生理特性，显然理应为脏。《灵枢·海论》曰："人始生，先成精，精成而脑髓生"。《素问·五脏生成》云："诸髓者皆属于脑，……诸血者皆属于心，诸气者皆属于肺"，言及脑贮藏精气功能同心、肺等脏的功能。且"十二经脉，三百六十五络，其血气皆上注于面而走空窍"（《灵枢·邪气脏腑病形》）。这说明不论是从先天或后天来看，脑皆具有藏精气而不泻的脏器特性。

（2）脑的生理功能 脑位于颅内，其位最高，统领诸神，为元神之官，生之主宰。脑藏髓，主神志，智能出焉。脑协调五脏六腑，统辖四肢百骸。脑开窍于五官，灵机现于瞳子，应于语言，脑之经脉为督脉而统帅诸阳，督脉在肾与脑之间输布着精髓，交通着阴阳，转运着神机。脑必须依靠五脏六腑化生的精、气、血、津液的濡养、温煦、推动，方能保证脑的正常生理功能。

神志是对人的思维意识等精神活动的总概括，即脑对外界事物的反映。神与生俱来。脑是神的物质基础，神是脑功能活动的外在表现。人的一切精神、意识、思维、情感、记忆等神志活动都受脑的支配，脑为人体生命活动的主宰。

脑主神志，除表现为支配人的思维、意识、精神活动之外，还具有对内协调五脏六腑的吐纳化藏功能，对外统辖四肢百骸的灵敏动觉的作用。

（3）脑与五脏的关系　我们倡导脑当为脏论，并非将脑与五脏割裂开来孤立地看待，而是强调脑作为人体一个十分重要的器官，应该给它以相应的地位，强调它在主导全身功能方面的重要性，并深入探讨脑的生理病理关系及其与其他脏腑的联系，从而为脑病证治开拓一个新的领域。

脑要进行意识思维并协调全身各脏腑的活动，全赖五脏精华之灌注，六腑清阳之气以濡养。脑中气血阴阳津液精等物质充足，方能髓海充盈，神机敏锐，协调五脏六腑及统辖四肢百骸的功能健旺。

2. 脑病的生理病理特点

（1）"诸阳之会"阳易亢　头为诸阳之会，手足三阳经均循行于头面，"诸阳之督"的督脉也入于脑。因为头为诸阳会聚之处，阳者炎热，火性炎上，阳气易亢，故脑病以阳亢、火热证较多，但非实热者也不少。

阳明腑实，热结肠腑：躁扰不宁、谵语，昏迷等症。

少阳火郁，胆热痰扰：头晕目眩、耳聋、耳鸣、不寐等症。

肝火上炎、风阳妄动、肝阳上亢：昏迷、厥证、闭证、痉证、颤证、麻木、眩晕、头痛、耳鸣、耳聋、癫狂等证。

阴虚火旺：不寐、健忘、耳鸣、眩晕等症。

六淫之邪侵扰清空：头痛、眩晕、痉证、闭证、颅脑病痈、暑病、急惊风等症。

（2）"清灵之窍"窍易闭　脑窍贵在清灵通利，一旦闭阻，则脑神失养，神机不运而变证丛生。脑窍的闭阻常由痰、瘀、水、湿、火热之邪交结为患，如因痰瘀热邪闭阻清窍，火扰元神者，可见健忘、昏迷、癫证、痫证、狂证、厥证等；如因痰湿蒙闭清窍元神被扰者，则可见昏迷、癫证、痫证等症；如因卒冒秽浊之气，浊邪害清，清窍闭塞，元神闷乱者，则易卒发闭证；若因气滞血瘀，痰瘀交阻、脑脉瘀阻，清窍不利，则易卒发中风之脑络痹阻证；若因络破血溢，致瘀血内停，水津外渗，水瘀互结、脑窍闭塞，则易形成中风之颅脑水瘀证。

（3）"元神之府"神易伤　神志异常，可因痰火上扰，元神逆乱造成头痛、失眠、癫证、痫证、狂证等；元神被痰湿所蒙扰可见郁证、嗜睡、癫证、痫证；七情过极导致元神失常可出现郁证、厥证、脱证、癫证、不寐、梅核气、痴呆、脏躁等；汗吐下太过，元气暴脱，导致元神无所依附可见脱证等；颅脑外伤，伤经损络或络破血溢，侵扰脑神可出现头痛、眩晕、中风、痫证、昏迷等证。

（4）"诸髓之海"髓易虚　《灵枢·海论》曰："脑为髓之海。"髓为先天精气所化生，赖后天气血精液以濡养。髓海不足之源主有如下四因：或因先天禀赋不足，肾亏精气化源不足，加之后天脾胃失调，精血难以为继，故而髓海空虚不满，多见于幼儿"五迟"、"五软"等症；或因年老精亏，肝肾虚损，精气化源日竭，髓海渐空，出现眩晕、耳鸣、耳聋、健忘、癫证、痴呆、嗜睡等证；或因五脏气血阴阳耗脱亡散，波及脑髓，致髓海虚极而发为脱证，此外还有瘀血痰浊、症积压迫，如脑岩等致精髓升降出入之道壅塞失畅，阴阳气血精液难于上奉于头，日久必致髓海空虚，表现出"大实有羸状"之情形。

（5）"诸脉之聚"脉易损　《灵枢·邪气脏腑病形》曰："十二经脉，三百六十五络，其气血皆上注于面而走空窍。"可见脑为诸脉所聚之处，脑脉的损伤常表现为络破血溢和脑脉瘀阻两个方面。各种原因导致阴阳失调，气血逆乱，脏腑功能受损，气血津液运行障碍，进而皆可损伤脑脉脑络。若肝阳暴亢、心火炽盛，气血上冲于脑可致络破血溢；或血凝为瘀，津滞为痰，痰瘀互结痹阻脑脉脑络，皆可导致中风病之发生，病理过程中出现痰饮、瘀血、痰瘀交阻，水瘀互结的格局，从而致使清窍被扰，脑脉

受损，脑髓失养，神机失用。临床常见于中风的络破血溢，脑脉瘀阻、颅脑水瘀等证

3. 临床辨治经验

（1）脑病常见证候表现

①神明失主

神气不足：神气不足者可见精神萎靡，反应迟钝，目光晦滞，视昏耳聋，善忘嗜睡，甚至痴呆迷蒙，寻衣摸床，撮空理线。

神志异常：因痰瘀阻滞，脑阳郁遏不宣化火亢盛者，可见烦躁不安，谵妄神昏，或发为狂证，登高而歌，弃衣而走，骂詈不避亲疏，少卧不饥，妄行不休。若瘀血阻络，痰浊蒙蔽清窍，脑神困扰则可见神情痴呆，喃喃自语，哭笑无常，语无伦次等症。若痰瘀滞脑，再遇七情过激引致气机逆乱，则可卒发痫证，突然仆倒，昏不知人，两目上视，口吐涎沫，四肢抽搐，移时苏醒。或气血并走于上，发为中风病。

②神机失用　痰瘀交结于脑，经脉壅滞不通，神机难以展运，则清阳之气不能出上窍而实四肢，致四肢脉络失养，肢体失用，感觉失敏。临证可见肢体麻木，重滞无力，肿胀酸困，筋惕肉瞤，手足震颤，或偏瘫失用等症。

③七情失常　七情过极过激可致气机逆乱而致痰瘀，痰瘀一旦形成又反致气机更加逆乱，脑神主司调节七情的功能失其常度，临床表现可见病程日久，喜笑不止，或悲忧难耐，或暴怒难抑，或惊恐不安诸症。

④九窍失司　脑司诸窍，气血津液皆上于面而走空窍，痰瘀互结于脑，则清阳不升。临证可见头痛如劈，头晕目眩，口眼歪斜，口角流涎，耳聋失聪，昏视失明，舌謇失语，鼻渊失嗅，二便失司。小儿可见头颅膨大畸形，囟张不合，头面青筋暴露等症。

（2）四诊并重尤重于舌诊　舌象是中医辨证论治的主要依据。颅脑病变痰瘀多见，舌苔常见白腻、黄腻或灰（黑）腻苔，或见舌体胖大，边有齿痕，舌质紫暗，或淡紫，舌下脉络粗曲，散布瘀斑瘀点瘀丝。脉象可见弦滑、弦硬或沉细而涩。

（3）脑病治疗中常用四大法

①益气活血法（气虚血瘀证）：张老强调脑血栓形成病因病机主要为"因虚致瘀"，治当益气活血、疏通经络。以补阳还五汤加减制成"通脉舒络液"静滴剂（院内制剂，250ml/瓶），加服"通脉舒络汤"辨证施治。我们经两年（1979 年 9 月～1981 年 8 月）对 110 例脑血栓形成住院患者在 28 天的治疗期内，临床观察，疗效显著。

"通脉舒络注射液"

【组成】黄芪、丹参、川芎、赤芍等。

"通脉舒络汤"

【组成】黄芪 30g，红花 10g，川芎 10g，地龙 10g，川牛膝 15g，丹参 30g，桂枝 6g，山楂 30g。

临床观察：本组 110 例中，男 78 例，女 32 例，其中 50 岁以下 12 例，50～60 岁 49 例，60～70 岁 39 例，70 岁以上 10 例。年龄最小者 42 岁，最大 76 岁，平均 58 岁。

症状：头痛 56 例，眩晕 91 例，肢麻 81 例，抽搐 15 例，恶心 12 例，呕吐 7 例，心悸 11 例，耳鸣 5 例，失语 9 例，语言謇涩 55 例，小便失禁 7 例，大便失禁 6 例。

体征：嗜睡 11 例，昏迷 4 例，左侧完全性瘫痪 9 例，右侧完全性瘫痪 13 例，左侧不全瘫痪 43 例，右侧不全瘫痪 45 例。肌力："0"级者上肢 40 例，下肢 22 例；"Ⅰ"级者上肢 11 例，下肢 8 例，"Ⅱ"级者上肢 15 例，下肢 20 例，"Ⅲ"级者上肢 25 例，下肢 29 例；"Ⅳ"级者上肢 19 例，下肢 29 例，"Ⅴ"级者上肢 0 例，下肢 4 例。偏盲者 3 例，吞咽困难者 5 例。

舌脉：舌质较正常者 27 例，质红者 59 例，质淡者 3 例，质暗红者 21 例；舌苔薄白 25 例，薄黄 17 例，白腻 15 例，黄腻或厚者 44 例，少苔者 6 例，无苔者 3 例，弦脉 52 例，弦滑 29 例，弦细 18 例，弦数 8 例，沉细 3 例。

治疗方法：①静脉滴注，每日 250 毫升，10 天为一疗程，休息 4 天再进行第二疗程。②口服通脉舒络汤剂，每日一剂，水煎服。共观察 28 天（包括不足 28 天者）。

辅助检查：本组病例在治疗前后全部进行了血、尿、粪常规检查，部分病例作了肝功能、胆固醇、非蛋白氮测定和眼底、腰穿、心电图检查，因资料不全未作统计。

治疗结果：治愈 52 例（47.3%），显效 36 例（32.7%），好转 20 例（18.2%），无效 2 例（1.8%），总有效率 98.2%。对改善症状效果满意，其主要症状如头痛、耳鸣、恶心、呕吐、心悸、嗜睡等，有效率均达 100%，眩晕 94.5%，肢麻 94%，抽搐 93.4%，语言謇涩 94%，偏盲 100%，吞咽困难 80%，小便失禁 85.7%，大便失禁 83%，完全性失语 78%，昏迷 75%。治疗后肌力改善多数在原基础上升两级，治疗前上肢"0"级 40 例中有 5 例上升为 V 级，7 例上升至 IV 级，11 例上升至 III 级，10 例上升至 II 级，1 例上升至 I 级，6 例无效。治疗前上肢无一例 V 级者，治疗后 V 级达 47 例，占总数 42.7%，该治剂经药理研究初步证实能兴奋中枢神经系统，提高抗病能力，增强毛细血管抵抗力，具有扩张血管、降低血压的作用，并有显著的强心、保肝功用。

典型病例：薛某，男，46 岁，干部，1980 年 2 月 1 日就诊。发病前一天突感左肢麻木，但尚能活动，他人发现口角歪斜，说话吐字不清，但无头痛、恶心、呕吐等。至翌日发展为左侧瘫痪，并时有抽搐发作，按"脑血栓形成"收住，收院号：65467。检查：血压 152/92mmHg，神志清楚，舌强言謇，左侧鼻唇沟变浅，舌偏左，左侧肢体紧张性瘫痪，肌力：上肢"0"级，下肢 II 级，腱反射亢进，左巴氏征（+）。患侧疼，温觉迟钝，并见：眩晕、肢麻，舌红苔黄腻，脉弦。证属气虚血瘀，痰湿阻络，治宜益气活血，化湿通络。静点舒络液 250 毫升，每日一次，同时用通脉舒络汤加大黄 10g，白术 12g，每日一剂，水煎服。共住院 26 天，语言清晰，口舌不偏，肌力上、下肢均达 III 级，肌张力及痛、温觉均恢复正常，巴氏征转阴，以显效出院。后随访，上、下肢肌力均达 V 级，已上班工作。

②清肝活血法（肝热血瘀证）：基于对 1027 例中风患者的先兆证候的统计分析，以及对 130 例中风患者及 100 例中风先兆证患者的 10 项血液流变学指标与 150 例同龄正常人的对比分析，提出了宏观与微观相结合的中风先兆证的诊断标准：中年以上、眩晕昏视、偏身麻木，或短暂性语言謇

涩，或一过性肢体瘫软无力，大便秘结或排便不畅。舌质淡紫或紫黯，舌下散布瘀丝、瘀点，脉象弦滑（硬）或细涩（缓）。结合实验室检查的 10 项血液流变学指标中有 50％ 以上异常项者，即可诊断为中风先兆证。提出中风病因病机为"肝热血瘀"，治当"清肝活血、化瘀通络"，方用"清脑通络片"。

清脑通络片组成：草决明 18g，丹参 15g，川芎 12g，赤芍 15g，山楂 15g，水蛭 3g。临床观察：治疗中风先兆证 301 例，口服"清脑通络片"，并与西药潘生丁组 101 例进行对照，主要观察中风先兆证症状突出的 6 项临床指标及 10 项实验室指标。临床指标：眩晕、昏视（视物黑蒙）；瘀血舌象、肢体麻木、小中风发作、血压，其中属于计数指标者，根据其轻重程度分为三级，以 ＋、＋＋、＋＋＋ 表示。实验室指标：血小板聚集率、全血黏度、血浆黏度、红细胞压积、血沉、血糖、血浆纤维蛋白原、血清胆固醇、血清 β－脂蛋白、血清甘油三脂。

结果：两组病例均在治疗观察两个月后进行全面复查。显示该药具有显著缓解中风先兆症状和改变血流变性的作用，其近期治愈率为 73.1％，总有效率为 86％，其疗效明显优于西药对照组。结果表明该药不仅具有显著的缓解中风先兆症状、体征的作用，并具有显著的降低血小板聚集率、血液黏度、红细胞压积以及血脂等作用，对血压具有双向调节作用，降压方面尤其对于肝阳上亢或腑实便秘者的疗效更为突出；同时该药显示有一定降血糖作用。

③醒脑通窍，活血利水法（颅脑水瘀证）　本法适用于颅脑水瘀证。该证是张老根据《金匮要略·水气篇》"血不利则为水"的理论，结合数十年教学及临床经验总结而成。其基本病机为颅脑瘀血与水湿痰浊互阻脑窍而致水瘀、交结、脑窍闭塞，使神明失主、肢体失用、七窍失司。具有病程较长、病情复杂、症状多端，且一般疗法难于奏效之特点。可见于中风、解颅（脑积水）、老年性痴呆、脑瘤、脑外伤综合征等多种病变过程之中。治法为醒脑通窍，活血利水。并视其病机不同，酌情加用益气、补肾、温阳、补血等法相得益彰。

辨证施治：因气滞而致的颅脑水瘀证，常用通窍活血汤加减：丹参、赤芍、红花、桃仁、益母草、川芎、川牛膝、茯苓、白茅根、水蛭、麝香。后来研制成"脑窍通口服液"。

因气虚而致的颅脑水瘀证，多见于水瘀相挟之中风偏瘫及老年性痴呆等，常用益气活血利水法，用补阳还五汤加茯苓、白茅根、川牛膝、丹参，甚者加水蛭、三七。常获效验。

因肾精亏虚或阳虚而致的颅脑水瘀证。前者用补阳还五汤加益肾填精补髓利水之药如鹿角胶、桑寄生、山萸肉、鹿衔草、茅根、牛膝；后者用八味肾气丸合五苓散加茅根、牛膝、益母草等。

张老善用川牛膝、白茅根、茯苓、益母草、泽泻、麝香等具有双向调节作用药物，这些药大多具有活血利水之效，上可通窍；下可通利水道，引血引水下行；使血液畅行，瘀去新生，促进水血正常代谢。

临床用药：

基本方为（以该方为基础已制成脑窍通口服液）：

丹参 15～30g，川芎 10～12g，赤芍 10～12g，桃仁 10～15g，红花 6～10g，益母草 15～30g，川牛膝 15～30g，茯苓 15～30g，麝香 0.1～0.2g^{冲服}，血琥珀 6～10g。缺麝香时可用白芷 10～12g，冰片 0.1～0.2g^{冲服}代替之。水煎服，每日一剂，早晚分服。

颅脑水瘀的临证变通

辨证加减：缺血性中风病

对于缺血性中风病，无论是急性期或康复期均可用本方加减。

脉象滑缓无力者兼有气血虚弱之象，宜加黄芪 30～60g，鸡血藤 15～30g，以益气养血通络。

中风后遗症伴有脑萎缩、脑积水或老年性痴呆者，因其水瘀互阻脑窍日久，已使脑髓不足，宜酌加益肾填补精髓之品，如鹿角胶 6～10g^{烊化}，桑寄生 15～30g，山萸肉 10～15g，鹿衔草 30g 等。

辨证加减：小儿解颅（脑积水）

如因其先天禀赋不足，水瘀互阻脑窍发病，原方宜加鹿角胶 6～10g^{烊化}，桂枝 6～10g，石菖蒲 6～10g，并以淡黄酒 30～50ml 为引，以增强化瘀利水、通阳开窍之效。

辨证加减：颅脑外伤

颅内血肿或继发性颅内高压症，以及脑外伤所致的脑积水，原方宜加三七粉 3～4g^{冲服}，水蛭 2g，苏木 10～12g，炮山甲 3～5g，以增强活血破瘀之效。

典型病例：

裴某，男，18 岁，学生。患者以发作性神志不清、四肢抽搐伴头昏痛 5 月余为主诉，门诊以"高颅压综合征"收入住院。患者于 5 月前上课时，突发头痛，继之神志不清，四肢抽搐，昏仆于地。急送到本地区传染病院，查脑电图示中度异常改变，经治 20 余日不著（诊断不详）。转西安某医院按"高颅压综合征"予以脱水剂降颅压及激素类药物住院治疗 3 个月，昏迷及抽搐暂止，但头目胀痛仍剧，伴头昏恶心，倦困乏力。遂转来我院治疗。入院查体：一般可，神志清，精神差，呈向心性肥胖。头颅发育正常，眼球活动自如，双瞳孔等大等圆约 2.5mm，对光反应存在，颈软。神经系统生理反射存在，病理反射未引出。头痛 CT 示：双侧额顶区低密度阴影斑约 $1.0 \times 3.6 cm^2$；MRI 示：右额叶前部呈炎性病变；脑电图示：中度异常；脑脊液常规检查示：清亮、透明，细胞计数 15 个，蛋白（－），糖（＋），压力 $420 mmH_2O$；眼底检查示：双视网膜动脉痉挛、水肿。中医四诊所见：头目胀痛，头重昏蒙，恶心欲呕，视物昏花，身困纳呆，面色㿠白，形体虚胖。舌体胖大，边有齿印、质淡、苔白腻，脉沉细数。辨证为颅脑水瘀证，治疗以脑窍通口服液为主（为通窍活血利水方稍事加减精制而成），以醒脑通窍、化瘀利水，每次 1 支（10ml）口服，日 3 次。经治疗 43 天后，头目胀痛及昏视恶心等症消失，精神转佳，虚胖减轻，苔转薄白，脉沉细。复查脑电图已示正常；脑脊液常规示：清亮、透明、细胞计数 5 个，蛋白（－）、糖（＋），压力 $200 mmH_2O$；眼底示：视网膜动脉痉挛，水肿消失。遂按临床基本痊愈出院。嘱服用脑窍通口服液 15 盒，以巩固疗效。1 年后随访，诸症再未发作，已恢复正常学习。

④化痰活血法　诸多脑病在发生发展过程中极易形成"痰瘀交结"的病机，从"颅脑痰瘀交结证"着手，用于治疗脑病取得了显著的效果。颅脑病变以痰瘀交结最为常见，治疗颅脑痰瘀交结病证，常必须化痰活血，

双管齐下，才是正治。但随病机发展演变，又因禀赋因素，失治误治，兼加它邪不同，证情往往错综复杂，需根据证情适宜配合温清消补诸法精确施治，方可奏效。现将具体治法归纳如下八法：

a. 清热化痰、活血熄风法　适用于痰火瘀热上扰清窍证。症见急躁狂乱，骂詈叫号，伤人毁物，不避亲疏；或语言错乱，哭笑无常；或神昏谵语，或肢体强痉拘急，喉间痰鸣。舌质红紫，舌苔黄腻或黄厚而干，或舌下散布瘀丝瘀点，脉滑数或弦滑。常用方有礞石滚痰丸、羚羊钩藤汤合犀角地黄汤（犀角用水牛角代，但量要加大）化裁。临证常选用羚羊角、水牛角、礞石、丹参、丹皮、天竺黄、胆南星、石菖蒲、郁金、法半夏、竹沥水等品。

本治法常用于治疗顽固性失眠、头痛、狂证、眩晕、中风病、癫痫，以及现代医学之精神分裂症、狂躁抑郁症、急性脑血管病等多种病证。

b. 益气活血、健脾化痰法　适用于气虚血瘀兼挟痰浊交阻脑络证。症见半身不遂，神疲乏力，口眼歪斜，口角流涎，言语不利，肢体重滞肿胀；或下肢痿废，或偏身麻木。舌淡紫苔白腻，舌下散布瘀丝瘀点，脉滑重按无力。常用方为补阳还五汤合六君子汤化裁。临证常选用黄芪、党参、白术、桃仁、红花、川芎、丹参、姜半夏、云苓、地龙等品。

本治法常用于治疗缺血性中风、中风后遗症、脑外伤综合征等多种疾病。

c. 理气活血、开郁化痰法　适用于气滞血瘀、津聚成痰、阻闭神明证。症见精神抑郁，表情淡漠，寡言少语，或疑虑重重，语无伦次，或喃喃自语，喜怒无常，甚则忿不欲生，不思饮食，胸胁闷窒，面色滞暗或青紫，咯痰白黏而量多；或咽中如有物梗阻，吞之不下，咯之不出。舌紫黯苔白腻，舌下可见瘀丝瘀斑，脉弦滑。方用血府逐瘀汤合顺气导痰汤加减。临证常选用柴胡、枳壳、桔梗、桃仁、红花、丹参、川芎、法半夏、胆南星、石菖蒲、竹茹等品。

本治法常用于治疗癫证、郁证、癔病，以及现代医学之神经衰弱、更年期精神病及反应性精神病等。

d. 清肝活血、化痰消浊法　适用于肝热血瘀，痰浊滞留脑络证。症见头晕目眩，急躁易怒，头痛如蒙似箍，胸胁胀满，肢体麻木，或一过性偏瘫、视物黑蒙，语言謇涩，大便秘结或排便不爽。舌质紫黯苔厚腻，舌下脉络粗曲发紫，散布瘀点瘀丝，脉弦滑或弦硬。常用方为我们自拟的清脑通络汤化裁，临证常选用草决明、丹参、水蛭、赤芍、钩丁、胆南星、山楂、竹沥水等品。

本治法常用于治疗眩晕、头痛、中风先兆证以及现代医学之高血压病、高脂血症、高黏血症、腔隙性脑梗死等多种疾病。

e. 通腑化痰、活血醒脑法　适用于痰瘀滞闭脑络，兼胃肠腑实上扰清窍之证。症见半身不遂，躁扰不宁，舌强语謇或失语，口舌歪斜，偏身麻木，口黏痰多，口气秽浊，腹胀便秘，舌暗红苔黄腻，脉弦滑。常用方为星蒌承气汤合桃红四物汤化裁，临证常选用全瓜蒌、胆南星、生大黄^{后下}、芒硝^{冲服}、丹参、地龙、赤芍、桃仁、红花、水蛭、天竺黄、郁金、石菖蒲等。

本治法常用于治疗中风病、狂证、眩晕以及现代医学的急性脑血管病、高血压病、精神分裂症等多种疾病。

f. 通窍活血、化痰利水法　适用于瘀血闭阻脑窍，水津外渗，聚而不散的颅脑水瘀证。症见神识恍惚，或昏愦不语，痰涎壅盛，言语错乱；或神识呆滞迟钝，失眠健忘；或头痛如锥刺，日久不愈；或半身不遂，肢体麻木，重滞肿胀。小儿可见头颅膨大畸形，囟张不合，头面青筋暴露等症。舌质黯红或青紫，或舌体胖大边有齿印等。脉象弦滑或硬，或沉细而涩。常用方为通窍活血汤合五苓散加减。临证常选用麝香（或用白芷、冰片代）、丹参、川芎、赤芍、桃仁、红花、益母草、川牛膝、茯苓、泽泻、法半夏、猪苓、桂枝等品。

本治法常用于治疗中风病、中风后遗症、顽固性头痛、解颅以及现代医学的急性脑血管病、高颅压综合征、脑积水、脑外伤综合征等多种疾病。

g. 破血逐瘀、化痰软坚法　适用于顽痰瘀毒交阻颅脑之病证。症见头痛剧烈，如劈如箍，痛处固定不移，或头皮抽掣麻木，甚则神昏谵妄，或呕吐痰涎，抽搐震颤，或躁扰不宁，唇舌紫暗，或舌质淡紫舌体胖大，苔白腻，舌下散布瘀斑瘀点，脉滑或弦滑，或细涩。常用方为导痰汤合通窍活血汤加减。临证常选用法半夏、陈皮、胆南星、蜈蚣、僵蚕、水蛭、三棱、莪术、海藻、全蝎、丹参、川芎、麝香、半枝莲、土茯苓、青礞石、郁金、石菖蒲等品。

h. 温经活血、化痰通络法　适用于痰浊瘀血阻滞脑络，平衡失调，阳气郁遏不得外展而致的严重恶寒等症。症见精神萎靡，筋骨寒冷，虽值暑季也着冬装。面色灰滞或青紫，唇舌紫黯，苔白腻，舌下散布瘀丝瘀点，脉沉涩或沉伏。常用方为通窍活血汤合二陈汤，加附片、桂枝、细辛、白芷、鹿角胶、淫羊藿、仙茅、巴戟天等品。

本法可用于治疗现代医学所称的植物神经功能紊乱症、脑梗死（脑腔梗）等具有上述表现的病症。

4. 脑病治疗常用药对

药对，又称"对药"、"对子"，是以中医药理论为指导，针对一定病症所采用的相应治法为前提，经过反复临床验证的确具有临床应用价值的两药配伍，是中药配伍中的最小单位。药对在脑病治疗中恰当应用能显著提高疗效，脑病常用的药对主要有：

（1）白芷－冰片　冰片辛、苦，微寒。二者配对，相反相成，可开脑窍。李东恒认为白芷"其气芳香，能通九窍"，又是公认的"通鼻窍"之良药；缪希雍认为，冰片"其香为百药之冠，性善走窜开窍，无往不达，芳香之气，能辟一切邪恶。"现代研究表明二者其气芳香，皆可透过血脑屏障发挥醒脑开窍之作用，常配伍治疗中风、昏迷、厥证、颅脑痈等脑脏病证。

（2）白芷－石菖蒲　二者均属辛温之品，皆可开通脑窍，相辅相成。《本草经疏》曰"白芷，味辛气温无毒，其香气烈，亦芳草也。"《神农本草经》言石菖蒲能"开心窍，补五脏，通九窍，明耳目，出声音"，又是公认有"开窍醒神"之功，常配伍治疗痫病、狂病、颤病、痰厥、昏迷、健忘、失眠、耳鸣、耳聋等脑脏病证。

（3）白芷－细辛　二者均属辛温之品，皆具芳香之味、皆有开通脑窍之功，相辅相成，功得益彰。《本草汇言》曰："白芷，上行头目，下抵肠胃，中达肢体，遍通肌肤以至毛窍，而利泄邪气。"《本草正义》曰："细辛，芳香最烈，故善开结气，宣泄郁滞，而能上达巅顶，通利耳目，旁达百骸，无微不至，内之宣络脉而疏通百节，外之行孔窍而直透肌肤。"二者常用于治疗头痛、中风等脑脏病证。

（4）白芷－蝉蜕　白芷辛温芳香可开通脑窍，蝉蜕性寒可熄风止痉，二者相合，寒热配对，相反相成。张寿颐曰："蝉蜕，主小儿惊痫，盖幼科惊痫，内热为多，即《素问》之所谓："血与气并，交走于上，则为薄厥，治以寒凉，降其气火，使不上冲，此所以能治癫痫之真义也。"《药性论》言其"治小儿浑身壮热惊痫"，《本草纲目》言其"治头风眩运，……，破伤风……，大人失音，小儿噤风天吊，惊哭夜啼"。二者可用于治疗眩晕、急慢惊风、痫病等脑病。

（5）冰片－石菖蒲　冰片辛、苦，微寒；石菖蒲辛温，二者合用，属寒热配对，相反相成，均有开窍醒神之功，可开通脑窍，治疗痫病、狂病、痰厥、昏迷、健忘、失眠、耳鸣耳聋等脑脏病证。

（6）半夏－石菖蒲　半夏味辛性温而燥，以燥湿化痰为主要功效；石菖蒲芳香走窜，有开窍醒神之功，且具化湿、豁痰、辟秽之效。《本草从新》言其"辛苦而温，芳香而散，开心孔，利九窍，明耳目，发声音，……"二者均属辛温之品，相辅相成，具有化痰开窍之功，可用于治疗中风、眩晕、头痛、耳鸣、癫病、痫病等脑病。

（7）川芎－黄芪　《本草正义》曰："川芎有纹如雀脑，质虽坚实，而性最疏通，味薄气雄，功用专在气分，上升头顶，旁达肌肤一往直前，走而不守。"《本草汇言》曰："芎，上行头目，下调经水，中开郁结，血中气药。尝为当归所使，非第治血有功，而治气亦神验也……味辛性阳，气善走窜而无阴凝黏滞之态，虽入血分，又能去一切风，调一切气。"黄芪归脾、肺经，具有补气升阳之功，但根据补阳还五汤的组成及配伍关系，黄芪兼入脑经而补益脑气，二者合用，补益脑之清阳之气兼清脑脏之瘀血，相辅相成；常用此药对治疗中风、头痛、痴呆、脑鸣、耳鸣等脑病，疗效显著。

（8）丹参－川芎　丹参凉血活血，功同"四物"；川芎性温气雄，为血中之气药，味辛升散，可"上行头目"，既能活血化瘀，又能行气止痛，兼可祛风，李东垣认为"头痛须用川芎"。我们认为：二者配伍，属寒热配对，可上行至脑窍，使瘀血祛、新血生，进而使元神得养、头清目明，用于治疗证属瘀阻脑络型的头痛、眩晕、中风等病证。

（9）丹参－半夏　丹参性微寒，具有"活血祛瘀止痛"之功，《本草纲目》言其"能破宿血，补新血"。半夏性温，能"燥湿化痰"，为温化寒痰之要药，尤善治脏腑之湿痰。二者配伍，具有活血化痰、开通脑窍的功效，属于寒热配对，相反相成，常用于治疗痰瘀交结脑络的痴呆、中风、头痛、眩晕、耳鸣等脑病。我们研制的脑泰通颗粒（陕中附院院内制剂），临床应用十余载，疗效显著，深受患者的好评，该方以丹参－半夏药对为君药，统率全方。实验表明：脑泰通颗粒具有改善脑缺血损伤模型大鼠学习行为的功能，可以降低脑皮质中 NO 含量，减少脑缺血后损伤；具有改善脑缺血损伤机体状态的功能，能够降低血液黏度，改善脑部循环；能降低大鼠血清 TXB_2 和升高血清 $6-keto-PGF1\alpha$ 含量，这种效应能抑制血小板聚集和血管收缩，改善血液循环，使血管舒张，脑血流量增加，促进侧支循环，减轻了脑梗死时脑组织的损伤程度及脑梗死后的致残度，对脑缺血损伤具有一定的保护作用。

（10）丹参－天麻　丹参味苦微寒，以活血祛瘀为主要功效，《妇科明理论》有"一味丹参，功同四物"之说。天麻味甘平，以平肝熄风通络见长。二者合用，苦甘配对，相辅相成，具有活血平肝、熄风通络的功效，用于治疗头痛、眩晕、急惊风、慢惊风、中风、痫病等属血瘀动风者。

（11）川牛膝－益母草　川牛膝长于活血通经，其味苦善泄降，能引血下行，且有利水之功。《医学衷中参西录》言其"原为补益之品，而善引气血下注"。益母草辛散苦泄，主入血分，既能活血祛瘀，又可利水，二者合用，同趋向配对，相辅相成，功善活血利水，常用该药对治疗水瘀交阻脑络的痴呆、中风、癫病等脑病。

（二）论中风病的防治与调护

中风病在中国属于古代四大难证之首。现具有发病率高、死亡率高、致残率高、复发率高和治愈率低的特点，是第一死亡原因和致残原因。张老认为中风病的防护调养关键在于早期，中风先兆证为中风病之轻症，是中风病的基础和前提，其实质是在各种因素的共同作用下，人体气机失调、血行不畅，甚则血瘀为患。中风病发病之前，应当重视心理调节、讲究生活规律、节制饮食、劳逸适度，积极消除引起中风病的各种不良因素。张老带领脑病学术团队自 1983 年开始进行中风病预防研究，提出"中风先兆证"的概念，对其含义、证候学特征、诊断标准及疗效评定标准进行规范化研究。研制了防治中风先兆证的新药——小中风片（清脑通络片）。通过 732 例中风先兆证患者临床观察，可明显降低中风发病率，其中风先兆证治愈率 73.1%，总有效率为 86%。中风先兆证为中风病之量变阶段，故在中风先兆阶段，积极地进行干预性防治与调养，能够减少发病率，对医者来说，事半功倍，对患者而言，受益匪浅。

课题组经过近 30 年临床研究体会：一是中风病的中医药防治是可行的，也是有必要的；二是中医预防中风病，历代有许多宝贵经验，必须挖掘并提高；三是在进行中医药防治中风病的研究中，要在突出中医特色的同时，也可借鉴现代科学，包括西医学的先进方法和手段。

1. 中风病因的主流是内因致病

根据中医历代文献的记载，中风病的病因在唐宋以前多从外因论，金元以后多从内因论。内因论又有主风、主火、主痰、主瘀、主虚、主气、主毒等不同学说。许多学者认为中风皆由内风所致，虽有重视血瘀与风痰之不同见解，但多强调"气血逆乱致中"。

近年来，全国中风病科研协作组提出了中风病是在气血内虚的基础上，因遇劳倦内伤、忧思恼怒，嗜食厚味烟酒等诱因，进而脏腑阴阳失调，气血逆乱，上冲犯脑，形成脑脉痹阻，脑窍不通，血溢脑脉之外的基本病机。关于因风致病学说还应深入研究，不可轻易否定和抛弃。

近代关于"热毒内郁"导致中风学说屡有报导和研究，中医理论认为"毒邪"致病者不在少数，内伤杂病中不少，外感热病中尤多。很多病都兼有"毒邪"，或以"毒"为主要致病因素。从毒邪的来路讲，又有外毒、内毒之分。外毒即外受毒气或毒邪，内毒系机体在有害因子作用下所化生的对人体有害的物质，如"血毒"、"痰毒"、"火毒"、"热毒"、"便毒"等。很多毒邪所致疾病属疑难病证，如"阴阳毒"、"水毒"、"痉厥"等。由于毒可致热，又可伤阴耗气，动血腐肉，损伤脏腑，故对某些因素所致病证中，正确应用解毒疗法，的确可以提高疗效，解决疑难。如用清开灵治疗中风急症，黄连解毒汤等清热解毒方药加减治疗中风病，在临床上均取得疗效。许多脑病也由于六淫邪毒过盛而引起高烧头痛、项强抽搐、神昏谵语等属于肝阳上亢、肝风内动、热毒内炽、痰热腑实等，可选用安宫牛黄丸、至宝丹、紫雪丹、清开灵、脉络宁及黄连、黄芩、牛黄、大黄、生石膏、栀子、板蓝根、夏枯草等。

2. 中风病机关键是瘀阻脑络

中风病之发病机制有虚、火、痰、风、气、血等。根据我们的临床实践发现"瘀血阻滞脑络"为中风病的病理关键环节。分虚实而论，以虚而言，精虚则精血不充、血少而行迟为瘀，气虚则行血无力而为瘀；以实而言，嗜食肥甘，恣好烟酒，脾失健运，痰湿内生，痰滞脉络而致痰瘀交夹；或痰生热，热生风，风助火热，燔灼津血而为瘀；或肝肾阴虚、肝阳上亢、生风生火而致瘀。因此，瘀血内阻脑窍是贯穿中风病始终的基本病机。

总之，中风病的发生发展过程，实质上是瘀血这一主要矛盾由量变到质变的发展过程，无论是肥胖、高血压、脑血栓形成、脑栓塞，还是脑出血等，其病理改变都符合中医瘀血证的范畴。

3. 辨证论治活血化瘀贯穿始终

根据临床实践经验，张老总结了中风整个病变过程的发生发展规律，将其概括为四期六证。四期，即中风先兆期，急性发作期，病中恢复期，疾病后遗期。六证，即肝热血瘀证、气虚血瘀证、痰瘀阻窍证、瘀热腑实证、颅脑水瘀证、肾虚血瘀证。

（1）肝热血瘀证　中风先兆证期是中风早期证候，多属于肝热血瘀证，临床证见头痛眩晕或目胀面赤，心烦躁急，肢体麻木，或短暂性语言謇涩或一过性肢瘫无力，大便秘结，或排便不爽，舌质红黯，或舌下散布瘀丝、瘀点，脉象弦滑或细涩、或弦硬。病机属于肝经郁热，或肝肾阴虚，水不涵木，肝阳上亢，化热灼津伤血为瘀；或肾精亏乏，肝血不足而致血瘀。治疗采用清肝化瘀通络，自拟清脑通络汤，用菊花、葛根、草决明、川芎、地龙、水蛭、赤芍、天麻、山楂、磁石、丹参、川牛膝等，大便干结可加大黄。

（2）气虚血瘀证　此证多见于中风病初期、缺血性中风发作期及中风恢复期和后遗证期，证见半身不遂，或肢体麻木，神疲乏力，语言不利，面色㿠白，舌淡黯、苔白或白腻，脉细涩。病机属于气虚血瘀，治疗采用益气活血法，20 世纪 70 年代，我们研制的纯中药院内制剂"通脉舒络液"针剂（黄芪、丹参、川芎、赤芍等）用作静脉点滴并加辨证口服汤药，至今 30 年来仍效验不减。对于缺血性中风的运用，其总有效率为 98.2%，对中风病的恢复期、后遗症期及诸多其他病凡属于气虚血瘀证者，使用均有良好的效果。

（3）痰瘀阻窍证　此证常见于中风急性期的闭证，临床症见突然昏仆，神志不清，肢体偏瘫，喉中痰鸣，语言不利或失语，脉弦滑或弦硬，舌体胖大或偏歪，舌质黯，或有瘀点、瘀丝。病机为痰瘀阻窍，治法采用涤痰开窍，活血化瘀，我们研制的医院内部制剂"蒲金丹"（石菖蒲、郁金、丹参等）针剂，配合"清开灵"滴注，收效甚佳。

（4）瘀热腑实证　此证常见于中风急性期。证候表现为神志昏蒙，偏身不遂，舌强语謇，口舌歪斜，面红气粗，痰声辘辘，呕恶便闭。舌质红，苔黄腻或黑，脉弦滑。病机属于痰热腑实，治法采用通腑化痰，活血化瘀，方用三化汤加减，用生大黄、芒硝、丹参、川牛膝、菖蒲、胆南星、瓜蒌、决明子等。

（5）颅脑水瘀证　本证是我们在国内最先提出的中风病所特有证型。证候表现以"三失症"为主，即神明失主症状，肢体失用症状，七窍失司症状。病机属于瘀血与水湿痰浊互阻于脑络，治法采用醒脑通窍，活血利水。方用脑窍通，用丹参、川芎、赤芍、桃仁、红花、益母草、川牛膝、茯苓、血琥珀、麝香^{冲服}等。

（6）肾虚血瘀证　中风之病本为肝肾阴虚，精血涩少，加之肝阳上亢而加重病情，或中风病后期，肝之精血更衰，脉络瘀滞不去，使清窍失濡，肢体失用。症见音喑失语，心悸口干，腰膝酸软，半身不遂，舌质红或黯红，脉沉细等。病机为肾精不足，血亏液乏，血脉不利为瘀。治法采用补肾益精，活血化瘀。常用地黄饮子去桂枝、附子，加丹参、鹿衔草、桑寄生、川牛膝、肉苁蓉、桃仁、红花等，或佐黄芪以益气活血，水蛭以祛瘀生新。

总之，就中风病临床实际而言，单纯瘀血阻络者有之，而兼挟它症者更多。一味地采用活血化瘀之法就能将此病治愈也难，应根据中医辨证论治基本理论，采用因人、因地、因时制宜的基本法则。只有准确辨证才能合理施治，灵活运用理气祛瘀法（如血府逐瘀汤）、清热解毒化瘀法（如牛角地黄汤）、祛风化瘀法（如当归饮子）、化痰活血法（如苇茎汤合小金丹）、渗湿活血法（如益肾汤方）、攻下化瘀法（如桃仁承气汤）、养阴化瘀法（如桃红四物汤）、补气化瘀法（如补阳还五汤）、开窍活血法（如通窍活血汤）及温阳化瘀法（如急救回阳汤）。只有准确辨证才能合理施治。

4. 康复治疗必须多法结合

偏瘫是中风病的重要后遗症之一，偏瘫的治疗，尚无理想的治疗方法，生活调养显得更为重要。

（1）心理方面　大凡患有脑中风后遗症的病人，绝大多数都有沉重的精神负担。其一是担心病情继续发展，难以康复；其二是担忧长期治疗给自己家庭所带来的经济负担和生活压力；其三是害怕周围的人，甚至是自己的亲人厌烦自己，歧视自己。向患者及家属做好深入细致的心理疏导工作，努力使病人放下心理包袱，积极配合医生的合理治疗，医患密切配合，力争取得良好的疗效。

（2）生活调养　偏瘫患者长期处于卧床状态，所以容易出现厌食及褥疮，而这两种病症却反过来直接影响患者的营养补充和自主活动。对于偏瘫患者，除了要经常帮助其进行被动性活动之外，还应当尽可能地加强其营养物质的摄入量，尽量多饮水，多吃蔬菜、菌类植物及高蛋白食品，并应多晒太阳，提高其自身抵抗力，促使疾病早日康复。同时，可以应用具有活血化瘀、通脉舒络、强筋壮骨之中药，煎后先服后泡洗患侧或双手、双足等处，并配合针灸推拿等多种治疗方法。

（3）运动功能康复　偏瘫患者应当尽力加强功能锻炼，这一点在此类患者的康复过程中显得尤其重要。偏瘫患者的日常活动训练可以在有关人员协助下开展以下常用项目，包括练习洗脸动作、更衣动作、洗澡动作、饮食动作和排便动作，如果病情允许，亦可以诸如叠被、洗碗、种花、扫地等家务劳动，这对偏瘫康复颇多裨益。训练方案，主要包括坐位平衡与床上动作训练、手部与上肢功能训练、双足与步行训练，以及采取药物外洗来促进局部血液循环等辅助措施，均可获得较为理想的康复效果。

（4）中药内外合治　中风病恢复期和后遗症期主要病机多见于三种情况：一是肝阳未平，阴液未复，症见头晕头痛，半身不遂，脉弦细等，此时仍宜平肝潜阳，育阴生精，宜用钩藤、草决明、川牛膝、怀牛膝、龙骨、牡蛎、龟板、鳖甲之类，稍加通络之品。二是气虚血瘀，此为多见，症见偏瘫，或瘫肢皮肤肿胀、乏力，脉细涩，舌质暗淡，或舌下脉络迂曲，此宜益气活血，用王清任补阳还五汤加减。三是颅脑水瘀，症见神情呆钝，语言不利，半身不遂等，此为瘀血顽痰痹阻经脉，且又正气亏虚，其病势胶结顽痼，恢复能力差，其治疗宜活血利水，兼以益气，宜通窍活血汤合补阳还五汤加减，可加乌稍蛇、僵蚕、全蝎、水蛭等虫类入络剔邪之品。

外治常用艾叶、川芎、花椒、桂枝、川牛膝、威灵仙、红花、伸筋草等煎汤热浴，每日1～2次。另可加肌注丹参注射液，或其他中药静脉滴注剂，其次可配合按摩、针灸、刮痧、香疗等等，以"疏其经脉，令其条达"，恢复经脉功能，缩短康复时间，每获良效。

中风病恢复早期的病理关键在于脑络不通，水瘀交结，互阻颅内为基本特征的"颅脑水瘀证"。经云："谨守病机，无与众谋。"把握了本病的病机，其他问题也就容易解决。总之，在防治中风病的过程中，我们坚持在辨证论治原则下，早期着重预防，中期注意化瘀，后期重视调护。

（三）脑萎缩的中医诊治思路与方法

1. 脑萎缩病甚多见，心脑同治克疑难

脑萎缩是一病理改变命名的一种脑病，多属于中医头痛、痴呆等范畴。其证候复杂，多见的有中风后脑萎缩、老年痴呆性脑萎缩、脑动脉硬化症性脑萎缩、颈椎病及其他疾病导致脑动脉供血不足性脑萎缩、小儿窒息脑萎缩等。

临床证治中，因病损部位不同、证候表现各异、病情繁杂而不易辨识。故将其归纳为三个方面，一是神明失主，二是肢体失用，三是七窍失司。神明失主多见健忘失眠，神志不清，反应迟钝，或哭笑强作，行为莫测，或语言倒错，词不达意；肢体失用，多见筋惕肉瞤，步态不稳，或肢体重滞，活动笨拙，或偏废失用，半身不遂；七窍失司多见语言謇涩，甚或失语，涎多涕多，不能自抑，目光呆滞，或口眼歪斜，或二便失禁，便溺不知等。因"脑为髓海"主神志，"心主神明"主血行，故脑病的证治中往往二者共论同治，取效甚好。

概言之，脑萎缩的诊断，应根据中医脉、舌、证候的表现，紧紧抓住智能改变、神志变化、运动功能障碍三大方面，同时根据现代医学检查之脑体积缩小、软化的客观指标，一般应见到 CT 检查有脑回变平、脑沟增宽、脑室扩大之一项或几项指标，方可确诊。

2. 病机涉及心肝肾，活血补肾是关键

脑萎缩，总属脑髓失于精血濡养，脑髓不健，其病机有三。

（1）肾虚血瘀：肾受五脏六腑之精而藏之，统司全身之阴阳，全身之阴非此不能滋，全身之阳非此不能发，故它脏之虚，病久必影响于肾，导致肾精亏损或肾气不足；血之化生和运行有赖于气的温煦、气化和推动，更离不开肾阳的激发，若肾气不足，激发之原动力衰微，则血之化生不足而血少，运行无力而血瘀；又精血同源，二者可以互生，血之化生有赖于肾精之充足，若久病肾虚，肾精不足，则精亏而血少，精枯而血燥，血脉空虚，运化不利，久而成瘀，终成肾虚血瘀、虚实夹杂之证。"脑为髓海"，肾虚则髓不足，血瘀则脑络痹阻，益使精血上荣不利，终致髓海空

虚，发为脑萎。我认为，久病多瘀，肾虚既久，多夹血瘀，益肾当兼活血。

（2）气虚血瘀：血之运行全赖气之推动方能通行百脉，通达周身，若阳气亏乏，助血无力久而生瘀，瘀阻脑络则气血运行不畅，脑失所养，脑髓空虚而发为脑萎。

（3）颅脑水瘀：颅脑水瘀，乃津血互病之证。血不利则津亦不得敷布，血不利则郁而为瘀，津不布则聚而为水，此即"血不利则为水"，"孙络水溢，则经有留血"（《素问·调经论》篇）之理。若中风脑脉瘀阻，或络破血溢；或久思不遂，肝郁脾虚，气滞痰郁；或久病阳气虚衰，运血布津力弱，终致瘀血内留，水津外渗，瘀水互结，痹阻脑络，气血运行不利，脑髓失之濡养，久则发为脑萎。

总之，脑萎缩之为病，乃气血不荣清窍，精气不济脑髓，脑失所养，久而空虚面萎。其成因有年老肾衰，精气亏乏；中风既久，脑络痹阻；久瘀不散，瘀水互结，蒙害清窍等。诸种因素均可影响清窍之给养，精气不济，气血难荣，脑髓失健，久面成萎，而见神明失主，肢体失用，七窍失司等证。

3. 辨证论治多探索，难病多瘀应斟酌

脑萎缩证治总以滋肾荣脑为要，然据其虚实夹杂不同，仍当分证辨治，不可一味补肾真精。脑萎缩乃虚实夹杂之病，纯虚者少，虚中夹实者多。脑髓不健是标，脑格痹阻，清阳不升，浊气不降是本。其病理关键是（虚、瘀、水、痰等）以浊害清。故总宜滋肾荣脑，治当补气和血，祛瘀利水，解郁化痰，益肾活血。

（1）肾虚血瘀：主证：胫酸眩冒，脑鸣耳响，健忘失眠，行为迟缓，或呆不识人，舌黯边有瘀点，或舌下脉络迂曲，脉沉细或沉涩。治以益肾活血。偏阴虚，见舌红少苔，口干不喜饮，烦躁者，治以滋阴健脑，活血行瘀，杞菊地黄汤加丹参、山楂、川芎、桃仁、红花等；偏阳虚，见舌胖大而淡，口润不渴，小便清长者，治以助阳健脑，活血行瘀，肾气丸加鹿角胶、桑寄生、鹿衔草、胡桃肉、川芎、山楂、赤芍、丹参等。

治疗脑萎缩不可见肾虚之证而猛投补肾之药，一味大剂滋补，反生壅堵，使清窍益堵，瘀阻益重，适得其反。脑萎缩属慢性疑难病，治疗宜缓图治，否则欲速不达，地黄汤类、肾气丸等虽视平淡，乃经典补肾名方，补而不腻，辨证加减，用之得法，效果喜人，但宜久服效佳，正符合脑萎缩病久缠绵特性。

（2）阴虚风动血瘀：主证：眩晕肢麻，行走不稳，手足抽搐，或肢体震颤，舌红或黯红而口干，脉弦硬或弦细。治以滋阴熄风。用滋木清肝饮加天麻、僵蚕、钩藤、龟板、丹参、石决明等。

（3）气虚血瘀：主证：面色㿠白，懒言少气，手足痿软，或半身不遂，健忘，迟钝，舌淡胖或夹有瘀点，脉弱或沉。治以益气活血。用补阳还五汤加桂枝、路路通、丹参、三七、鸡血藤、人参等。

（4）颅脑水瘀：主证：头晕空痛，行为怪异，烦躁失眠，手足震颤或肿胀，筋惕肉瞤，口角流涎，鼻流浊涕，目胀或恶心，二便失控，脉弦滑或沉弦，舌质黯红或青紫、舌下有瘀点或瘀丝、脉络迂曲，或舌体胖大、边有齿印等。治宜活血化瘀、利水通窍。常用通窍活血汤加丹参、茅根、川牛膝、茯苓等。我们又研制了脑窍通口服液（麝香、丹参、茅根等药），本方具有通窍活血，利水通络，升清降浊，益肾健脑的功效，经实验研究认为，本方具有改善脑微循环，增加机体代谢的排泄量，促进病灶的吸收，对颅脑水瘀型脑病疗效可靠且服用方便。

上述诸证若见夹痰之症，均可视其情况分别加石菖蒲、天麻、天竺黄、胆南星、远志等。使用本方法先后辨证治疗脑萎缩48例，通过远期观察，疗效尚满意，有效率可达81.2%，关键在于坚持较长时间服药。

然临床上常见病理变化多为虚实挟杂，如精髓亏虚多挟痰瘀或瘀血。因此，常须"间者并行，甚者独行"予以施治，方可收效。

4. 病案两例供参考，抛砖引玉同钻研

（1）石某，男，58岁。以头晕头痛，智能下降，健忘，答非所问等症，于1993年3月14日初诊。患者平素自觉头顶不适，时有头痛眩晕，胸闷呕吐，腰膝酸软，体倦乏力，近一年来，偶尔有几次阵发性肢体麻木、一时性失语，不能站立等症状发作，曾在某医院作脑血流图和 CT 检查，提示为基底动脉梗死，脑供血不足，既往有高血压史 8 年，平时血压常在 150/95mmHg 左右，最高可达 170/105mmHg，体查一般情况可，体温36℃，呼吸 16 次/分，脉搏 88 次/分，血压 150/90mmHg，神志呆板，形体肥胖，语言欠流利，记忆力减退，计算力明显下降，定向不清，舌质黯红、舌苔稍黄腻，脉弦滑而数。诊为肝肾阴虚，精髓不足，水瘀阻窍。治宜滋肝肾，益精髓，化瘀利水。处方：熟地、生地各 15g，山萸肉 10g，鹿衔草 15g，鹿角胶 10g^{烊化}，路路通 12g，丹参 10g，川芎 10g，赤芍 10g，葛根 15g，三七 3g^{冲服}，水蛭 6g，川牛膝 30g，茅根 15g，麝香 0.1g^{冲服}。

此方服 6 剂后，自感神志较前清爽，头痛眩晕减轻，仍用上方加桑寄生 15g，尔后复诊几次，都守方稍事加减，上方调治 30 余剂，精神基本恢复，语言较流畅，问答基本切题，能分清方向，嘱其继服补精益髓化瘀之品，并平时注意情志，节饮食，适劳逸以善其后。

（2）刘某，男，65 岁，1998 年 6 月 18 日初诊。初觉眩晕，失眠，健忘，心情烦躁，后渐头痛眼胀，步态蹒跚，二便失禁，终至呆滞。经某院血流图检查：脑动脉硬化，脑血管弹性差，左侧脑动脉痉挛；颅脑 CT 提示：大脑皮层广泛性萎缩；眼底检查：视盘水肿，血管银丝样改变。曾口服脑复新，肌注胞二磷胆碱效果不佳，遂门诊求治。刻诊：舌黯淡苔白滑，舌下脉络青紫，脉沉弦而硬。以颅脑水瘀立诊，施以化瘀行水，通窍醒脑之法。方用新加脑窍通。药用：桃仁 10g，川芎 10g，赤芍 12g，丹参18g，益母草 30g，茯苓 15g，泽泻 12g，麝香 0.03g 等。前后稍事加减守方3 个月，症状大有改善，已能识人，并可忆起往事，又诊治 3 个月，并嘱其以鹿角胶 90g，枸杞 150g，菊花 60g，山楂 150g。炼蜜为丸，每服 6g，日 2 次。肌注胞二磷胆碱，病情基本控制。复查 CT：脑萎缩改善；脑血流图：动脉痉挛缓解。嘱其每年间断性服用上药 3 个月，随访 3 年，病情稳定，未见加重。

5. 辨证论治很重要，辨证施护亦配套

脑萎缩属难治性脑病之一，预后较差，轻者丧失工作、生活能力，重者致残呆。因此，在其康复问题上，医患双方应注意以下几个方面。脑萎缩除小儿窒息后脑损伤引起的取效较易，预后尚好外，其他脑萎缩均不易在短期内取效，医生要辨证准确，缓缓图效，不可急于求成。在治疗脑萎缩时，除要注意其肾虚、血瘀等方面外，更要注意夹杂病和诱发病的同期治疗。中风后伴发脑萎缩较多，有资料表示发病率在40%左右，笔者统计结果约在33%左右。一些中风后脑萎缩，忽视哪一方的配合治疗都不行，因此，要鼓励患者树立信心，积极配合，要参加积极有益的体力劳动和新鲜空气的吸入。在中医治疗方面，除用药外，必须配合针灸、穴位注射、按摩、药浴、香疗、气功等等。以便有助于脑细胞代谢和功能的恢复，有利于脑萎缩的治疗。

（四）小儿脑积水的中医辨治体会

小儿脑积水古称"解颅"，临床比较少见，治疗尚无特效疗法，属于疑难病之一，在几十年临床中曾遇30余例，用中医理法治疗甚效，现报告于下。

1. 颅脑水瘀，脑络壅塞是病机之关键

小儿为稚阴稚阳之体，肾气未盛，气血未充，脑髓不足。形成脑积水的原因包括先天因素和后天因素。若由于先天禀赋不足，肾气亏虚，气血衰少，致使气血运行无力造成肾虚血瘀于脑络，肾虚又可致水浊上犯，与脑络瘀血互结，压迫脑髓，阻塞脑窍而变生诸证。可称此病理变化为"颅脑水瘀证"。如《丹溪心法·腰痛附录》说："肾气一虚，凡……血涩、气滞、水积……而层出矣。"若因后天失养，卫外不固，外感时邪，热毒壅遏，上攻于脑，炼津为痰，日久瘀阻，《医林改错》说："血受热则煎熬成块。"致瘀血痰浊互结于脑络。另一方面，脑络瘀血瘀久则外渗化而为水，正如《金匮要略》所说"血不利则为水"之谓。瘀血化生痰水，瘀水痰浊交夹互结，压迫脑髓，阻塞脑窍，而成"颅脑水瘀证"。如唐容川《血证论》亦认为："须知痰水之壅，由瘀血使然，但去瘀血，则痰水自消。"因此，我们认为"解颅"属本虚标实证，肾虚为本，导致瘀血、痰浊、水饮互结于脑络，形成颅脑水瘀证为标。

脑为髓之海，诸髓皆属于脑，脑为元神之府，脑神司全身感觉运动及意识思维活动。头面诸窍，为脑之外窍。如王清任说："两耳通于脑，所听之声归于脑，……系如缀长于脑，所见之物归于脑，……鼻通于脑，所闻香臭归于脑，"说明头部五官七窍皆通于脑，由脑神所主，耳目口鼻的感官和运动离不开脑神。古人云："天有七星地七宝，人有七窍权归脑。"基于此，我们将头部七清窍，称之为"脑窍"。

脑为诸阳之会，十二经之阳会聚于头，五脏六腑之精气皆上注于头，故脑窍清灵聪明。人的视听言语、神志思维、运动功能正常。若瘀血、痰水壅塞脑络，重浊之邪阻遏清阳，压迫脑髓，阻塞脑窍，脑窍失养失用，则致脑积水患儿诸证丛生：头颅膨大畸形，青筋暴露，两目上视，视弱或失明，或聋哑、失语、语迟。智能低下。神情呆滞、四肢瘫痪，二便失禁等等。症状虽复杂，但皆因颅脑水瘀，脑络壅塞，脑窍不通所致，故"颅脑水瘀证"这一病理概括，能执简驭繁，更能为临床治疗寻找新的途径。

2. 化瘀利水，祛邪通窍是治疗的关键

解颅的治疗历代医家多从补肾入手。如《医宗金鉴》主要用内服扶元散、外敷封囟散治疗。依照古人经验，现在用健脾利湿或益气行水之剂，或外敷药物，或针灸亦能取得一定效果。但脑为清灵之窍，以清明通畅为贵，"解颅"辨证属肾虚颅脑水瘀证，肾虚为本，颅脑水瘀为标，瘀血痰水均为实邪，故治疗首当祛除颅脑水瘀之实邪，化瘀消痰利水是治疗的关键，待水瘀渐消，再辅以补肾益气之法。通窍活血汤是王清任为头面瘀血诸疾而设，临床疗效卓著，而此方对解颅脑络水瘀壅塞不完全相宜，故结合自己对病机的认识和实践经验，在原方中加入活血利水之品，全方基本组成如下：丹参、赤芍、川芎、桃仁、红花、当归、茯苓、川牛膝、白茅根、益母草、琥珀、麝香（冲服）、生姜、大枣、老葱水煎、黄酒送服。全方以活血化瘀，利水降浊，醒脑通窍为治则，且据证情，灵活化裁，一般茯苓、川牛膝用量宜重；瘀象明显者加三七冲服，或用丹参注射液2~4ml，肌内注射，每天1次；先天性解颅者加鹿角胶、桑寄生；温病后期，毒瘀交夹者加羚羊角（先煎）或用山羊角加倍量代替，抽搐者加钩藤、僵

蚕等祛风止痉；外伤者加苏木；治疗后期加杜仲、寄生、鹿角胶、黄芪等补益肾气之品等，用量根据患儿年龄而定。临床治疗数十例患儿，除个别病程较长，病情较重者而效不显著外，一般均能控制病情或基本治愈。

关于活血利水之品的运用，张老认为还有更深一步的意义。瘀血既化为水，则应从水治；而瘀血又为痰水之因，所以化瘀和利水是两个主要环节。如唐容川说："又有瘀血流注，发为肿胀者，乃血变成水证……，血即变成水，即从水治。""瘀血无处可留，迫之不去，故或化而走小便，或传而入大肠，花蕊石化血从小便而去，醋黄散下血从大便去。"瘀血痰水为实邪，则应使邪有出路，化其从小便而去，祛邪务尽，才能使脑络水瘀之邪消散，从而脑窍清灵，脑络通畅。水瘀一消则头颅骨缝渐合，五官功能渐能康复，瘀血一去，新血自生，气血上荣，则脑髓得养，脑神转常。如果单纯活血化瘀，而不利水祛邪，则致半途而废，远期疗效不显。唐容川亦认为如无化蕊石，可用桃仁、川牛膝、三七皆能令瘀血化水从小便而下，为祛瘀妙药。故在通窍活血汤基础上，加入川牛膝开通水道，又能活血通络，且可引血引水下行，用白茅根、益母草、琥珀均能化瘀利水降浊兼得，重用茯苓、琥珀能安神镇静，活血利水，"大枣姜葱散达升腾，使行血之品达于巅顶，彻于皮肤，而麝香一味，尤无所不到，以治巅顶……孔窍中瘀血，诚有可取。"（《血证论》）

3. 验案选介

陈某，男，1岁10个月。1987年7月13日初诊。代诉：头颅膨大，头皮肿亮，青筋暴露，未长头发1年余，右眼流泪，口角流涎，语迟，1岁4个月时才会说个别单字，患儿顺产，产后一直正常，从3个月时头颅逐渐增大，帽子1周得放大1次，1个月之内增大很明显，以后逐渐稳定。曾在西安某医院拍X线片，诊断为"脑积水"未予治疗。诊时患儿头大光亮，暴露，未长头发、神情呆滞，头围53cm，舌体紫黯略胖，指纹青紫，证属颅脑水瘀，脑络瘀阻。治法：活血利水，祛瘀通窍，用通窍活血利水汤：丹参、川芎、赤芍各5g，川牛膝、车前子各6g，白茅根10g，葱白2寸（6cm），生姜2片，大枣3枚，以上药共水煎，黄酒15g送服，麝香

0.1g 冲服，日1剂。丹参注射液4ml，肌内注射，每日1次，共10日。服药20余剂，右眼流泪、口角流涎减轻，说话较前清楚，头围52cm。又用原方加减服用20余剂。1988年2月18日三诊：患儿病情大减，头未再大，囟门原缝隙至额上，现已合至上星穴，头围48cm，走路平稳，可以自己跑玩，身高增长5cm，智力与同龄儿相同，但仍胆小，指纹淡，舌质舌苔正常，身上发痒，用初诊方去红花、生地，加寄生6g，泽泻、地肤子、白蒺藜各6g，另将原方药量稍加，5g者改为6g，3g者改为5g。服药15剂，患儿基本正常。1989年5月1日随访，患儿语言、表情、活动、饮食、二便均正常，唯囟门约有指甲大小未长合，脉沉，舌正常，身略痒，拟补益气血益肾利水之剂善后，培肾固本。

临证经验

一、肺系病证

（一）感冒

病案 1：气虚感冒，肺气不足证

患者张某，女，67 岁，农民，陕西咸阳人。

首诊时间：2011 年 6 月 7 日。

主诉：反复感冒 1 年余。

现病史：1 年前，患者无明显诱因出现咳嗽、流涕，在当地诊所以"感冒"诊治，服用药物（具体不详）后，症状稍缓解。此后每于寒冷或劳累后反复发作，时伴喘息。2 周前受凉后，再次出现咳嗽、流涕、喘息，服用药物后（具体不详），症状改善不著。为进一步诊治遂来就诊，现症：咳嗽、流涕、喘息，痰白易咯出，自觉咽痛。易出汗，动则少量汗出。纳食一般，睡眠可，二便正常。舌少苔薄白，脉细数。查体：血压：120/80mmHg，神志清，精神差，心肺腹查体未见明显异常。

中医诊断：感冒。

西医诊断：感冒。

辨证：肺气不足证。

治法：补肺益气，化痰止咳。

[方药]（1）桑菊饮、三子养亲汤加减。

菊花 10g	桔梗 10g	连翘 10g	杏仁 10g
生草 3g	苏子 10g	白芥子 10g	莱菔子 10g

鱼腥草 10g　　茯苓 10g　　天冬 10g　　橘红 10g

蛤蚧 1 对　　杷叶 10g　　黄芩 10g

予6剂。每日一剂，清水煎服，分早晚两次温服。

（2）川贝滴丸，3小盒，每日三次，一次6粒含化。

结果：患者诉服用上方后咳嗽、流涕、喘息均明显缓解，此后20余日内未再感冒。唯觉咽部有少量痰，纳可眠佳，二便调。查体（－），舌红少苔，舌后部无苔，脉细数。予上方基础上去菊花、桔梗，加桑白皮 6g，浙贝母 5g。予 30 剂以善后。

按语 体虚感冒者多见于老人、小儿，因正气不足，外邪易侵。该患者年近古稀。气虚卫外不固，外邪易于袭表，故常年反复感冒。肺气不足，则邪犯娇脏，使其清肃之令失常而肺气不降故而咳嗽、喘息。气虚固摄无力，则津液外泄而为汗。舌脉亦符合气阴不足之证。故用桑菊饮合三子养亲汤加减。方中菊花、连翘疏散风热，清热解毒；桔梗、杏仁一升一降，恢复肺对气的升降功能，桔梗既升又降，以升为主，功擅宣通肺气，升清降浊，清源利水，疏通肠胃；杏仁辛散苦降，以降为主，长于宣通肺气，润燥下气，滑肠通便；"肺与大肠相表里"，感冒患者多伴有腑气不通，便秘会使病毒长时间滞留肠胃，使感冒反复发作并加重，故二药既可宣肺又可疏通肠胃；二药伍用，一升一降，升降调和，清上安下。咽痛、咳痰、脉数，提示有肺热，故可用鱼腥草、黄芩清肺热解毒邪。三子养亲汤降气消食、温化痰饮，由紫苏子、白芥子、莱菔子组成。用于老年人中虚喘嗽，痰壅气滞之证。该患者年老中气虚弱，运化不健，水谷精微不能布散，聚而为痰，痰壅气逆，肺失肃降，则发咳嗽咯痰，喘息气逆，以白芥子温肺利气，豁痰通络；紫苏子降气消痰，兼具行气和胃之功；莱菔子消食除胀，降气化痰，使气行则痰行。"三子"系均行气消痰之品，根据"以消为补"的原则，合而为用，各逞其长，可使痰消气顺，喘嗽自平。橘红化痰利气，茯苓健脾渗湿，天冬养阴清热，润肺滋肾。张老认为年老体衰者反复感冒必伤肺阴，故用天冬补肺益肾，枇杷润肺止咳而化痰，蛤蚧纳气平喘益精血，连翘清解热毒，生甘草补脾益气，兼有清热解毒和祛痰止咳之功，又以其缓急止痛，调和诸药。全方一清解，一补虚，标本兼治。

病案2：体虚感冒，阴阳俱损证

患者牛某，男，43岁，干部，陕西咸阳人。

首诊时间：1994年10月12日。

主诉：间断流清涕，打喷嚏19年，加重伴心慌气短4天。

现病史：患者于1969年入西藏工作，6年后一次感冒中，流清涕打喷嚏不断，眼泪汪汪，痛苦不堪，甚至影响工作。以过敏性鼻炎治疗后症状消失。近19年来，诸症频繁出现，无明显季节性，每服"感冒通"后症状消失，然2~3天后复发如故。曾从脾虚、气虚论治，服药无数而效微，伴口舌生疮，大便干结。近4年来又有怕冷，盗汗，4日前感心慌气短，头晕手麻。查体：T：35.8℃，P：88次/min，R：20次/min，BP：105/75mmHg。精神不佳，面色萎黄。咽部充血，双侧扁桃腺Ⅱ度肿大。心肺肝肾未见异常。舌淡苔薄黄，脉沉，右寸关重按无力，左迟沉弱。各项理化检查均正常。

诊断：体虚感冒。

西医诊断：感冒。

辨证：阴阳俱损证。

治法：标本同治，平和阴阳。

[**方药**] 麻黄附子细辛汤合加减葳蕤汤加减。

麻绒6g	熟附子10g^{先煎}	生葳蕤12g	桔梗10g
白薇15g	薄荷5g	炙甘草10g	细辛3g
葛根10g	大枣2枚		

予7剂。每日一剂，水煎400ml，早晚分服。

结果：二诊时精神好转，面现红润之色，上症基本缓解。舌淡苔薄白，脉沉细略数。外邪已解，正气尚虚，治宜调和脾胃，培补正气，益肾固本。拟补中益气汤加味治之。

炙黄芪40g	党参12g	白术12g	当归12g
陈皮8g	升麻6g	柴胡6g	狗脊12g
细辛3g	葛根10g	炙甘草6g	

7剂，水煎400ml，早晚分服。

按语 感冒为常见病证，一般经正确的辨证施治，可获痊愈。而此例感冒长达 19 年而不愈，实为少见。临床抓住病程长，感冒不发热而以流清涕、打喷嚏为主，咳嗽吐痰亦不明显，患病无季节性，全身症状不显，发冷以背部为甚。舌淡苔薄白，脉沉迟弱等特点，诊为阳虚感冒当可，然阳衰日久，损及阴津，阴虚则见盗汗、便干、口舌生疮等症。故选用麻黄附子细辛汤扶阳解表；加减葳蕤汤滋阴解表，二者合用，意在平和阴阳，宣肺解表。方中麻绒、细辛、葛根散发阴寒，使痼冷得以外出；狗脊温肾暖督，助真阳以鼓气血。张老用麻黄绒的道理是平喘而不发汗。二诊再以补中益气汤调理脾胃以固本夹正，即可痊愈。此案属感冒奇症，治法并无新鲜之处，治之收效，在于辨证用药切中病机。

（二）哮证

病案： 哮证（支气管哮喘）胸阳不振，肺气不利证

患者杜某，男，60 岁，农民，陕西泾阳人。

首诊时间：2013 年 4 月 8 日。

主诉：反复胸闷、气促、喉中哮鸣 20 年，频繁感冒半年。

现病史：患者 20 年前每于感冒后诱发反复胸闷、气促，喉中哮鸣音。曾于外院求治，诊断为"支气管哮喘"。治疗后症状缓解如常人。近半年患者频繁感冒，约每月发作 1 次，遂来求治。现症见怕冷，易感冒，感冒后则胸闷、气促、喉中哮鸣音。暂无咳嗽咯痰，纳尚可，消化不佳，腰酸困，夜眠可，夜尿 2 次，尿色清，大便正常，舌偏红、裂纹，苔白厚稍腻，脉滑数、略浮，尺脉沉。血压正常，易生气。

既往史：否认。

个人史：已戒烟，无饮酒。

中医诊断：喘证。

西医诊断：支气管哮喘。

辨证：胸阳不振，肺气不利。

[方药] 三子养亲汤合瓜蒌薤白半夏汤加减。

苏子 10g	莱菔子 10g	白芥子 10g	瓜蒌 15g
薤白 10g	姜半夏 12g	浙贝 10g	桔梗 10g

葛根10g　　　橘红10g　　　　郁金12g　　　　丹参15g

生甘草6g

予15剂。每日一剂，清水煎取400ml，早晚分服。

注意：畅情志，防劳累，清淡饮食，如有不适则及时就医。

服药15剂后，电话诉其服药后胸闷、气促、喉中哮鸣音消除，已经恢复正常生活劳动。

按语　张老认为哮病除传统的伏痰之外，亦应重视胸中阳气的盛衰，胸中阳气是疾病向愈的根本，故在治疗中强调在祛痰利气基础上加入宽胸理气、振奋胸阳的方药，常用瓜蒌薤白半夏汤。本例患者患哮病20年，本次急性发作，辨证为胸阳不振，肺气不利，以三子养亲汤化痰降气，瓜蒌薤白半夏汤振奋胸阳，患者久病兼瘀，故加入丹参、郁金活血化瘀。全方切合病机，用药精当，而收全效。

（三）喘证

病案：喘证（风心病）心气不足，水瘀互结证

患者常某，女，46岁，干部，陕西咸阳人。

首诊时间：2009年12月24日。

主诉：气喘1个月余。

现病史：患者诉无明显诱因出现气喘、咳嗽、咳痰，但痰量少，胸闷气短，活动后加重。后背疼痛，颜面及双下肢浮肿。身困无力，二便正常；食纳可，偶有胃脘胀满不舒，月经正常，夜休可。X线检查示：支气管炎；B超示：风心病，二尖瓣轻度狭窄，二尖瓣少量反流，主动脉瓣轻度狭窄、少量反流。心电图正常。舌暗红，苔薄黄，脉沉细。

中医诊断：喘证。

西医诊断：风湿性心脏病。

辨证：心气不足，水瘀互结。

治法：补益心气，利水化瘀。

[**方药**]（1）葶苈大枣泻肺汤、丹参饮、瓜蒌薤白汤加减

丹参15g　　　檀香6g　　　　砂仁6g　　　　瓜蒌15g

姜半夏10g　　薤白10g　　　　桂枝6g　　　　黄芪20g

炒枣仁 10g	浙贝母 10g	制首乌 30g	当归 12g
白术 12g	山药 15g	狗脊 12g	三七粉 3g^{冲服}
通草 6g	葶苈子 12g	大枣 5 枚	白茅根 15g

予 15 剂。每日一剂，清水煎取 400ml，早晚分服。

（2）丹参滴丸，5 小盒，按说明服。

注意：畅情志，慎起居，勿劳累，清淡饮食，如有不适，就近治疗，建议住院治疗。

结果：二诊时患者气喘、咳嗽、咳痰症状缓解，患者自诉晨起双眼睑、双手肿胀，午后渐缓解；全身乏困午后明显。食纳尚可，易胃胀不适，夜间眠佳，大小便正常。舌质淡暗，边有齿痕，脉沉细无力。上方去通草、葶苈子、大枣、白茅根、三七，加白术 12g，山药 15g，20 付，用法、注意事项同前。

三诊时上述症状未明显改善，劳累后双眼睑、手足肿胀明显；午后眼睑肿胀有所改善，双下肢肿胀加重；时有头晕不适，全身疲乏明显；食纳、夜休可，二便正常。血压 110/70mmHg。舌质淡红，苔薄白。脉沉细无力，尤以尺部明显。上方去薤白，加天麻 12g，15 付，用法、注意事项同前。

四诊时气喘、干咳、气短，以上证以夜间为甚，重则不能平卧。纳呆，夜休较差，二便可。舌淡红、苔白，脉沉细紧。去首乌，加薤白 10g，鱼腥草 15g，黄芩 10g，苏子 10g，15 付，用法、注意事项同前。

五诊时咳嗽减轻，仍有心悸，动则喘息。舌淡红，苔薄黄，脉细弦略数。上方去狗脊、当归，加远志 10g，白芥子 10g，茯苓 10g，15 付，用法、注意事项同前。

六诊时患者诉近 1 周咳嗽加重，稍有喘息、气短、心悸、大便干。舌暗红苔黑染，脉沉细。面部斑点明显。上方去砂仁、薤白，加丹参 15g，茯神 12g，15 付，用法、注意事项同前。

按语 风心病初起，以外感风寒、湿热之邪而致病，邪气久羁，内舍于心、而成为心痹。而本例患者的临床表现，属于中医"喘证"的范畴，主要病机：①外邪致病，风、寒、湿、热之邪是引起本病的外在因素。②

体虚感邪，患者先天不足或病后体质虚弱，气血不足，卫外不固，易于感受外邪。③邪客于脉日久，或脉痹不已复感于邪，内舍于心，则心悸、胸闷。胸痹甚者，喘息不得卧，是西医风湿性心脏病的主要表现。

张老认为风心病病机与心气不足、水瘀互结有关，治疗采用补益心气，利水化瘀为法。方选葶苈大枣泻肺汤以宣肺利水，瓜蒌薤白汤以宽胸化痰，丹参饮以活血通络，全方宣肺、利水、化痰、通络。二诊加用白术、山药健脾，狗脊补肾强脊。三诊到六诊根据患者痰较多，给予鱼腥草、黄芩、苏子、白芥子等以清热化痰。

（四）肺痨

病案：肺痨（肺结核）气阴两虚，兼有瘀滞证

患者张某，女，29 岁，农民。

首诊时间：1965 年 1 月 2 日。

主诉：咳痰咳血、乏力盗汗 1 年，加重伴胸痛 1 周。

现病史：患者 1964 年 9 月曾患秋瘟时疫（钩端螺旋体病），经中西医抢救治愈后，身体一直不能恢复。初觉头昏、咳嗽、盗汗、时有寒热，食欲不佳。当初以为大病后气血双虚，故只作一般药物及饮食调理。后病情日益加重。除上述症状外，且时作胸痛，痰中偶带血丝，困倦无力，骨蒸，月经不调，血色黯红有紫黑色小块。经透视诊为右上肺湿润型肺结核。诊见：面白颧赤，口干咽燥，唇、舌红，脉细数。

中医诊断：肺痨。

西医诊断：肺结核。

辨证：气阴两虚，兼有瘀滞。

治法：养阴除蒸，润肺化痰，活血化瘀。

[方药] 百合固金汤加减。

百合 12g	黄芩 10g	沙参 12g	瓜蒌 15g
当归 10g	生地 10g	麦冬 12g	丹皮 10g
百部 12g	丹参 30g	鳖甲 15g先煎	焦山楂 15g
茜草炭 10g	川贝母 10g冲服	胡黄连 10g	

予 15 剂。每日一剂，清水煎取 400ml，早晚分服。

注意：畅情志，防劳累，清淡饮食，如有不适则及时就医。

结果：以此方为基础，稍有加减，先后共服百余付。在此期间，尚服异烟肼，因对链霉素过敏而间断口服对氨柳酸钠片。病情基本稳定，咳血停止，诸症均减。嘱患者加强饮食营养，并以滋养肺阴，兼顾脾胃，除痨和血之品作成丸药，以巩固疗效。以后逐渐好转，症状消失，病灶钙化而痊愈，至今良好，再未复发。

按语 肺结核中医称"肺痨"，乃因气阴不足，邪乘虚入，传染为痨。故有"痨证有虫，患者相继"之说。《古今医统》说："凡此诸虫，着于怯弱之人，日久成痨瘵之证。"临床上它以咳嗽、骨蒸、盗汗、疲倦、食少、消瘦，其则咯血等为主证。其辨证多从肺阴亏损，气阴两虚，肺脾气虚等方面考虑，治则也就从养阴润肺，益气健脾等方面着手。但考虑本例患者，乃系热病日久，灼伤阴津，病久入络，故而有瘀滞之象，除用滋阴润肺兼有养血之百合固金汤加减外，并重点加用如丹参、丹皮、茜草、焦楂、胡黄连等活血化瘀、清热凉血之品，以使热清、瘀行、阴复而愈。

（五）肺痿

病案： 肺痿（肺不张）肺阴亏损，瘀痰阻络证

王某，女，30 岁，工人。

首诊时间：1978 年 11 月 2 日。

主诉：咳吐涎沫、消瘦 1 年，加重伴胸闷气短 1 个月。

现病史：因患肺部感染，后渐觉胸闷，气短，咳嗽，憋气，经某医院拍片确诊为左下肺不张，劝其手术治疗，患者及家属不同意，而求治于中医。诊见手足心发热，腰疼腿酸，饮食减退。四肢无力，月经不调，经色发暗，挟有瘀块。观其面黄肌瘦，两颧独红，精神萎靡。舌红黯，舌底舌边有散在瘀点。脉沉细略数。

中医诊断：肺痿。

西医诊断：左下肺不张。

辨证：肺阴亏损，瘀痰阻络。

治法：滋补肺阴，宽胸化痰，活血祛瘀。

[方药]（1）自拟润肺化瘀汤加减。

百合 12g	百部 10g	桔梗 10g	炙杷叶 10g
瓜蒌 15g	薤白 10g	桃仁 10g	红花 10g
赤芍 10g	丹参 15g	郁金 10g	川贝母 10g^{冲服}

予7剂。每日一剂，清水煎取400ml，早晚分服。

（2）丹参注射液，每日2次。每次2毫升肌内注射。

注意：畅情志，防劳累，清淡饮食，如有不适则及时就医。

结果：上方初服有效，遂稍又加减，坚持服用50余付，肌内注射丹参注射液60余支，诸症消除，胸片复查未见异常。

按语 《金匮要略》云："肺痿之病，重亡津液故得之。"《临证指南医案》邹时乘按："肺热干痿，则清肃之令不行，水精四布失度，脾气虽散，津液上归于肺，而肺不但不能自滋其干，亦不能内洒陈于六腑，外输精于皮毛也，其津液留贮胸，中得热煎熬，变为涎沫，侵肺作咳，唾之不已。"可见，肺痿多由燥热熏灼、津炼为痰所致。但此例除上而外，瘀血征象显然。病机是由津伤痰凝，久病入络，肺络瘀滞，痹郁不宣而成。证属肺阴亏损，瘀痰阻络证。治以滋补肺阴，宽胸化痰，活血祛瘀之法。故处方以百合、百部、川贝、瓜蒌、薤白润肺开胸化痰；桃仁、红花、丹参、赤芍活血化瘀通络。另用郁金、桔梗清宣痹郁，以使肺热清，肺津滋，痰浊化，瘀血祛，肺痹开，宣降有序，故病告愈。

二、心系病症

（一）心悸

病案：心悸（严重心律失常）心气不足，水瘀相结证

患者刘某，男，88岁，退休，西安市人。

首诊时间：2012年6月21日。

主诉：反复心悸、气短7年，加重伴下肢水肿3天。

现病史：患者2005年出现气短、心慌、心悸，曾于外院以"心房纤维颤动"治疗，好转出院，后间断服药治疗（具体用药不详）。7年来反复出现心悸、胸闷、心慌、气短，伴见食欲减退，夜休欠佳，手足冰凉，大便稀溏，多次住院治疗，上述症状时轻时重。近1年来体重下降10千克

有余，形体消瘦，现体重 51 千克。近 3 天来上述症状加重，伴见下肢水肿，为进一步治疗，遂来寻诊。现症见：心悸、胸闷、心慌、气短，手足冰凉，形体消瘦，下肢水肿，大便稀溏，纳谷不香，夜休欠佳，大便溏薄，舌质暗淡，苔黄厚腻。脉沉弦细。

既往史：有高血压病史 30 余年，最高达 180/100mmHg，间断服药治疗（具体用药不详），血压控制不理想；2005 年至今反复发作房颤，2007 年曾行心脏起搏器植入术，2009 年曾行心脏支架植入术。

中医诊断：心悸。

西医诊断：心房颤动，冠心病，起搏器和支架植入术后。

辨证：心肾亏虚，水瘀相结。

治法：温阳化气，逐瘀利水。

[**方药**] 苓桂术甘汤合瓜蒌薤白半夏汤加减。

西洋参 5g	丹参 15g	瓜蒌 15g	薤白 12g
桂枝 6g	姜半夏 10g	川芎 10g	白术 12g
黄连 6g	茯苓 15g	炙甘草 10g	当归 12g
泽泻 10g	焦三仙^各 15g	生杜仲 12g	炒枣仁 10g
巴戟天 10g			

予 15 剂。每日一剂，清水煎取 400ml，早晚分服。

注意：畅情志，慎饮食，适劳逸，如有不适及时就医。

结果：二诊时患者诸证减轻，心慌、气短，头重脚轻、头晕，食欲欠佳，手足冰凉，口干，大便稀软，每天 2 次。前列腺增生，排尿不畅，尿急、色黄，无肉眼血尿，利尿药副作用明显。舌暗红，舌络脉有瘀血，苔厚腻微黄，脉沉细弦。上方去杜仲、黄连，加山药 15g，鸡内金 10g，天麻 12g，20 付，用法、注意事项同前。

三诊时患者诉服药期间上症明显减轻，但停药后现再发心悸气短，上一层楼需休息 4 次，头晕、头重脚轻，纳差，进食后返流，进食则饱胀感明显；大便每天 3 次，质稀烂，夜尿频急。小便略黄，怕冷，四肢欠温，喜眠，无口苦，夜间口干，喜热饮，量多。舌暗红有瘀点，中后部苔腻微黄，脉弦虚，左脉细，尺脉沉。血压 100/60mmHg。脾气急，易发怒。上方去泽泻，加益智仁10g，山萸肉10g。30付，用法、注意事项同前。

按语 患者耄耋之年，肾精亏虚，心气不足，推动无力，心脉失养，则见心悸、胸闷、心慌、气短，病程迁延，心阳亏虚，推动乏力，气虚血瘀，经络瘀滞，则致舌质暗淡，苔根黄腻，脉沉弦细。《金匮要略·痰饮咳嗽病脉证并治》云："心下有痰饮，胸胁支满，目眩，苓桂术甘汤主之。"又"夫短气有微饮，当从小便去之，苓桂术甘汤主之"。据患者腿肿，下午为甚，上午为阳，下午为阴，故辨为阳气亏虚，苓桂术甘汤温助心阳，利水消肿。《金匮要略·胸痹心痛短气病脉证治》篇"胸痹不得卧，心痛彻背者，瓜蒌薤白半夏汤主之。"与患者临床表现吻合，病机为痰饮痹阻心脉，用之合拍。患者四肢冰凉，遂加补肾温阳之巴戟天；生杜仲除具补肝肾、强腰膝之功，现代药理研究表明尚有降血压之效，用之甚切病机；川芎行气养血活血，酌加健脾益胃之药以利药物运化输布全身。

2. 胸痹

病案1：胸痹（冠状动脉粥样硬化）胸阳不振，血行不畅证

患者代某，男，41岁，公务员，陕西长武人。

首诊时间：2013年2月25日。

主诉：间断胸闷、气短3年。

现病史：患者3年前劳累后出现胸闷，气短，偶发疼痛，持续时间长短不一，长则十余分钟，短则数分钟，发作后自感乏力，情绪激动。曾行冠脉造影示"冠状动脉粥样硬化"。2011年3月11日动态心电图示：阵发性ST、T缺血改变。多处求治不效，遂来门诊就医。现症见：胸闷气短，时发胸痛，食纳尚可，夜休欠佳，大便干结，小便尚可，舌质淡胖，边有齿痕，舌苔白滑，舌下细小瘀丝，脉沉细。

既往史：体质尚可，长期情绪紧张，操劳过度，性情急躁。

中医诊断：胸痹。

西医诊断：冠状动脉粥样硬化。

辨证：胸阳不振，血行不畅。

治法：宽胸理气，活血化瘀。

[**方药**] 自拟宽胸通痹汤加减。

| 丹参15g | 檀香6g | 砂仁6g^{后下} | 瓜蒌15g |

丹参15g　　檀香6g　　砂仁6g^{后下}　　瓜蒌15g

薤白10g　　姜半夏10g　三七粉3g^{冲服}　　天麻12g^{先煎}

生甘草6g　　草决明30g　川芎10g　　　葛根12g

予15剂。每日一剂,清水煎取400ml,早晚分服。

注意:畅情志,勿过劳,食易消化饮食,如有不适则时就近医治或住院治疗。

结果:二诊时患者诉服药后胸前憋闷不适减轻,偶有心慌不适。心电图检查示:心电轴不偏,无缺血改变。夜休改善,大便不干。偶有心前区疼痛,持续约1~2分钟缓解,余无不适。神经性皮炎亦减轻。舌淡胖,边有齿痕,苔白,舌下有细小瘀丝,脉细。方药:上方去葛根、薤白,加苦参10g,元参10g,天冬10g,炒枣仁15g。30付,用法、注意事项同前。

[**按语**] 张老指出,胸痹患者病程较长,迁延不愈,此证患者常伴有情志不畅。情志不遂,则肝气郁滞,气机不畅,气血津液输布失司,水湿内停,瘀血停着,痰瘀互结,则成气滞血瘀痰阻之证。基于此,张老临证常用自拟宽胸通痹汤加减,方中瓜蒌、薤白宽胸利气,化痰散结,以驱痰浊之闭阻;檀香、丹参、三七、川芎、鹿衔草活血行气,祛瘀止痛,以通心脉之痹阻,另三七粉可化瘀生新,消肿定痛,是张老治疗心脑血管病有瘀血证者的常用活血化瘀药之一,并辅以川芎行气化瘀止痛。炒枣仁、麦冬养心之阴血;桂枝助心阳之布展并可通脉,使瘀散脉通,胸痹可解。此方药性平和,具活血而不伤血的特点。

病案2: 胸痹(冠心病)胸阳不振,血行不畅证

患者李某,男,37岁,干部,陕西泾阳人。

首诊时间:2011年11月21日。

主诉:反复心悸、心慌、胸痛1年。

现病史:患者于2010年12月2日洗澡时突然出现胸痛、胸闷,部位为胸骨中下段,呈针扎样疼痛,持续约1小时,休息后症状难以缓解,并伴有汗出、气短,无头晕、头痛,无恶心呕吐等症,于西安某附属医院住

院治疗。行心电图检查示：急性前间壁心肌梗死，偶发室早。植入3枚支架。好转出院。之后反复出现心悸、心慌、胸痛，发无定时，多由劳累、情绪激动诱发，为进一步治疗，遂来就诊。现症见：心悸、心慌、胸痛，纳可眠佳，二便尚调，舌质暗淡，舌尖色红，舌底脉络迂曲，脉沉细弦。

既往史：高血压病6年，血压最高至150/100mmHg，间断服药控制，血压控制不理想。

个人史：吸烟10余年，每天20支，嗜酒。

中医诊断：胸痹。

西医诊断：冠状动脉粥样硬化性心脏病，陈旧性心肌梗死，心功能2级，支架植入术后；心率失常，偶发室早；高血压2级（高危组）。

辨证：胸阳不振，血行不畅。

治法：宽胸理气，畅通血行。

[**方药**] 瓜蒌薤白汤合丹参饮加减。

瓜蒌15g	薤白10g	姜半夏10g	厚朴10g
丹参15g	檀香6g	砂仁6g	枳壳10g
三七粉3g^{冲服}	白芍15g	红花6g	川牛膝30g
地龙10g	桃仁10g	生龙牡各30g^{先煎}	磁石30g^{先煎}

予20剂。每日一剂，清水煎取400ml，早晚分服。

注意：勿食生冷油腻、辛辣之品，如有不适就近诊治。

结果：服药20剂后二诊，患者自觉服上药后症状减轻，胸痹发作次数减少，疼痛减轻，现偶有阵发性刺痛，偶有背部（脊柱正中处）刺痛感。1周前停用西药倍他乐克后出现心慌两次。心电图检查无异常，近来血压127/84mmHg左右。于上方去生牡蛎，加川芎10g，20剂，用法、注意事项同前。

三时诊诉服上药后症状明显减轻，但受凉后偶会出现胸部及后背疼痛，余无异常。近来血压135/85mmHg。诉服倍他乐克仍易出现口腔黏膜溃疡。舌脉同前。将上方中枳壳易为佛手10g，30剂，用法、注意事项同前。2012年5月电话随访，诸症消失，血压正常。

按语 患者为青中年男性，平素工作劳累、压力较大，脾气急躁，故暗耗肝血，心血不足，血行迟滞成瘀，阻滞心脉，则发为"胸痛"，舌红为肝阴不足、虚火内生之象；舌体暗、舌下脉络迂曲为瘀血阻滞之象；脉沉细弦为肝肾亏虚、肝血不足、气滞血瘀之象。故汤药以丹参饮、三七、红花、桃仁、地龙等大批活血破血之药以活血通脉止痛；用枳壳、厚朴梳理气机，用白芍养血柔肝，用磁石、川牛膝、生龙牡补肾平肝，并以瓜蒌薤白半夏汤以宽胸散结、重振胸阳。全方共奏活血通脉、平肝潜阳散结之效。服药后患者胸痛次数、程度明显减轻，提示治疗有效，切中病情，此后以该方为基础，结合患者具体情况微调方药，最终患者病症达到近期治愈之效。

三、脑系病症

（一）癫狂

病案 1：狂证（心因性失忆症）痰热扰神证

患者徐某，男，33 岁，干部，陕西咸阳人。

首诊时间：2010 年 5 月 13 日。

主诉：大哭、大笑伴部分记忆丧失 4 天。

现病史：患者 4 天前因琐事同家人争吵时突然出现双上肢抽搐，持续约 5 秒自行缓解，后出现大哭、易怒、大笑等精神症状，对之前的事无记忆，急送至当地医院查头颅 CT、脑电图均未见异常，遂就诊于西安某附院，诊断为"心因性失忆症"，发病以来纳谷不香，夜休欠佳，大便干结，小便色黄。

既往史：患者 10 年前行阑尾切除术，1 年前曾患胰腺炎。

中医诊断：狂症。

西医诊断：心因性失忆症。

辨证：痰热扰神。

治法：清热化痰，开窍醒神。

[方药] 礞石滚痰汤加减。

礞石 15g 先煎	天麻 12g 先煎	大黄 5g	黄芩 10g
沉香 5g	郁金 12g	石菖蒲 10g 后下	合欢花 15g

胆南星 10g   贝母 10g   川芎 10g   益智仁 10g

白芍 12g

予6剂。每日一剂，清水煎取400ml，早晚分服。

注意：避免精神刺激，清淡饮食。

结果：二诊（2010年5月20日）患者服用上方后，大哭大笑症状消失，记忆部分恢复，自觉头晕，枕部疼痛，闷痛间断发作，纳食可，可入睡，大便干。舌红，苔白，脉细涩，予前方基础上去黄芩，加五味子15g，予15剂善后，用法、注意事项同前。

按语 狂证主要原因在于痰热扰神、神明失用。《素问·至真要大论》曰："诸躁狂越，皆属于火"，首先提出"火邪致狂"学说，开创后世从热论治狂证之先河。《素问·宣明五气论》曰："邪入于阳则狂，搏阴则癫疾"，指出狂证之发病与邪有关。《难经·二十难》提出"重阳者狂"的观点，即后世所谓"阳盛则狂"。刘河间在《河间六书·狂越》曰："心火旺，肾水衰，乃矢志而狂越。"均表明狂证与痰火扰神密切相关。本例患者吵架后出现大哭、易怒、大笑等精神症状，继而出现部分记忆力丧失，查头颅CT无异常，属狂证范畴，舌质红、大便干、小便黄乃热证表现，辨证为痰热扰神，用礞石滚痰汤加减。方中礞石秉金石之质，剽悍之性，下气逐痰，平肝镇惊，能攻逐陈积伏匿之顽痰老痰，用为君药。黄芩苦寒，清上焦之火热；大黄苦寒，荡涤实积，以开下行之道路。两药同用，清上导下，以除痰热之源，共为臣药；又以沉香降气，调达气机，气降而火消；再佐以郁金、合欢皮以疏肝解郁。胆南星、贝母以清热化痰。石菖蒲化痰开窍以为使。诸药合用，逐痰积、除火热、开脑窍，共奏清热化痰，醒脑开窍之效。

张老认为狂证病位在脑，与肝胆郁热、痰热扰神有关，治疗应清热化痰、清脑开窍。选用礞石滚痰汤加减，加郁金、合欢皮以疏肝解郁；胆南星、贝母以清热化痰；石菖蒲化痰开窍。

病案2：狂证（焦虑状态）肝郁气滞，痰瘀交夹证

马某，男，40岁，农民。

首诊时间：1973 年 8 月 5 日。

主诉：胡言乱语、坐卧不宁 1 周。

现病史：患者素性急躁，刚直。1 周前与他人争吵动怒后觉头昏、脑胀，头木发麻，语言不利，之后神志间有不清，胡言乱语，坐卧不宁。用镇静剂后稍安，但药效过后诸症依然。诊时：面色黯红，目赤睛呆，语无伦次，狂乱不安，大便干结，小便黄赤。脉弦数，舌红赤，舌下散见瘀点。

中医诊断：狂证。

西医诊断：焦虑状态。

辨证：肝郁气滞，痰瘀交夹。

治法：疏肝解郁，涤痰化瘀。

[**方药**] 自拟化瘀涤痰汤加减。

丹参 30g	郁金 12g	桃仁 10g	赤芍 12g
黄芩 10g	礞石 15g	川贝 10g^{冲服}	青皮 10g
沉香 6g	芒硝 10g^{冲服}	大黄 15g	

予 3 剂。每日一剂，清水煎取 400ml，早晚分服。

结果：上药 3 剂后大便已通，神情较前安静。原方继服 3 剂，诸证锐减。遂改为理气化痰，安神养心之剂以善后，配合思想开导，心理暗示而收全功。至今生活工作如同常人，未曾复发。

按语 《证治要诀》云："癫狂由七情所郁。"《医家四要》曰："狂之为病，多因痰火结聚而得。"此证除以上两因外，舌红有瘀点，热痰内阻之证显然。分析此案，患者素体阳气偏亢，复因情志相激，怒则气上，血随气逆，升而不降，聚而为瘀。气郁化火，炼津为痰，痰火、瘀血交结不解，阻于心脑，狂症乃作。处方以舒肝解郁，清火涤痰，活血化瘀为治，辅以精神心理疏导。法顺病势，药投病机，故当痊愈。

（二）痫症

病案：痫症（癫痫），痰气交夹证

患者李某，男，11 岁，学生，陕西咸阳人。

首诊时间：2011 年 9 月 7 日。

主诉：头痛1年余，突发语言错乱，伴肢体抽搐1天。

现病史：患者头痛1年10个月，晚上突发左胸部疼痛，并伴有语言错乱肢体抽搐。诊为：癫痫。患者平素脾气急躁，大便干。血压90/55mmHg。舌暗红，脉沉细略弦。

既往史：有头痛病史1年10月。

中医诊断：痫病。（西医诊断：癫痫）。

辨证：痰气交夹。

治法：理气化痰。

[**方药**] 瓜蒌薤白汤、丹参饮、祛癫汤加减。

川贝母5g^{冲服}	菖蒲6g	郁金10g	瓜蒌10g
薤白10g	姜半夏10g	丹参12g	檀香5g
砂仁5g^{后下}	全蝎3g	僵蚕6g	生草6g
大黄5g	茯神6g	天麻10g	川芎6g

予30剂。每日一剂，清水煎取300ml，早晚分服。

注意：勿精神刺激，勿食生冷辛辣油腻之品，不适就近诊治。

结果：二诊时患者诉服药后头痛消失，胸痛明显减少，无言语错乱。咽部有痰，入睡困难，舌暗胖大，苔滑，脉沉略弦。上方加白芍10g，三七1.0g（冲），30付，用法、注意事项同前。

三诊时，服上药后症状好转，现症见腹部痛，脐周明显，舌脉同前。上方去菖蒲、全蝎，加延胡索10g，30付，用法、注意事项同前。

四诊时，服上药1月余诸症未再发作，但停药3天后又出现肚脐处疼痛，小便自遗三次，自觉腹部发凉，大便正常，余未见不适。上方加焦三仙各10g。予30剂，用法、注意事项同前。

五诊时，服上药后症状明显改善，现偶觉饮水过多后脐部轻微疼痛，余无不适。脉沉细，舌暗苔薄白。上方去大黄，加槟榔6g，鸡内金6g，予30剂，用法、注意事项同前。

六诊时，患者近来上述症状再次发作，每晚腹痛，脐部较甚。无小便自遗，精神差。脑电图检查诊为癫痫型腹痛。舌淡，舌尖红，苔薄白。上方去薤白、茯神、瓜蒌，加厚朴10g，佛手10g，予25剂，用法、注意事项同前。

七诊时，服药后症状明显减轻，现情绪紧张时腹部轻微疼痛，全身乏困欲睡，晨起轻微腹痛，小便稍多，余无不适。舌淡苔薄，脉沉细弦。上方去僵蚕，加青皮6g，西洋参3g，30付，用法、注意事项同前。

按语 张老认为患者脾气急躁为肝阳偏亢之表现；头痛、胸痛、舌黯红、苔白为痰瘀互结、阻于清窍、心脉、不通则痛之象，患者胸痛以夜间发作为主，考虑为入夜后阴气偏盛，阳气不足，推动乏力，血行迟滞更甚，故而发作。言语错乱为痰瘀阻窍、元神受损、神机受累之表现。脉细略弦符合肝阳偏亢、痰湿内生之象。此方以菖蒲、郁金化痰开窍，全蝎、僵蚕、天麻搜风剔络，瓜蒌薤白汤、半夏、川贝以宽胸散结化痰以助血行，丹参饮、川芎以活血通脉止痛，加以茯神宁心安神助眠，且健脾化痰，大黄通便兼通痰瘀，甘草调和诸药。全方共奏熄风剔络、涤痰化瘀、开窍安神之效。用药后患者诸症明显缓解，此后在此方基础上随证再施以加减，患者未再发上述症状，提示此方切合病情、用药得当故而效佳。

（三）头痛

病案1：头痛（血管性头痛）肝肾阴虚证

患者仙某，女，52岁，干部，咸阳人。

首诊时间：2012年5月21日。

主诉：头痛2年。

现病史：患者两年来因工作繁忙，思想压力大，时感头痛、头昏，曾用西药"西比灵"等治疗症状可缓解，遇劳加重，为求根治即来就诊。现症见面色少华，神疲乏力，两目干涩，视物昏花，头痛，头昏、头晕时作，颈项僵痛，腰膝酸软，多梦易醒，纳可，二便调。舌黯红，舌下瘀点较多，脉沉弦。

中医诊断：头痛。

西医诊断：血管性头痛。

辨证：肝肾阴虚。

治法：补益肝肾，益气养血。

[方药] 杞菊地黄汤合当归补血汤加减。

枸杞子 12g	菊花 12g	熟地 15g	山药 12g
山茱萸 12g	泽泻 10g	茯神 15g	丹皮 10g
黄芪 30g	当归 10g	党参 12g	鸡血藤 30g
丹参 15g	葛根 10g	五味子 12g	炒枣仁 15g
柏子仁 15g	夜交藤 30g		

予 15 剂。每日一剂，清水煎取 400ml，早晚分服。

注意：畅情志，勿过劳，清淡饮食，如有不适则就近医治或住院治疗。

结果：服药后头痛、颈项僵痛症状较前减轻，睡眠较前明显好转，偶有头晕，仍感神疲乏力、腰膝酸软、两目干涩，视物昏花、舌黯红舌下仍有瘀点，脉沉弦细，用上方去柏子仁，加红花 6g，15 剂，用法及注意点同前。服药后无明显头痛，偶有头晕发生，夜休稍好，精神状况好转，腰膝酸软、视物昏花、两目干涩症状减轻，舌淡边有齿痕，脉沉细无力。上方去炒枣仁、五味子，加天麻 12g，15 剂，用法、注意事项同前。

按语 本例病人久病繁劳，气血双亏，则面色少华，神疲乏力；血不养心则多梦易醒，日久及肾，肝肾又同源，则腰膝酸软，两目干涩，视物昏花；肾阳不足血运无力，血滞为瘀。肾阴不足水亏液竭，干涸血滞，可出现肾虚血瘀之证。肾主骨生髓，脑为髓海，肾虚血瘀则脑脉脑络瘀滞，脑神失养，故头痛、头昏头晕时作，多梦易醒时有发生。脑之经脉为督脉，颈椎生理曲度变直，当为脑脉瘀阻之症。舌黯红舌下有瘀点，脉沉弦细皆为气血双亏，肾虚血瘀之象，故治疗当气血双补，益肾活血。方中用党参、黄芪、当归、鸡血藤、丹参气血双补，兼以活血，用六味地黄汤滋补肝肾，因气血双亏，血不养心者当加用养血安神之品。用五味子、炒枣仁、柏子仁、夜交藤养心安神，患者素有颈椎病故加用葛根以治颈项僵痛。

病案 2：头痛（神经性头痛）肝热血瘀证

患者郑某，女，48 岁，农民，陕西咸阳人。

首诊时间：2010 年 3 月 23 日。

主诉：发作性头痛10年，加重1年。

现病史：患者10年前无明显诱因出现发作性头痛，发时剧烈，不用止疼药不能缓解，剧时可伴恶心、呕吐，曾多次就诊于当地人民医院检查，未明确诊断。近1年来，患者自觉头痛发作较前频繁，发时恶心、呕吐次数明显增多，为求中医治疗故来门诊，现症：头痛，夜休较差，晨起汗出，大便调，经调。头部CT：未见明显异常。

查体：血压130/80mmHg，神清，精神差，心肺腹查体未见明显异常，舌紫红，苔薄黄，脉沉弦。

中医诊断：头痛。

西医诊断：神经性头痛。

辨证：肝热血瘀。

治法：清肝活血。

[方药] 自拟脑清通汤加减。

天麻12g	白芷10g	全蝎6g	僵蚕10g
蜂房10g	姜半夏10g	竹茹10g	炒枣仁10g
白芍15g	葛根12g	蔓荆子10g	决明子20g
红花6g	生甘草10g		

予15剂。每日一剂，清水煎取400ml，早晚分服。

结果：二诊时，自觉头痛较前缓解，发作次数减少，纳差，眠可，二便调。血压125/80mmHg，余查体无明显阳性体征，舌暗红，苔黄腻，脉弦细。继服上方。

后患者多次来诊，均用原方随症加减化裁，治疗1月余，患者自觉症状基本消失。

按语 头为"诸阳之会"，"清阳之府"，又为髓海所在。凡五脏精华之血，六腑清阳之气，皆上注于头，故脏腑发生病变，均可直接或间接地影响头部而发生头痛。本患者禀性易怒者，由于体内气机逆乱，肝阳亢盛，肝阴受损，日久及肾，致肾阳亦亏，气机不畅而血行受阻；或肝肾阴虚，血涩不行而生瘀；或肝气横逆犯脾，致脾不健运，痰浊内生，肝肾阴虚又可内生火热或痰气郁结化火；或肝阳暴张，引动心火，肝阳亢逆，阳化风动，致成肝热血瘀证。张老认为，本例肝热血瘀乃为头痛发病的关键环节。患者平素内伤积损而致肝肾阴虚。盖肾藏五脏六腑之精气，为人体阴阳之本。肾虚必然影响气血之生化运行而致瘀，元气不足，则气虚血瘀。肝主藏血、主筋，有调摄全身血液之功；又主疏泄，为全身气机之枢。而肝肾同源，肾虚必及于肝。肾精不足，则肝血乏源，脉道失充，血缓为瘀，阻滞脑脉，"不通则痛"。肝肾阴虚则内生火热，加之肝气郁结而化火，逐成肝热血瘀证。张老治疗肝热血瘀之头痛，强调其发病的关键环节在于肝热血瘀，创立清肝和血，化瘀通络的治疗大法，选用治疗肝热血瘀之头痛经验方——脑清通汤，临证加减，疗效显著。

病案3：头痛（血管性头痛），肝热血瘀证

患者屈某，女，59岁，干部，陕西咸阳人。

首诊时间：2012年9月24日。

主诉：反复头痛3年余。

现病史：患者平素性情急躁，近3年反复头痛，以额顶部为著，持续约数分钟甚或一天方可缓解。时伴目胀、头晕、腰痛，冬季明显。纳可，二便调，舌淡红、尖稍红，边有齿痕，苔白，脉沉细略弦尺弱。

中医诊断：头痛。

西医诊断：血管性头痛。

辨证：肝热血瘀。

治法：清肝活血。

[**方药**] 变通天麻钩藤汤加减。

天麻12g	钩藤12g^{后下}	石决明30g^{先煎}	黄芩10g
栀子10g	甘草6g	桑寄生12g	生杜仲12g
川牛膝20g	菊花12g	益母草10g	夜交藤30g
茯神15g	红花6g	蔓荆子10g	水蛭5g
五味子10g			

予30剂。每日一剂，清水煎取400ml，早晚分服。

结果：诉服药后头痛发作次数减少，头痛程度明显减轻，

按语 患者以反复头痛 3 年为主诉，无外感表现，当属中医学"内伤头痛"范畴，此病多与肝、脾、肾三脏功能失调有关，病久多并见瘀血之症。患者年近六旬，经云"阴气自半"，现腰痛符合肝肾渐亏之表现；反复头痛、头晕、目胀、脾气急，辨为肝阳偏亢，为肝肾亏虚、虚阳上亢之故，冬季当为阳气潜藏之时，但患者阳亢之象更明显，为阴虚不能敛阳。舌脉亦符合肝肾不足、阳亢之证。天麻钩藤饮功可平肝熄风、清热活血、补益肝肾，主治肝肾亏虚、肝阳偏亢、肝风上扰之眩晕、头痛、中风等证。张老甚喜使用此方，但原方中活血化瘀力弱，而张老认为该类患者来诊时多已病久，往往兼夹瘀血，因此加入红花、水蛭活血之品而用之，临床疗效显著。此例患者在天麻钩藤饮原方基础上，入五味子滋肾敛阳，菊花加强清肝明目，蔓荆子疏风清利头目，红花、水蛭以活血破血、化瘀通络。全方共奏补肝肾、潜肝阳、清头目、消瘀血之效。患者复诊时头痛发作、头晕、目胀已明显缓解，疗效明显。

（四）眩晕

病案 1：眩晕（高血压病），肝阳上亢证

患者刘某，女，73 岁，退休，陕西兴平人。

首诊时间：2012 年 10 月 29 日。

主诉：高血压 10 年。

现病史：10 年前诊断为高血压病，一直服用西药降压药物。血压最高时 180/100mmHg，自觉头晕头胀，夜休梦多，心烦，夜间左脚心发热。平素大便软而不爽，伴白日时手冷，常流黏液性口水，口角时常糜烂，稍感胸闷，气短。一月前右侧胁肋部曾患带状疱疹，经治疗疼痛减轻。曾有胆囊炎病史，食后易腹胀胃脘作痛。舌质黯，苔花剥稍厚，舌下瘀丝分布，脉沉弦。血压：180/95mmHg。

中医诊断：眩晕。

西医诊断：高血压病 3 级，极高危。

辨证：肝阳上亢。

治法：平肝潜阳。

[**方药**] 天麻钩藤饮加减。

天麻12g^{先煎}	钩藤12g^{后下}	石决明^{先煎}30g	夜交藤30g
山栀10g	生杜仲12g	当归10g	白芍12g
茯神15g	丹参15g	炒枣仁15g	牡丹皮12g
桑寄生15g	益母草30g		

予10剂。每日一剂，清水煎取400ml，早晚分服。

注意：调情志，避风寒，慎起居，如血压过高，请加服西药降压药，如有不适，即就近诊治。

结果：服药10剂后复诊，服药后头胀、心烦减轻，右侧胁肋部仍痛。舌脉同前。上方去丹皮、寄生、益母草，加黄连6g，连翘15g，野菊花12g，川牛膝30g，地龙10g，10剂，用法、注意事项同前。

三诊时，头晕头胀锐减，纳眠可，无口干苦，皮肤疱疹逐渐好转，已无痛感，但时感气短，左胸部不适，喜叹息，傍晚胃脘部痞满，隐痛，嗳气，流清口水，大便难，为烂便，夜尿三次，尿色清，纳眠可，无口干苦，淡黯舌，苔薄白，脉弦。血压170/80mmHg。上方去野菊花、黄芩，加金钱草15g，郁金12g，内金12g，10剂，用法、注意事项同前。

按语 高血压病是常见病、多发病，治疗以降压西药为主，实际上中医对高血压病某些方面有很好的疗效。该患者高血压10年，服用多种降压药血压控制不理想。患者头胀，无疼痛，故诊为眩晕，《内经》云："诸风掉眩，皆属于肝。"该患者右胁肋部疼痛，心烦、头胀均属肝阳上亢兼有肝火之症状。治宜平肝熄风为主，配合清热活血，补益肝肾。张老善用天麻钩藤饮治疗此类患者，特别是在方中大剂量应用川牛膝引血下行为特点。久病多瘀，张老喜用活血之力平和的丹参。因胁部有带状疱疹此为肝经郁热兼有肝火，宜加黄连、连翘、野菊花以清热解毒。全方看似平淡，却切合病机，疗效显著。

病案2：眩晕（高血压病），肝肾阴虚，虚热内扰证

患者孙某，男，70岁，教师，陕西泾阳人。

首诊时间：2012年10月15日。

主诉：头晕10余年，加重伴耳鸣1个月。

现病史：患者 10 余年前无明显诱因见头晕，伴视物旋转，左侧肢体麻木无力，不伴恶心呕吐，黑矇，曾在当地医院以"高血压 2 级（高危组）"治疗，好转出院，间断服药，上述症状反复出现，曾晕倒两次。近 1 个月来上述症状加重，伴见阵发性夜间耳鸣，脑鸣如蝉。食纳尚可，夜休欠佳，二便正常，舌尖边红，苔白厚，脉沉细涩。

既往史：有高血压病史 10 余年，血压最高达 170/100mmHg，间断服药治疗（具体用药不详），血压控制不理想。2 型糖尿病和高脂血症多年。曾行胆囊切除术。

中医诊断：眩晕。

西医诊断：高血压病 2 级，极高危。

辨证：肝肾不足，虚热内扰证。

治法：滋养肝肾，清降虚热。

[方药] 知柏地黄汤合脑清通汤加减。

知母 10g	黄柏 10g	生熟地^各 12g	山药 12g
山萸肉 10g	茯苓 15g	泽泻 10g	丹皮 10g
草决明 30g	丹参 15g	菊花 12g	生杜仲 12g
磁石 30g^{先煎}	姜半夏 10g	川牛膝 30g	川断 15g

予 20 剂。每日一剂，清水煎取 400ml，早晚分服。

注意：慎劳累、避风寒、忌辛辣、烟酒，如有不适，就近诊治。

结果：服药 20 剂后二诊时，患者耳鸣较前减轻，左侧肢体麻木无力稍有减轻，夜休可，偶有口角流涎，二便调，舌暗红苔白，脉沉细。上方去杜仲、川断、半夏，加蝉衣 6g，天麻 10g，枸杞 10g，山栀 10g，钩藤 12g（后下），地龙 10g，20 剂，用法、注意事项同前。

三诊时，患者耳鸣，左侧肢体麻木乏力进一步好转，效果明显，平素讲话时口角流涎，时有胃脘部胀满，伴嗳气，纳食一般，二便调，偶感腰酸，舌暗红，苔薄白，双侧寸关脉略滑数。上方去熟地、丹皮、知母，加砂仁 6g，竹茹 10g，20 剂，用法、注意事项同前。

按语 《素问·至真要大论》云："诸风掉眩，皆属于肝"，《灵枢·海论》云："脑为髓海"，而"髓海不足，则脑转耳鸣"，髓为肾之所主。张老认为，老年患者之眩晕，多有肝肾不足之体质，常引起风、火、痰、瘀上扰清空或精亏血少，清窍失养为基本病机。本例患者以眩晕耳鸣、偏身麻木、全身乏力为主症，诊断为眩晕，证属肝肾不足，虚热内扰证，治以滋养肝肾，清降虚热，方选知柏地黄汤合脑清通汤。在知柏地黄汤的基础上，加丹参活血化瘀、清心除烦、养血安神；草决明、菊花平抑肝阳、清肝明目；姜半夏化痰降浊；磁石平肝潜阳、聪耳明目；川牛膝、川断、生杜仲补益肝肾。服药20剂后患者眩晕好转，耳鸣和肢体麻木减轻，偶有口角流涎，故原方去杜仲、川断、半夏，加蝉衣轻清内风，又善治耳鸣，天麻、钩藤平肝熄风、地龙以搜风通络、山栀以泻肝郁之火，再服20剂后患者主证基本好转，出现胃脘部胀满、嗳气，故加用砂仁化湿行气，竹茹清热豁痰。张老临证诊治眩晕一证，因肝热血瘀者，常用天麻配钩藤以平肝熄风，丹参配菊花、草决明以活血去肝经之郁热；诊治耳鸣一证，常用磁石配蝉衣药对；在应用地黄汤类时，常以生熟地并用，以取其"补中有泻，静中有动"之意。

（五）中风

病案1：中风（脑外伤综合征），颅脑水瘀证

患者谢某，男，36岁，三原县某村农民。

首诊时间：1983年8月23日。

现病史：患者于3周前从20米高的桥上摔下，当即昏迷，头身多处受伤。被急送当地县医院，按"脑挫裂伤"经用脱水剂降颅压、抗感染等措施救治，5日后苏醒，却出现失语、反应迟钝、右侧肢体运动失灵伴二便失禁等症。住院2周余，病情无改善，回家调养。诊见精神呆滞，失语，口㖞舌偏，口角流涎，右侧半身不遂且手足肿胀，二便自遗，舌体胖，质紫黯，脉弦滑。

中医诊断：中风。

西医诊断：脑外伤综合征。

辨证：颅脑水瘀证。

治法：化瘀利水开窍。

[方药]

丹参 20g	川芎 12g	赤芍 12g	桃仁 12g
红花 10g	益母草 30g	川牛膝 15g	茯苓 20g
三七粉 3g^{冲服}	水蛭粉 1g^{冲服}	炮山甲 10g	石菖蒲 12g
麝香 0.1g^{冲服}			

予 10 剂。每日一剂，清水煎取 400ml，早晚分服。

结果：服 10 剂后，患者语言渐出，神情已转灵活，右侧肢体亦可抬动，时能示意欲排解小便。并诉头目胀痛，视物昏花且视歧。舌体仍胖质紫黯，苔薄白，弦滑之脉象已稍减。守前方加减，连续服药 3 个月后体力逐渐康复，诸症渐去。20 余年来仍能参加一般体力劳动。

按语 《灵枢·邪气脏腑病形》曰："十二经脉，三百六十五络，其气血皆上诸于面而走空窍。"可见脑为诸脉所聚之处，脑脉的损伤常表现为络破血溢和脑脉瘀阻两个方面。该患者因为外伤导致脉络受损，气血津液运化障碍，络破血溢。又因脑为清灵之窍，脑窍贵在清灵通利，一旦闭阻，则脑神失养，神机不运而变证丛生。患者因颅脑外伤，络破血溢，致瘀血内停，水津外渗，水瘀互结、脑窍闭塞，则形成颅脑水瘀证。瘀水互结于脑脉，脑脉瘀痹，清窍不利，故而表现为失语、反应迟钝、肢体失灵且肿胀、二便失禁等症。治疗宜化瘀利水开窍，药用丹参、川芎、赤芍、桃花、红花、三七粉活血化瘀；水蛭破血通经，逐瘀消症；益母草、川牛膝均可活血通经，利水消肿，茯苓利水渗湿；并用穿山甲走窜之性而通达经络，活血化瘀；麝香开窍通闭，行血中之瘀滞，开经络之壅遏；石菖蒲开窍化痰。全方以活血化瘀通经为主，并兼以化痰利水开窍，故能使瘀血化而水浊消，语言渐出，肢体恢复。

病案 2：中风先兆（高血压病），痰气交夹，胸阳不振证

患者刘某，女，75 岁，退休工人，陕西眉县人。

首诊时间：2012 年 5 月 21 日。

主诉：头昏、言语含混、胸闷半年，加重 1 周。

现病史：半年前出现头昏，言语含混，行走不稳，伴阵发性胸闷气短，无心前区疼痛等不适，休息后可缓解，未予特殊处理。近 1 周来上述症状加重，伴双耳憋闷，记忆力减退，咽干咳痰，咳出不利，纳食一般，大便溏薄，小便尚可，舌黯红，苔白，脉沉弦。血压：145/75mmHg。

既往史：有高血压病史 20 年，最高达 180/100mmHg，间断服药（具体用药不详），血压控制不理想。

中医诊断：中风先兆胸痹。

西医诊断：高血压病 3 级，极高危。

辨证：胸阳不振，痰气交夹。

治法：理气化痰宽胸。

[**方药**] 二陈汤合瓜蒌薤白半夏汤加减。

姜半夏 10g	橘红 10g	茯苓 15g	甘草 6g
瓜蒌 15g	薤白 10g	天麻 12g	川芎 10g
天竺黄 10g	益智仁 10g	夏枯草 15g	红花 6g
蝉蜕 6g			

予 20 剂。每日一剂，清水煎取 400ml，早晚分服。

注意：畅情志，勿过劳，清淡饮食，如有不适时就近医治或住院治疗。

结果：服药后诉胸闷、气短明显减轻，头仍木、发紧，时有羞明流泪。上方加菊花 12g，玄参 15g，郁金 12g。15 剂后，胸闷、气短进一步改善，头木、发紧呈阵发性，且程度减轻，双眼流泪明显减少，痰少，能咳出。自觉双耳憋闷无明显变化，纳食不佳，夜休改善，与上方减郁金，加焦三仙各 15g，磁石 30g（先煎），20 剂后，症状明显好转。

按语 患者年逾七旬，脏腑精气渐虚，现头昏、记忆力减退、言语含混、耳部憋闷，提示清窍不利，结合舌黯红苔白、脉沉弦，提示肝肾亏虚，痰湿内阻，又有虚风内生，上扰清窍。胸闷气短，结合舌脉，考虑为痰湿痹阻胸阳所致的胸阳不振。诸药合用，共奏化痰开窍、宽胸散结、清肝熄风之效。经治疗，患者上症明显减轻，后根据情况随证加减治疗，患者头昏症状基本缓解。尽管本患者诊断为中风先兆症和胸痹，但病症皆为肝肾阴亏、痰湿内阻的胸阳不振、痰气交夹证。因此张老以二陈汤合瓜蒌薤白半夏汤加减，又因肝肾阴亏、虚风内生、上扰清窍，加天麻、川芎、益智仁；又因阴虚内生有热，郁热易成痰，加夏枯草、菊花、郁金、蝉蜕等。

病案3：中风后遗症（脑出血后遗症期），肝热血瘀证

患者朱某，男，50岁，干部，陕西兴平人。

首诊时间：2013年1月7日。

主诉：言语不利、左侧肢体乏力、反应迟钝1年。

现病史：患者于1年前突发言语不利，左侧肢体乏力、活动不利，反映迟钝，记忆力下降，于外院诊断为"脑出血"。患者平素性格稍急，反应迟钝，言语不利，左侧肢体乏力，活动不利，左侧肢体怕冷、出虚汗。纳可，眠可，夜尿1次，尿色淡黄，大便干，1~2天一行，排出稍困难。舌淡苔薄白，右寸关脉略滑，左寸关脉虚滑，尺脉沉。血压135/90mmHg。

既往史：高血压病史1年，最高达170/100mmHg，遵嘱服药，血压控制可。

中医诊断：中风后遗症。

西医诊断：脑出血后遗症。

辨证：肝热血瘀。

治法：清肝化瘀通络。

[**方药**] 天麻钩藤汤加减。

天麻12g	钩藤15g^{后下}	地龙10g	川牛膝30g
决明子30g	生杜仲12g	磁石30g^{先煎}	天竺黄10g
胆南星10g	僵蚕10g	生大黄6g^{后下}	生龙骨30g^{先煎}
牡蛎30g^{先煎}	丹参15g	伸筋草15g	甘草6g

予40剂。每日一剂，清水煎取400ml，早晚分服。

注意：畅情志，勿劳累，清淡饮食，如有不适及时就医。

结果：服药40剂，二诊时自觉左侧肢体乏力较前减轻，言语不利减轻，大便已不干。诉目前仍觉得反应迟钝，左侧肢体仍出虚汗，入睡后出现，言语仍欠流利，性格仍稍急，近来血压基本稳定在130/95mmHg。舌暗红苔白，脉沉细。上方去牡蛎、生大黄，加黄芪30g，路路通15g，30

剂，用法、注意事项同前。

三诊时左侧肢体乏力、言语不利皆好转，左侧肢体虚汗多，性格急，纳眠可，夜尿 2～3 次，尿色清，大便 2 日一行、质软。左侧肢体麻木同前，舌淡暗，苔薄白，脉沉细。上方去路路通，加山栀 12g，菖蒲 10g，郁金 12g。予 40 剂，用法、注意事项同前。

四诊时诉近半月来左侧肢体发麻，左侧肢体乏力较前稍改善，语言明显改善，诉现仍觉左侧肢体无力、行走不稳，夜尿 2 次，大便 2～3 日一行、质软，排出欠畅。舌暗淡、舌体胖大，有裂纹。上方去菖蒲，加全蝎 6g。予 40 剂善后调理，用法、注意事项同前。

按语 患者突发出血性中风 1 年半、脉络不通，平素情绪急躁，易致肝阳上亢，肝郁化热，此证属肝热血瘀证，张老常以清肝化瘀通络为法治之，方用天麻钩藤饮加减。方中天麻、钩藤相须为用，平肝熄风、平抑肝阳；用磁石、龙骨、牡蛎平肝潜阳，又益肾补阴；地龙、僵蚕二味虫类药物，性善走窜，能通行经络，与祛痰化瘀类药物配合使用，可搜剔深部之顽痰死血。张老认为中风后遗症期存留的肢体不遂、言语謇涩等痼疾，往往因脉络深部的痰瘀交阻而成，非虫类药的搜络剔邪，一般涤痰化瘀类的药物难达病所，故此类顽疾必加虫药。方中川牛膝活血通经；决明子清肝热，兼有润肠通便；生杜仲补益肝肾，强筋健骨，并降血压；天竺黄、胆南星清热化痰；生大黄 6 克泄热通便；丹参 15 克，取其化瘀而不伤正之功；伸筋草活血而舒筋活络；生甘草清热并调和诸药。全方以清肝热、祛痰化瘀并通络为主，张老认为顽痰死血不去，正气亦难复常，故首方以缓攻为主。二诊时症状明显减轻，大便不干，故去牡蛎和生大黄，而加入益气之黄芪 30 克，再加入祛风活络通经之路路通，促进脉络通畅、气血通行。三诊时，症状又有减轻，但体虚多汗，肢体乏力，故去路路通，以减缓通达外泄之势。但患者性格仍急，语言虽有好转，仍不利，故加入活血行气之郁金，清肝泄热之栀子，化痰之菖蒲。四诊时语言明显改善，肢体乏力亦减。肢体功能仍欠佳，故去菖蒲而加入全蝎，取其搜风通络、熄风止痉之功。至此，患者已与初来诊时判若两人，而张老治疗此类疾病往往有着较好的疗效，让患者能明显察觉症状日减而充满信心，以使早日康复。

病案4：中风后遗症（脑出血后遗症期），肝热血瘀证

患者何某，男，48岁，工人，陕西乾县人。

首诊时间：2012年11月20日。

主诉：左侧肢体麻木、沉重7个月。

现病史：患者于2012年4月出现左侧肢体不适，行走时左足掉鞋，在外院行头颅CT检查提示脑出血（5ml），经治疗后血肿吸收，但觉左侧肢体麻木、沉重感逐渐加重，左侧肢体冰凉感，左胁背、左下肢外侧时感灼热，遂来就医。现症见性格急躁，易怒，时有咯痰，痰白质黏，量不多，左侧肢体麻木、沉重、冰凉感，时有左胁背部、左下肢外侧灼热感，时有泛酸，无口干口苦，纳眠可，淡暗舌，苔薄白，双关脉弦。血压150/100mmHg。

既往史：有高血压病病史，现服用西药降压药，血压控制在140～150/90mmHg。曾有烟酒史，已戒。

中医诊断：中风后遗症。

西医诊断：脑出血后遗症；高血压病，2级，极高危组。

辨证：肝热血瘀。

治法：清肝活血。

[**方药**] 天麻钩藤饮合脑清通汤加减。

天麻12g	钩藤12g^{后下}	磁石30g^{先煎}	石决明30g^{先煎}
川牛膝30g	生杜仲12g	桃仁6g	红花6g
郁金12g	水蛭6g	地龙10g	生龙骨30g^{先煎}
生牡蛎30g^{先煎}	天竺黄10g	僵蚕10g	黄芩10g

予30剂。每日一剂，清水煎取400ml，早晚分服。

注意：畅情志，勿劳累，清淡饮食，如有不适及时就医。

结果：服药30剂，二诊时自觉左侧肢体麻木、沉重、冰凉感较前减轻，左胁背部、左下肢外侧灼热感不明显。最近左耳耳鸣，怕冷，遇冷则上症皆加重，纳食可，口苦，性格急躁较前好转，多梦，二便调。近来血

压基本135/90mmHg。舌暗红苔薄白，双关脉略弦。上方去钩藤、石决明，加虫蜕10g，桂枝6g，30剂，用法、注意事项同前。

三诊时左侧肢体麻木、沉重、冰凉感皆好转，耳鸣减轻，怕冷症状有所改善。性格仍急躁。纳眠可，舌淡暗，苔薄白，脉沉细。上方去磁石，加山栀12g，30剂，用法、注意事项同前。

四诊时诉左侧肢体仍稍有发麻、沉重感，冰凉感较前明显改善，偶有耳鸣，仍觉怕冷，纳眠可。舌暗苔薄白。上方加赤白芍各10g，30剂，用法、注意事项同前。

按语 患者曾因急性脑出血而出现左侧肢体不遂，且病程已达半年之久，故当诊断为中风病后遗症。出血之后本有瘀血，且平素性格急躁、易怒，左胁背部、左下肢外侧灼热感，关脉弦，血压高，此为肝郁不舒、肝阳偏亢之象，因而诊断为中风后遗症，证属肝热血瘀证。肝病极易传脾，该患者时有泛酸，为肝木横逆犯脾土之表现。故而又出现时有咯痰，痰白质黏，量不多，此因脾虚生痰，而脾虚生痰又不利于中风病患者的康复。左侧肢体麻木、沉重、冰凉感，时有左胁背部、左下肢外侧灼热感，均为患者左侧肢体感觉异常，为痰瘀痹阻经络所致。痰瘀痹阻，阳气不能通达，气血不能通畅，故而麻木、冰凉感，痰瘀痹阻，阴虚失其荣润，故而局部灼热。舌暗为瘀，弦为肝脉，尤以关脉突出。方中天麻、钩藤、石决明、磁石、生杜仲、川牛膝、黄芩均仿天麻钩藤饮原意，用以平肝阳、补肝肾、祛肝风。生杜仲用12克，是张老治疗肝热血瘀型高血压的经典用药，现代药理研究亦证明生杜仲可降血压。张老将川牛膝用至30克，认为川牛膝甘、微苦，平，归肝、肾经，可引血下行、引热下行、引药下行，又通利关节肢体。生龙牡重镇安神，平肝潜阳，对于阳亢之体比较适合。磁石属重症安神药，有镇惊、平肝潜阳、补肾纳气聪耳明目之功，临床见张老喜用于失眠、中风、耳鸣之病，张老认为磁石性禀冲和，无猛悍之气，更有补肾益精之功，可以用于多种疑难病，如阴虚阳亢型高血压、梅尼埃综合征、肾虚耳鸣耳聋，失眠，目昏不明，慢性咽炎，肾虚咳喘。该患者长期情绪易怒，张老用郁金以疏肝解郁并活血。方中并用桃仁、红花、水蛭之类活血破血之药，以去陈瘀蓄血。水蛭是张老比较推崇的活血破血药，认为此其力较强，善缓慢化消人体之瘀血，而又不伤新血，故对疑难病中瘀阻较久，难以化除消散者，加用水蛭可以提高疗效，尤其是中风、心痛等心脑血管疾病中的顽病痼疾。天竺黄清热化痰开窍。病久入络，非虫类药不能达病所，张老每于这类疑难杂症、顽症，常用地龙、僵蚕以搜络。全方清肝热，化瘀血，通经络。30 剂后患者诉症状明显减轻，再加减服用 90 余剂，症状基本消失。

（六）颤证

病案 1：颤证（帕金森病），肝热血瘀证

患者洪某，女，50 岁，干部，陕西人。

首诊时间：2012 年 9 月 10 日。

主诉：行动僵硬不便，右侧肢体不遂 5 年。

现病史：5 年前出现右手不灵活，右侧足尖刮地，经查 CT 等无明显异常，后经外院诊断为"帕金森病"经中西医治疗，症状改善，但又逐渐加重，现见右侧肌张力增高，右侧下肢僵硬，行走不便，右侧上下肢紧张时抖动明显，左侧肢体亦出现不灵活。血压 140/80mmHg，平素情绪急躁，头晕，尿频，尿急，夜休差，梦多，纳可。舌黯苔白，舌下瘀丝明显，右脉弦。

既往史：糖尿病病史 12 年。

中医诊断：颤证。

西医诊断：帕金森病。

辨证：肝热血瘀。

治法：清肝活血。

[**方药**] 变通天麻钩藤饮加减。

天麻 12g	夜交藤 30g	川牛膝 30g	钩藤 12g^{后下}
桑寄生 15g	生杜仲 12g	鬼箭羽 12g	石决明 30g^{先煎}
姜半夏 10g	水蛭 5g	丹参 15g	三七粉 3g^冲
桑白皮 12g	川断 15g	炒枣仁 15g	红花 6g
白芍 15g	郁金 12g		

予 20 剂。每日一剂，清水煎取 400ml，早晚分服。

注意：注意避风寒、慎起居、调情志，如有不适，就近诊治。

结果：服药 20 剂后二诊时，患者肢体活动不利、拘紧较前有所改善，头晕，尿频急较前减轻，睡眠较前好转，咽中有痰，大便软，3 次/日，排除不畅，舌暗红，薄白苔，双寸关脉数，双尺脉沉。上方加浙贝母 10g，石菖蒲 10g，琥珀 6g，20 剂，用法、注意事项同前。

三诊时，患者下肢僵硬较前进一步减轻，已无明显抖动，行走稍向前倾斜，右侧上肢抖动减轻，偶有疼痛，咽中无痰，口黏，舌淡红苔薄白，脉弦细，脾气急躁有所改善，食纳可，夜休可，130/70mmHg，血糖已正常。上方去浙贝母、石菖蒲，加赤芍 12g，20 剂，用法、注意事项同前。

按语 《素问·至真要大论》曰："诸风掉眩，皆属于肝"，张老认为颤证主因年老体衰，肝肾不足，肝阳偏亢，但其形成有一个较长的发病过程，且多有肝气郁结，肾虚血瘀等因素综合作用而成。本例患者以肌张力增高，肢体僵硬，伴明显抖动，舌黯苔白，舌下瘀丝为主症，诊断为颤证，证属肝热血瘀证，治以清肝活血，方选变通天麻钩藤汤。本方为镇肝熄风汤与天麻钩藤汤的变通而来，方中用天麻、石决明平肝潜阳；钩藤清泻肝热；杜仲、寄生、川断补肝肾强腰膝以治本，水蛭、丹参、三七粉、红花以活血化瘀，牛膝活血化瘀、引药下行，鬼箭羽和桑白皮的药对是张老降血糖的常用药对；白芍柔肝缓急，郁金活血止痛、行气解郁，为张老疏肝解郁、调节情志的常用药对，炒枣仁、夜交藤宁心安神。服药 20 剂后患者咽中有痰、肢体活动不利，加浙贝母、石菖蒲、琥珀润肺化痰、开窍醒神。再服 20 剂后患者主证基本好转，咽中无痰，上肢偶有疼痛，故去浙贝母、石菖蒲，加赤芍活血化瘀止痛，久服以收功。

病案 2：颤证（帕金森病），气虚血瘀，痰气交夹证

患者张某，男，68 岁，干部，咸阳人。

首诊时间：2012 年 5 月 7 日。

主诉：右手震颤 3 年。

现病史：3 年前出现右手静止性震颤，经某医院检查诊为帕金森病，服"美多巴"等药，服药后症状稍有改善。两年后又逐渐出现行走时步伐

较小，四肢僵硬，服中药（具体不详）后症状稍改善。现右侧上肢静止性震颤明显，尤以精神紧张时严重，写字较难，右上肢、左下肢无力，时有轻痛，自觉全身乏困，动则汗出。咽中痰多，呈黄或灰色，口干明显，喜热饮，盗汗。有脑梗病史5年，血压一直偏低，近来血压稳定在100/60mmHg左右。纳食一般，易急躁，夜休差，大便先干后溏，夜尿2～3次，阴囊潮湿，夜盗汗多。舌淡有裂纹，苔白，舌下脉络迂曲，散布瘀丝瘀点，脉沉细，有结代。

中医诊断：颤证。

西医诊断：帕金森病。

辨证：气虚血瘀，痰气交夹。

治法：益气活血，理气化痰。

[方药] 补阳还五汤加减。

黄芪30g	当归12g	赤芍10g	川芎10g
地龙10g	桃仁6g	红花6g	山萸肉12g
五味子10g	石斛10g	麦冬10g	石菖蒲10g
远志6g	钩藤后下12g	僵蚕10g	丹参15g
大芸10g	熟地10g		

予30剂。每日一剂，清水煎取400ml，早晚分服。

注意：勿劳累，避风寒，慎起居，如有不适请即刻就近诊治。

结果：服药30剂后复诊，症状稍有减轻，仍右手静止性抖动伴无力，稍疼，左腿轻微抖，伴酸软沉困。汗出多，稍活动如吃饭都会出汗。饮食差，纳食不香，食后脘腹胀满不舒，晨起饭后有痰，色淡黄，易咳出，周身乏困，夜休流口水，易醒，醒后再次入睡困难。二便调。脉沉细，舌红少苔。上方去石菖蒲、赤芍，加焦三仙15g，白芍15g，内金10g，15剂，用法、注意事项同前。

按语 以肢体摇动颤抖，不能自制为主要临床表现，故诊为颤证。该患者有脑梗病史5年，血压一直偏低，且伴有全身乏困，肢体无力等表现，故张老首先认为是气虚血瘀证，并以补阳还五汤加减治疗。方中黄芪、当归、川芎、桃仁、红花均以王清任益气活血原意。患者有中风病史，舌下脉络迂曲，散布瘀丝瘀点，说明瘀血明显。肝肾亏损，肾气不足则不能固涩，证见：腰脊椎痛，夜尿多，乏力，动则汗出。用山萸肉、五味子收敛固涩，并能益气生津补肾。阴不足，不能上承于口，故口干，以石斛、麦冬、熟地等滋阴。年老之人，阴阳俱虚，且患者喜热饮，舌淡苔白，无虚热之象，因此在补气滋阴之时，加以肉苁蓉补肾助阳。颤证的基本病机为肝风内动，筋脉失养。用钩藤清热平肝，熄风止痉，僵蚕一则熄风止痉，化痰散结，久病入络，宜用虫类药搜络。现代中医认为本病病位主要在脑，且患者咽中有有形之痰，久病必会影响津液循行，体内又有无形之痰，故用远志、菖蒲祛痰开窍安神益智。服药30剂后症状稍有减轻，但略有虚热之象，故去石菖蒲，加白芍养血柔肝，对于血虚阴亏者尤为适合，纳食差，加焦三仙15g，内金10g以消食开胃，再服15付后诸证减轻，手颤动稍改善，盗汗、无力等症状消失，继续以上方加减而调理。

（七）解颅

病案：解颅（脑积水），阳闭窍阻，气滞血瘀证

阎某，男，5个月。

首诊时间：1975年1月23日。

主诉：头部逐渐增大2个月。

现病史：其母诉2个月来小儿头部逐渐增大，且吮乳无力，神志呆滞，往往目不转睛，大便稀溏，睡时虚惊（经咸阳市及西安等多家医院诊断为脑积水）。诊时指纹隐现青紫，已过气关。舌体略暗。头面青筋暴露，病情危重。

中医诊断：解颅。

西医诊断：脑积水。

辨证：阳闭窍阻，气滞血瘀。

治法：活血化瘀，理气通窍利水。

[**方药**]通窍活血汤加味。

赤芍3g	川芎3g	桃仁3g	红花3g
茯苓24g	泽泻6g	川牛膝6g	丹参6g
老葱白9g	麝香0.09g	生姜3片	红枣7枚

黄酒 60g

予 3 剂。每日一剂，清水煎取 400ml，早晚分服。

结果：上方 3 付即见效，神情见灵，偶尔夜惊，大便实，可吮母乳。上方稍事加减，连服 30 余付（期间，曾加用双氢克尿噻）。

再诊（1976 年 4 月 6 日）：患儿除前额稍大外，其语言、行动、神情、发育等均与同龄小孩基本相同。头围 1975 年 1 月 23 日初诊时为 56cm（同龄儿正常头围应该是 42.2～45cm）1976 年 4 月 6 日为 49cm（同龄儿正常头围约：48.8～48.9cm）。1979 年 3 月 1 日随访，除前额稍大外（头围为 52cm），其他一切正常。1981 年 8 月再访，小儿精神、智力等均正常。以后长大结婚生子，体格健壮，无后遗症。

按语 脑积水属于中医学之小儿解颅证之范畴。多因肾气不足、脑髓不充所致。《医宗金鉴》用内服扶元散（人参、白术、茯苓、黄芪、熟地、山药、炙草、当归、白芍、川芎、石菖蒲、生姜、大枣），外敷封囟散（柏子仁、天南星、防风各等份，用猪胆汁调匀）治疗。依古人经验，现今临床医者多用健脾利湿或益气行水之法，或外敷或针灸等均取得一定的疗效。本例据其指纹、舌象而辨为"阳闭窍阻，气滞血瘀"，并受仲景"血不利则为水"之启迪。故仿王清任主治头面瘀阻诸疾之通窍活血汤加味试治，取得较为理想的效果。重用茯苓以达健脾利水，化痰利窍，安神镇惊的多种功效。加川牛膝、丹参以加强活血化瘀之功，并引血、引水下行。近年来，张老以此方化裁治疗 10 余例脑积水患者，除个别病期较长者无效外，绝大多数均能控制病情，或减轻症状。方中黄酒为疏通经络之用，用量宜大，药后患儿脸红昏睡（可能是醉象）疗效较好。用量较小（5～10g），或药后无明显反应者，临床疗效一般不满意。

（八）面痛

病案：面痛（三叉神经痛），肝经瘀滞证

患者佟某，女，72 岁，教师，新疆维吾尔族人。

首诊时间：2013 年 3 月 4 日。

主诉：发作性左侧面部疼痛 30 年，加重 1 个月。

现病史：患者于 30 年前无明显诱因出现左侧面部疼痛，呈针刺样、放

电样。严重时需服止痛药，于外院诊断为"左侧三叉神经痛"，反复治疗效果欠佳，近1月面部疼痛加重，左侧面颊微肿，遂来求治。现症见：左侧面颊部略肿，左太阳穴处肌肉萎缩，性格急躁，易怒。左侧面颊部针刺样、放电样疼痛，夜间疼甚，难以入睡。左侧躯体酸痛感，纳可，夜尿1~2次，尿色淡黄，大便尚正常。唇黯，舌略黯，苔中部腻微黄，舌底脉络粗张，双关脉略弦滑，余脉沉。血压：130/75mmHg，脾气急。

中医诊断：面痛。

西医诊断：三叉神经痛。

辨证：肝经瘀滞。

治法：清肝化瘀止痛。

[**方药**] 清肝活血汤。

夏枯草15g	菊花12g	钩藤12g	赤芍10g
三七粉3g^{冲服}	白芍15g	白芷10g	僵蚕10g
全蝎6g	生甘草10g	丹参15g	穿山甲5g^{冲服}
川芎10g	露蜂房10g	大黄6g	

予15剂。每日一剂，清水煎取400ml，早晚分服。

注意：畅情志，防劳累，清淡饮食，如有不适则及时就医。

结果：二诊时，左侧面痛明显好转，进食时和夜间无面痛。晨起时觉左侧面痛，性格急躁好转，纳欠佳。进食稍多或受冷则胃痛。服藿香正气液则缓解，夜眠明显改善。二便调，无夜尿。舌黯淡红，苔稍腻，舌底瘀丝，双关脉略弦，余脉沉。方药：上方加延胡索15.0g，桂枝6.0g，15剂，用法、注意事项同前。

按语 三叉神经痛是一顽症，反复发作，痛苦异常，根治十分困难，有甚者进行神经阻断术。该患者反复发作30年，唇黯，舌略黯，苔中部腻微黄，舌底脉络粗张，是明显的血瘀之征，加之情绪急躁，易怒为肝热之征，面颊部为足厥阴肝经及分支走行部位，左侧面颊部疼痛肿胀，为肝经瘀滞，不通则痛，故张老以清肝化瘀止痛为法，自拟清肝活血汤，以夏枯草、菊花、钩藤清肝郁热，赤芍、丹参、川芎、三七活血通络，以僵蚕、全蝎、露蜂房通络止痛。《医学衷中参西录》："穿山甲，味淡性平，气腥而窜，其走窜之性，无微不至，故能宣通脏腑，贯彻经络，透达关窍，凡血凝血聚为病，皆能开之。"张老将其用于本病治疗，取得良好效果。

四、脾胃系病症

（一）胃脘痛

病案1：胃脘痛（慢性萎缩性胃炎），脾胃气虚，挟有瘀滞证

患者王某，男，63岁，干部，西安人。

首诊时间：2011年10月12日。

主诉：反复胃脘疼、胃胀、纳差5年，加重伴消瘦2年。

现病史：患者5年来进食寒凉后反复发作胃疼、胃胀、腹泻，伴见纳差、反酸，喜食热物。间断治疗，症状反复。近2年来上述症状加重，体重下降20余公斤，查胃镜示：慢性萎缩性胃炎。现症见：形体消瘦，胃疼、胃胀，偶有反酸，喜热饮，两胁时痛，身困乏力，不思饮食，夜休尚可，大便稀溏。舌淡红暗，苔薄黄腻，细弦数。

中医诊断：胃脘痛。

西医诊断：慢性萎缩性胃炎

辨证：脾胃气虚，挟有瘀滞。

治法：健脾益胃，理气化瘀。

[**方药**] 四君子汤加减。

太子参12g	炒白术12g	云苓15g	莪术10g
黄芪20g	姜半夏10g	佛手片12g	丹参12g
麦芽15g	苏梗10g	百合15g	薏苡仁25g
白芍12g			

予15剂。每日一剂，清水煎取400ml，早晚分服。

注意：慎饮食，调情志，如有不适，就近诊治。

结果：服药15剂后二诊时，胃痛减轻，胸胁时微痛，大便如前，舌体胖大，舌质红有瘀斑，脉弦细滑有力。上方加炒山药18g，炒扁豆20g，三七粉4g（冲服），20剂，用法、注意事项同前。

三诊时，胃痛减轻，进食后胃部胀满，偶有反酸，纳食可，夜休尚

可，二便可。舌淡舌体偏大，苔厚，脉沉细弱。选用香砂六君子汤，加郁金12g，厚朴10g，鸡内金10g，10剂，用法、注意事项同前。

四诊时，症状明显减轻，自诉胃部稍发凉，进食稍多后仍感不适。上方去百合、薏苡仁，加干姜6g，小茴香6g，10剂，用法、注意事项同前。

五诊时，服药后主症基本消失，现进食较多时仍感胃胀。夜休可，二便调。舌淡，苔白厚，脉弦数。上方加莱菔子12g，焦三仙各12g，10剂，用法、注意事项同前。

按语 患者年长，后天失养，饮食失节，情志内伤，脾胃受损，气血不调而致胃脘痛。胃脘痛一病多以湿热郁阻，气滞血瘀为标，脾阳虚弱或胃阴不足为本。本例患者以胃疼、胃胀为主症，诊断为胃脘痛（慢性萎缩性胃炎），证属脾胃气虚，挟有瘀滞证，方选四君子汤加减。用太子参易人参以防人参温补太过，反使气衰。患者年逾六旬，且病程日久，正气亏虚，正所谓虚不受补，宜少火生气，培补中焦之阳。方中白术、黄芪补气健脾；云苓健脾渗湿兼具安神之效；莪术破血散瘀，消症化积；白芍、丹皮、丹参活血止痛；佛手、苏梗行气化滞；薏苡仁、麦芽渗湿健脾；姜半夏化痰降浊；百合滋阴安神；黄芪补气以生血，气行则血行。二诊时，胃痛已不明显，时有胁微痛，舌体胖大，舌质红有瘀斑。加山药、扁豆，增加益气健脾作用，三七活血化瘀。三诊时，胃痛减轻，进食后胃部胀满，偶有反酸，方选香砂四君子汤加减。香砂四君子汤方出《胎产心法》，原方专为"产妇脾虚、食少无乳"而设，后世多用此方加减治疗久病脾虚，食少腹胀之证；香附、砂仁、木香、厚朴、郁金、陈皮行气除满；鸡内金消食除胀。四诊时，症状明显减轻，胃部发凉，加干姜、小茴香温中散寒。五诊时，主症基本消失，进食较多时仍感胃胀，加莱菔子、焦三仙理气除胀，消食和胃。继服巩固疗效。

病案2：胃脘痛（慢性浅表性胃炎），脾胃虚弱证
患者严某，女，48岁，工人，陕西咸阳人。
首诊时间：2012年11月13日。
主诉：反复胃脘疼痛30年。

现病史：患者 30 年前无明显原因出现胃脘疼痛，伴反酸，遂就诊于厂医院，查胃镜示：慢性浅表性胃炎。先后于多家医院治疗，服用中西药调理，症状时轻时重。现为进一步治疗，遂来诊。现症：胃脘疼痛，时轻时重，伴反酸、恶心。口苦纳呆，夜休尚可，大便干稀不调，2～3 日 1 行，小便尚可。舌淡苔白，脉沉弱。

中医诊断：胃痛。

西医诊断：慢性浅表性胃炎。

辨证：脾胃虚弱。

治法：健脾益气，调中和胃。

[**方药**] 香砂六君子汤加减。

广木香 6g	砂仁 6g	姜半夏 10g	陈皮 10g
茯苓 12g	白术 10g	党参 12g	甘草 6g
焦三仙^各 15g	延胡索 12g	香附 12g	灵芝 12g
煅瓦楞 15g	浙贝 10g	栀子 10g	柴胡 6g
郁金 12g			

予 10 剂。每日一剂，清水煎 400ml，早晚分服。

注意：勿生气、劳累、受凉，忌食生冷刺激性食物，如有不适就近诊治。

结果：服药后 10 剂后复诊，诸症减轻，上方去柴胡，加黄连 6g，10 剂，用法、注意事项同前。

三诊时，饮食不慎后再次出现胃脘疼痛加重，伴反酸，无恶心，无呕吐，晨起后口苦明显。纳可，夜休差，大便干稀不调，1～3 天 1 行。舌淡苔白，脉沉弱。上方去灵芝、黄连，加香附 12g，10 剂，用法、注意事项同前。

按语 该患者胃脘疼痛，时轻时重，持续 30 年，诊断为胃脘痛。久病、纳呆、大便时干时稀，舌淡苔白，脉沉弱，均为脾胃亏虚之象。张老善用香砂六君子汤，该方平和，理气，健脾，和胃安中，切合病机。常以木香与香附相须为用增强行气作用，另外，该患者有口苦等少阳症状，加入香附、柴胡、郁金舒肝理气。久病必虚、久病多瘀，《医林改错》云：

"元气既虚，必不能达于血管，血管无气，必停留而瘀。"故加入灵芝益气血、安心神、健脾胃，一药多效。张老强调脾胃虚弱患者平素体质较弱，病程较长，稍有饮食不慎或劳累即可使病情反复。治疗应注意缓图见功，切不可急于求成，往往欲速则不达。日常应注意饮食调理，戒烟戒酒，少食辛辣肥腻及生冷之物，必要时可结合药膳进行调养，不仅可早日向愈，亦可强健脾胃功能。

病案3：胃脘痛（慢性萎缩性胃炎），肝郁脾虚，虚火内盛证

患者王某，男，48岁，干部，陕西富县人。

首诊时间：2012年2月12日。

主诉：反复胃痛数年，加重多汗1个月。

现病史：患者近年来常出现胃脘隐痛不适，未予重视。近一月来时常自觉灼痛、饥饿时难忍，汗出严重。经胃镜检查示：慢性萎缩性胃炎，食道炎。经服用奥美拉唑、铝硫酸镁咀嚼后疗效不显。自觉晨起，饭后不久即饥饿，伴自汗多，心烦。现症：胃部胀满、烧灼不适，饭后更著，不伴反酸、恶心呕吐，纳食不香，夜休欠佳，二便尚调。自觉乏力，身体发热，体温正常。两颧潮红，心烦，口中气味较重。脾气急，血压正常。舌质红有裂纹，苔薄白，局部花剥，脉沉弦细数。

中医诊断：胃脘痛。

西医诊断：慢性胃萎缩性炎。

辨证：肝郁脾虚，虚火内盛。

治法：疏肝健脾，清泻虚热。

[**方药**] 当归六黄汤加减。

当归12g	生地12g	黄芩10g	黄柏10g
黄连6g	黄芪30g	白芍12g	炒栀子10g
灵芝12g	玄参10g	黄精15g	佛手10g

延胡索15g。

予15剂。每日一剂，清水煎400ml，早晚分服。

注意：清淡饮食，疏调情绪，若有不适即就近诊治。

结果：患者服药后症状明显减轻，现仍轻微饥饿，出汗较前减轻。自觉胃脘仍烧痛，口气较重，夜间稍好转，时有身体局部疼痛难耐，脉沉弦，舌红苔剥。上方去灵芝、生地，加甘草6g，麦芽12g，白芍易为20g，20剂，用法、注意事项同前。

按语 患者胃痛为灼痛，又有似饥饿样表现，是肝郁脾虚，胃阴不足，虚火内盛之象。汗出，心烦，自觉身热，及两颧潮红为典型阴虚有火之证，舌脉亦符合阴虚汗出之病机，故用当归六黄汤加减。方中当归、生地滋阴养血，因该患者脉细不甚，而熟地性温，且过于滋腻，故去熟地。因汗由火扰，故用黄连、黄芩、黄柏苦寒清热，泻火坚阴；汗出营虚，则卫亦随之而虚，故用黄芪、灵芝、黄精三药一是益气实卫以固表，一是固未定之阴，且用在大队寒凉药中防其伤阳太过。栀子泻火除烦，清热凉血；玄参清热滋阴，凉血，泻火解毒。患者本有情绪不遂，平素脾气较大，脉弦，故用佛手疏肝解郁，理气和中，燥湿化痰。久病入络，以延胡索活血、行气、止痛。阴虚阳亢，潮热颧赤突出，故二诊时重加白芍滋阴潜阳。如此则可气血调、阴阳平、营卫和故痛止而汗收。

（二）痞满

病案1：痞满（慢性浅表性胃炎），气血郁滞证

患者曾某，女，45岁，教师，陕西礼泉人。

首诊时间：2012年11月19日。

主诉：胃脘不适9个月。

现病史：2011年3月患者因子宫畸胎瘤、卵巢囊肿行手术治疗，术后见胃脘不适，每于进食冷物则出现嗳气、泛酸，严重则胃脘隐痛，喜温拒按。怕冷，四肢欠温，进食温补之药则全身烘热，自汗，腰酸，易怒，无口干苦，曾于外院行胃镜检查，诊断为"慢性浅表性胃炎"，服药效果欠佳，遂来就诊。现症见：怕冷、四肢欠温，进食冷物则嗳气、泛酸，甚则胃痛，喜温拒按，进食温补之药则全身烘热，自汗，急躁易怒，腰膝酸软，尿淡黄，大便偏干，舌质淡黯有齿痕，苔白，脉沉。血压100/75mmHg。

既往史：2011年3月术后白细胞低（1.7×10^9/L），月经不规律，平

素怕冷，四肢欠温。2009 年至今进食桂圆、核桃、阿胶或人参等后出现全身烘热。2006 年曾行乳腺手术。

中医诊断：胃痞。

西医诊断：慢性浅表性胃炎，妇科肿瘤术后。

辨证：气血郁滞。

治法：调和气血，活血止痛。

[**方药**] 桃红四物汤合菖蒲郁金汤。

桃仁 10g	红花 6g	生地 10g	熟地 10g
赤芍 10g	当归 12g	白芍 15g	川芎 10g
石菖蒲 10g	郁金 12g	三七粉 3g^{冲服}	延胡索 15g
丹参 15g	怀牛膝 15g	鸡血藤 30g	生甘草 6g

予 15 剂。每日一剂，清水煎 400ml，早晚分服。

注意：慎饮食，调情志，如有不适，就近诊治。

结果：服药 15 剂后二诊时，胃脘部疼痛、嗳气等不适及腰酸症状减轻，但劳累后仍有腰酸、烘热、汗出症状。饮食差，稍进食则胃中不适。大便次数增多，最多时 4～5 次/日，都在中午之前，排大便时伴有腹痛不适。自行减量服药并减少桃仁用量后大便次数明显减少。夜休可，小便正常。舌体胖大有齿痕，舌暗苔白厚，舌下脉络迂曲，脉沉细弱。上方去丹参、生地，加黄连 6g，川断 15g，灵芝 12g，15 剂，用法、注意事项同前。

按语 胃脘位居中焦，乃阴阳气机升降之要道。中焦气机不利，脾胃升降失宜为痞满的基本病机。本证患者属术后气机不畅，脾胃升降失常致胃脘部不适，嗳气，泛酸；气血运行不畅，难以荣养全身及四肢末端，故出现怕冷、四肢欠温；舌质淡黯有齿痕，苔白，脉沉皆为气血瘀滞之象。治宜去瘀生新，并辅以活血止痛，方用桃红四物汤合菖蒲郁金汤，活血化瘀、调理气机使气血调和。桃红四物汤原为调经要方，全方以祛瘀为核心，辅以养血、行气，方中以强劲的破血之品桃仁、红花为主，力主活血化瘀；以甘温之熟地、当归滋阴补肝、养血调经；芍药养血和营，以增补血之力；川芎活血行气、调畅气血，以助活血之功。全方配伍得当，使瘀血祛、新血生、气机畅，化瘀以生新；菖蒲郁金汤调和气机、透热祛痰，两方合用，使气血调、新血生、余邪清、神得安，故服药15付后患者胃脘部不适、嗳气等减轻，但出现大便次数增多，劳累后仍有腰酸、烘热等症，遂去苦寒伤阴之丹参、滋腻碍胃之生地，加黄连止泻，川断、灵芝补益肾精，先后调治1个月而愈。

病案2：痞满（慢性胃炎），脾虚肝郁证。

患者马某，男，65岁，农民，陕西兴平人。

首诊时间：2012年4月16日。

主诉：间断性心下痞满5年，加重1个月。

现病史：患者5年前开始出现间断性心下痞满，压之不痛，服中西药效果不显，近1月上述症状加重，饭后为著，伴口干口苦，喜饮热水，不伴泛酸。现症见：心下痞满，压之不痛，口干口苦，手足冰冷，全身乏力，左侧阵发性耳鸣，心悸心慌，脾气急躁，记忆力减退。纳眠可，二便调。舌淡红嫩，舌有裂纹，苔白薄腻，脉弦细。

中医诊断：胃痞。

西医诊断：慢性胃炎。

辨证：脾虚肝郁。

治法：调和肝胃。

[**方药**] 香砂六君子汤加减。

香附12g	砂仁6g	党参10g	炒白术10g
云苓12g	佛手10g	厚朴10g	枳实10g
白蔻6g	灵芝12g	莱菔子12g	郁金12g
柴胡10g	黄连6g	姜半夏10g	

予30剂。清水煎服，分早晚两次温服，日1剂。

注意：勿生气劳累，勿食生冷油腻辛辣，若有不适就近治疗。

结果：服用上方后胃胀明显减轻，大便质软不成形，且排出不爽。自觉胃凉，饭后胃脘痞满稍重，口干口苦欲饮热水。在上方去莱菔子、枳实，加石斛12g，三棱10g，干姜6g，20剂，用法、注意事项同前。

按语 患者以心下痞满，压之不痛为主要不适，当属中医学"痞满"

范畴，该病基本病机为中焦气机不利、脾胃升降失常。病性有虚、实之分，虚者为脾胃虚弱（气虚或阴虚），实者为实邪内阻（如食积、痰湿、外邪、气滞等）。患病日久，常为虚实夹杂之证。患者久病痞满，现怕冷、手足冰凉、肢体疲乏、喜饮热水，辨为脾气虚弱；进食后出现胃胀乃辨为胃失和降、脾失健运；脾气急、口干苦提示土虚木乘、肝气不舒而生郁热；阵发性心悸心慌提示虚热扰神；记忆力减退、阵发性耳鸣为脾不升精、清窍失养之象。结合舌脉，符合脾虚肝郁之证。本方以香砂六君子汤为主方加减，张师喜将木香易为香附使用，香附与木香皆为理气药，但木香入脾、胃经，行脾胃之气以通滞，香附则入肝、脾经，偏于疏肝理脾气，久病痞满之人，脾气常虚，土虚则木乘，故张老认为香附可疏肝以防之乘脾。方中佛手、郁金、柴胡加强疏肝之力，灵芝则加强补益脾气，白蔻、姜半夏温中燥湿，厚朴、枳实、莱菔子行气化湿消滞，黄连苦降，可泻心肝之虚火而除烦。全方共奏健脾疏肝理气、消食化痰通滞、清心肝虚烦之效。故服药后诸证明显好转。

病案3：痞满（胆汁返流性胃炎），肝胃不和证

患者李某，女，60岁，农民，陕西户县人。

首诊时间：2011年8月8日。

主诉：纳差伴饭后胃部不适3个月。

现病史：3个月前无明显原因出现胃脘部不适，饭后为著，逐渐加重，食纳欠佳，查胃镜示：胆汁返流性胃炎。服药无明显改善，性情沉默、寡言少语，曾诊断为"抑郁症"。现证见：精神差，情志不舒，纳差，失眠，大便不畅，4~5日一行，小便调。舌黯苔薄白，脉沉细。

中医诊断：胃痞。

西医诊断：胆汁返流性胃炎。

辨证：肝胃不和。

治法：调和肝胃。

[方药] 半夏泻心汤合酸枣仁汤加减。

黄连6g　　　姜半夏10g　　　黄芩10g　　　干姜6g

党参 10g	炒枣仁 12g	知母 10g	茯神 15g
川芎 10g	灵芝 12g	郁金 12g	菖蒲 10g
枳实 10g	柏子仁 15g	丹参 15g	

予 15 剂。每日一剂，清水煎 400ml，早晚分服。

注意：勿生气劳累，勿食生冷油腻辛辣之品，如有不适就近治疗。

结果：服药 15 剂后二诊时，诸证有所减轻，仍纳少，食后感胃脘不适，夜休欠佳，大便不畅，4～5 日一行，小便调，脉沉细，舌质暗，舌脉，辨证同前。方药继用 15 付。

三诊时，症状明显减轻，现症见纳少，头痛，失眠，余症同前，血压 120/80mmHg，舌脉辨治同前。方药：上方去知母、枳实、黄芩，加焦三仙 15g，天麻 10g，五味子 10g，15 剂，用法、注意事项同前。

按语 本例患者以纳差、伴饭后胃部不适为主要临床表现，但在治疗效果欠佳之后，又出现性情抑郁的表现。张老认为这是典型肝胃不和证，以调和肝胃治之。选半夏泻心汤辛开苦降，平胃散结。《金匮要略》有"虚烦不得眠，酸枣仁汤主之"，张老用酸枣仁汤安神，加入郁金、菖蒲开窍，久病有瘀，加入丹参活血化瘀。二诊时虽疗效不著，但药中病机，守方而获良效。

病案 4：痞满（慢性胃炎），肝胃不和，阴虚火旺证

患者谢某，女，55 岁，工人，陕西周至人。

首诊时间：2012 年 11 月 24 日。

主诉：胃脘部满闷不适 40 年，双足烘热感 2 周。

现病史：40 年来反复进食稍多则胃脘部满闷不适感，无嗳气、泛酸。近 2 周来双足出现烘热感，双眼干涩，视力减退，常发盗汗，食纳欠佳。夜眠欠佳，晨起痰多，色白，量多，易咳出，口干多饮。舌质淡暗，舌苔薄白，左关脉略弦。

中医诊断：痞满。

西医诊断：慢性胃炎。

辨证：肝胃不和，阴虚火旺。

治法：疏肝解郁，清心和胃。

[**方药**] 柴胡疏肝散加减。

柴胡6g	白芍20g	郁金12g	五加皮10g
鳖甲10g^{先煎}	山栀10g	延胡索10g	香附12g
广木香6g	白术10g	茯神15g	灵芝12g
生甘草6g	黄芩10g	天麻10g	

予30剂。每日一剂，清水煎400ml，早晚分服。

注意：畅情志，勿过劳，清淡饮食，如有不适则就近医治或住院治疗。

结果：服药30剂后电话随访，诸症明显减轻。

按语 《伤寒论》指出：满而不痛者，此为痞也，故该患者诊断为痞满。患者爱生气，易上火，为心肝二经有热，《金匮要略》有"见肝之病，知肝传脾"之训。该患者既是肝气横逆犯脾碍胃，则有反复进食稍多而致胃脘部满闷不适感；又是久患胃病，后天生化乏源，致使阴虚火旺，则有双足出现烘热感，双眼干涩，视力稍差，盗汗，以及影响心神则睡眠差。该患者病机核心在肝，肝疏泄正常则脾胃自调，故张老选柴胡疏肝散加入鳖甲养阴、山栀和黄芩清心肺。五加皮入肝经，补益肝肾，现代研究其具有一定的镇静作用。木香行三焦气机，香附疏肝理气，相须为用增强行气导滞作用。全方用药精当，切合病机，而获良效。

病案5：痞满、盗汗（慢性萎缩性胃炎、多汗症），阴虚内热证

患者杨某，女，62岁，陕西高陵人。

首诊时间：2012年1月6日。

主诉：胃脘嘈杂伴汗出1个月余。

现病史：患者近1个月来时常胃脘嘈杂难忍，出汗，经胃镜检查示：慢性萎缩性胃炎、食道炎。服用"奥美拉唑"，"铝硫酸镁咀嚼片"疗效不显，即来就诊。现症见：两颧潮红，晨起饭后不久即有胃中嘈杂感，难以忍受，进食后可缓解，以致每日进食十数次求暂安。身体发热，汗出，心烦，胃脘烧灼不适，食纳不香，口气重浊，目眵多，脾气急，睡眠差，二

便调，舌黯红，有多处裂纹，舌面光滑，基本无苔，脉沉弦数。测血压正常。

中医诊断：痞满、盗汗。

西医诊断：慢性萎缩性胃炎、多汗症。

辨证：阴虚火旺、肝胃郁热证。

治则：滋阴降火，舒肝和胃。

[**方药**] 当归六黄汤加减。

当归 12g	生地 12g	熟地 12g	黄芩 10g
黄柏 10g	黄连 6g	炒栀子 10g	灵芝 12g
佛手 10g	旋覆花 15g	黄芪 30g	

予 15 剂。每日一剂，清水煎 400ml，早晚分服。

注意：慎饮食，调情绪，如有不适即就近诊治。

结果：服药后上症明显减轻，睡眠改善，自觉仍轻微嘈杂，眼睛发黏，脾气急，出汗较前减轻，胃脘仍烧痛，口气较重，脉沉弦，舌黯红苔花剥。上方去灵芝、生地，加生草 6g，五加皮 15g，麦芽 12g，20 付，用法、注意事项同前。

三诊时诉服药后嘈杂症状消失，仍汗出，但出汗量明显减少。自觉眼睛发黏，脾气急躁，口咸、口干，进食后胃中仍不适，夜休差，时有身体局部痛痒不适，上半身时有烘热，以颈部为著，舌黯红，苔厚腻，脉沉弦。上方去黄芩、黄连，加胡黄连 12g，银柴胡 12g，五加皮 12g，鳖甲 10g（先煎），15 付，用法、注意事项同前。

按语 本患者具有两颧潮红，发热，汗出，心烦，食后胃部烧灼不适，舌黯红，舌面光滑少苔，脉沉弦数之阴虚火旺表现，同时具有脾气急，眼睛发黏，食纳不香，口气较重之肝胃郁热表现。因此，该病的治疗当以滋阴降火，舒肝和胃为法，故选用当归六黄汤加减治疗，方中当归养血增液；生地、熟地入肝肾而滋肾阴。三药合用，使阴血充则水能制火。汗出因于水不济火，火热熏蒸，故以黄连清泻心火，合以黄芩、黄柏、栀子泻火以除烦，清热以坚阴。加佛手、旋覆花以舒肝和胃，则脾气急，眼睛发黏，胃中嘈杂烧灼之症可除，同时，热清则火不内扰，阴坚则汗不外泄。

汗出过多，导致卫虚不固，故倍用黄芪，一以益气实卫固表，一以合当归、熟地益气养血，加灵芝以安神，诸药合用，共奏滋阴泻火、舒肝和胃、固表止汗之效。二诊时症状明显减轻，睡眠改善，故去灵芝、生地。因口气较重故加用麦芽以消食导滞，身体局部痛痒不适故加用五加皮、生草以缓急止痛止痒。三诊时患者嘈杂症状消失，仍有少量汗出，仍觉眼睛发黏，脾气急，口干，进食后胃中仍不适，夜休差，上半身时有烘热，以颈部为著，考虑虚热较重，故去清实热之黄芩、黄连，加清虚热之胡黄连、银柴胡，患者出现口咸，当为肾虚肾液上泛所致，故加鳖甲以滋肾阴，清虚热，合五加皮共奏补肾之功，如此则口咸可除。本例治疗特点：一是养血育阴与泻火除热并进，标本兼顾，使阴固而水能制火，热清则耗阴无由；二是舒肝解郁与理气和胃并用，以使肝气得舒，胃气得和，郁热得除，嘈杂得消。三是益气固表与育阴泻火相配，育阴泻火为本，益气固表为标，以使营阴内守，卫外固密，发热盗汗诸症相应而愈。

（三）腹痛

病案1：腹痛（慢性胃肠炎），肝胃不和证

患者秦某，女，36岁，干部，陕西咸阳人。

首诊时间：2012年7月16日。

主诉：上腹胀痛1个月。

现病史：1个月前因饮食不节致全腹胀痛、腹泻、泻后痛减、低热，于外院以"急性胃肠炎"治疗，腹泻得止，然上腹胀不舒，纳谷不香，随来就诊。现症见：腹痛腹胀，喜暖喜按，身困乏力，食纳欠佳，口干喜热饮，偶发泛酸，腰部酸痛，咽部异物感，咽干不适，时发干咳。大便干稀不调，小便尚可，舌黯苔白，脉沉弦细。

中医诊断：腹痛。

西医诊断：慢性胃肠炎。

辨证：肝胃不和。

治法：调和肝胃。

[**方药**] 香砂六君子汤加减。

| 香附12g | 砂仁6g | 党参12g | 白术10g |

茯苓 12g	甘草 6g	佛手 10g	厚朴 10g
莱菔子 10g	延胡索 15g	广木香 6g	枳实 10g
大腹皮 12g	焦三仙^各 15g		

予 10 剂。每日一剂，清水煎 400ml，早晚分服。

结果：服用 10 剂后，腹胀、隐痛消失，纳食佳，咽部正常，未再咳。

按语 患者现以上腹部胀痛为主要不适，当属中医学"腹痛"范畴，此病多因外邪、饮食、情志致病，其基本病机为腑气不通、气机升降失司、不通则痛。患者因饮食不洁而致脾胃受损，故见诸证，发病 1 个月并见易疲劳、腹痛喜温喜按、饮食不消化，则提示脾气虚弱、失于健运、胃之受纳功能受损。大便干稀不调，偶发泛酸为肝胆疏泄不利、肝郁脾虚之证。腰部酸软、夜尿频多提示脾肾阳虚、肾气不足；咽部异物感为痰气内郁、上壅咽喉所致。舌脉符合痰湿、气虚之证。故用香砂六君子汤加减调治，该方主疏肝补脾、行气温中，方中加入佛手、延胡索为疏肝理气，防脾虚木乘；焦三仙皆为消食之品，其山楂可消食化滞，为消化油腻肉食积滞之要药，神曲消食健胃和中，麦芽善消米面薯芋食滞，且能疏肝，三药合用，既可健胃消食，又可疏肝行滞，三药各有所长、相辅相成，对脾虚胃中积滞之胃痞、胃痛等症效果甚佳，方中大腹皮、木香性温，行胃肠之气滞而止痛；莱菔子、厚朴、枳实则行气化湿消滞；诸药合用，共达健脾强胃、消食行气、化湿行滞之效。服药后患者上腹胀、隐痛明显好转，纳改善，进食后食物较易消化，大便成形，质软。嘱其注意情绪、饮食等调理，以善其后。

病案 2：腹胀（慢性胃炎），肝郁气滞，肾虚血瘀证

患者张某，女，45 岁，工人，陕西礼泉人。

首诊时间：2011 年 5 月 12 日。

主诉：腹胀 7 年余。

现病史：患者 7 年前开始出现腹胀，以下腹为主，大便溏薄。怕冷，面色㿠白，腰膝酸软，夜尿频多，脾气急躁，食纳尚可，舌质暗红，舌尖红，舌苔黄白，脉沉细弦。

中医诊断：腹胀。

西医诊断：慢性胃炎。

辨证：肝有气滞、肾虚血瘀。

治法：疏肝理气、活血益肾。

[**方药**] 益肾活血方加减。

炙黄芪30g	当归12g	川芎10g	广木香6g
决明子30g	郁金12g	生白芍15g	香附12g
天麻12g	续断15g	山萸肉12g	盐杜仲12g

三七粉3g^{冲服}

予15剂。每日一剂，清水煎400ml，早晚分服。

结果：诸症消失。

按语 腹胀，在孙思邈的《备急千金要方》中病属"胀满"，其提出"按之不痛者为虚，按之痛者为实"。对其病机与治法，王肯堂的《证治准绳》中曰"其脏腑之气本盛，被邪填塞不行者为实，其气本不足，因邪所壅者为虚，实者祛之，虚者补之"。患者久病腹胀、现怕冷、面色白，大便溏薄，此为中气虚弱，失与健运之象；腰腿酸困、夜尿频为肾虚之象；脾气急、舌尖红为肝气不疏且有郁火；舌暗红提示兼有瘀血。故辨证属于肝郁气滞、肾虚血瘀。治以疏肝理气，活血益肾。此方中用黄芪补气，木香行气；续断、盐杜仲补肾阳，山萸肉、肉苁蓉补肾精，郁金、香附、白芍、当归、川芎养肝血而疏肝气，其中郁金、当归、川芎合三七可活血化瘀，决明子、天麻则清肝之虚热、熄肝之虚风。故服药后诸症可除。

病案3：腹痛（急性肠炎），胃肠气郁证

患者王某，女，50岁，教师，陕西咸阳人。

首诊时间：2013年1月6日。

主诉：反复上腹部疼痛2个月。

现病史：患者于近两月来无明显诱因自觉上腹部疼痛，呈反复发作，与饮食无关。情志不畅及劳累后易发作。平时自觉怕冷，小腹受凉后易出现腹泻。夜间多梦，惊惕易醒。食纳尚可，近日大便干结，小便尚调。面

色黄，口唇发绀，舌质暗红，舌苔薄白，脉沉细。

中医诊断：腹痛。

西医诊断：急性肠炎。

辨证：胃肠气郁。

治法：理气和胃。

[**方药**] 木香流气饮加减。

木香 6g	藿香 10g	炒白术 10g	甘草 6g
草果仁 6g	槟榔 10g	姜半夏 10g	厚朴 10g
醋青皮 10g	陈皮 10g	大腹皮 12g	桂枝 6g
延胡索 15g	小茴香 6g	炒酸枣仁 15g	首乌藤 30g
丹参 15g			

予10剂。每日一剂，清水煎400ml，早晚分服。

注意：注意休息，调情志，慎饮食，如有不适，就近诊治。

结果：患者服药10剂后，上腹痛症状减轻，怕冷减轻，睡眠好转，二便调。再服10剂后，上腹痛未再复发，诸症消失，疾病告愈。

按语 凡是以胃脘以下，耻骨毛际以上部位疼痛为主要表现者，即为腹痛。常因感受外邪、饮食所伤、情志失调及素体阳虚等，均可导致脏腑气机阻滞，气血运行不畅，经脉痹阻，"不通则痛"，或脏腑经脉失养，不荣而痛。本证患者为自觉上腹部疼痛，情志不畅及劳累后易发作，小腹受凉后易出现腹泻；面色黄，唇紫，舌暗红，苔薄白，脉沉细，为气机不畅之象。故诊断为胃肠气郁之腹痛。治疗当以理气和胃，方用"木香流气饮"加减，以调顺营卫，安和五脏。木香、厚朴、醋青皮行气止痛，草果、藿香化湿和中，槟榔、大腹皮逐水祛邪，同时张老认为怪病多由痰作祟，辅以姜半夏化痰降浊，可祛除致病之因；方中桂枝、小茴香温中散寒、培补中焦、升发阳气，使气机和顺；用大剂延胡索以活血散瘀、理气止痛；治疗不寐之证，张老常用大剂酸枣仁、首乌藤、丹参合用，常获良效；炒酸枣仁交通心肾，和血通络，益心安神，丹参养血安神，三药合用，肝心同治，气血同调，补泻兼施，则络通神安。全方行气止痛、活血化瘀、养心安神，故患者服之即效。

病案 4：腹痛（慢性胃肠炎），肠胃郁滞，心肾不交证

患者王某，女，43 岁，教师，西安灞桥人。

首诊时间：2012 年 11 月 12 日。

主诉：反复脐腹疼痛 10 余年。

现病史：10 年前开始反复出现脐周、少腹疼痛，以胀痛为主，劳累、受凉、生气可诱发，睡眠不佳，曾于外院行肠镜、妇科检查，皆未见明显异常，多处求治不效。近 3 年患者上症加重，脐周、少腹胀痛持续存在，遇劳受凉疼痛剧烈，休息后可缓解，遂来就医。刻诊：胃脘胀痞，心烦口苦，脐腹冷痛，腰酸怕冷，面色少华，面有瘀斑，视力下降，食纳欠佳，入睡困难，大便黏腻，有时略干，小便可，淡黯舌，薄白苔，双尺脉沉。

中医诊断：腹痛。

中西诊断：慢性胃肠炎。

辨证：肠胃郁滞、心肾不交证。

治法：调理肠胃、交通心肾。

[**方药**] 黄连半夏泻心汤加减。

黄连6g	姜半夏10g	黄芩10g	干姜6g
党参10g	小茴香6g	槟榔10g	大腹皮12g
川芎10g	炒枣仁12g	丹参15g	夜交藤30g
柴胡10g	延胡索15g	川楝子10g	生甘草6g

予 30 剂。每日一剂，清水煎 400ml，早晚分服。

注意：防劳累，畅情志，清淡饮食，如有不适则及时就医。

结果：服药后胃胀已除，睡眠改善，大便好转，2 日一行。现症见：面色少华，面有瘀斑，脐腹胀痛，夜休时汗出，口酸，腰酸痛，怕冷，纳可，小便调，舌淡边红，苔薄白舌根厚腻，脉细略弦。用上方去柴胡，加制首乌15g，玫瑰花12g，月季花12g，予 20 剂，用法、注意事项同前。

三诊时，服药后腹痛明显好转，仅遗留左下腹胀痛，无明显诱因下再发脐周、少腹、胃脘部胀痛，晨起口酸，近二日腹痛已缓解，但感腹稍胀，纳可，怕冷，小腿冷，偶腰部发凉，小便调，大便软，日一行，暗红舌，薄白苔，双关脉略滑，余脉沉。用上方去党参，加广木香6g，30 剂，

用法、注意事项同前。药后基本痊愈。

按语 本患者胃脘胀痞、脐周及少腹胀痛、纳呆，以劳累、受凉、或生气后诱发，当为肠胃气机郁滞之象；肠腑气滞夹湿则大便质黏，气郁日久，少阳胆腑郁热则口苦，上扰心神则心烦失眠、入睡困难，心火不能下达于肾，则腰酸怕冷、少腹冷痛，如是则心肾不交之症即成；面色少华，面有瘀斑，舌质黯淡为气滞日久血瘀之象。因此该病人的基本病机为肠胃郁滞、心肾不交、瘀血内停。治疗当调理肠胃、交通心肾、活血止痛。故用黄连半夏泻心汤辛开苦泄，消痞散满；用小柴胡汤和解少阳，与清泄肝热之川楝子合用，能使口苦得解，与行气利水之槟榔、大腹皮合用能使三焦通利，水道通调，痰湿得除，脘腹胀痛得消。以上诸药相合，肠胃气机得调，痰湿郁热得除，再加入温肾暖肝之小茴香散寒止痛，与黄连相配能使心肾得交，水火既济，加炒枣仁、夜交藤更能使心神得养，失眠得除；加入川芎、丹参、延胡索以增强行气活血止痛之功。二诊时患者脘腹胀痛症状明显减轻，已无口苦之象，而面部色斑仍在，故去柴胡，加制首乌、玫瑰花、月季花活血养颜。三诊，腹痛明显好转，腹稍胀，故去党参以防温补而滞气，用广木香以加强行气之力。

（四）肠癖

病案： 肠癖（慢性肠炎），肠胃不和证

患者万某，女，61岁，干部，陕西彬县人。

首诊时间： 2012年10月14日。

主诉： 反复腹痛伴里急后重5年。

现病史： 5年前始出现，每日大便前后里急后重，腹痛，肠鸣，曾经检查示为直肠黏膜慢性炎症伴糜烂，直肠肥大，经治疗（具体不详）后症状稍有缓解，停药后病情反复，腹痛时连及腰骶，大便时觉肛门灼热，刺痛，大便便质基本正常，诉平素胃脘不适尤以空腹时明显，偶有烧灼感，自觉咽部长期刺痛，检查见咽红，充血；诉经常口腔糜烂，腰困痛；舌偏瘦，暗红，苔白厚，脉沉细迟弱，纳可，夜休可，小便调。

中医诊断： 肠癖。

西医诊断： 慢性肠炎。

辨证：肠胃不和。

治法：调和肠胃。

[**方药**] 木香流气饮合芍药汤加减。

广木香 6g	槟榔 10g	厚朴 10g	白芍 15g
延胡索 15g	赤芍 10g	元参 15g	麦冬 15g
生甘草 10g	桔梗 10g	蒲公英 15g	佛手 10g
大腹皮 12g			

予 15 剂。每日一剂，清水煎 400ml，早晚分服。

注意：慎劳累、避风寒、忌辛辣、烟酒，如有不适，就近诊治。

结果：服药 15 剂后痊愈。

按语 张老认为治疗"肠癖"以调和肠胃、行血调气为法，正所谓"行血则便脓自愈，调气则后重自除"。本例患者以腹痛，里急后重，久泻为主症，且诉时有腹胀，为气机郁滞，血行不畅之征象，诊断为肠癖（慢性肠炎），证属肠胃不和证，治以调和肠胃，方选木香流气饮合芍药汤加减。木香流气饮方出《太平惠民和剂局方》，芍药汤方出《素问病机气宜保命集》，具清热燥湿，调气和血之效。方中木香、槟榔、佛手行气导滞，为木香流气饮之主药，达"调气则后重自除"之效；赤芍清热凉血祛瘀，寓"行血则便脓自愈"之意；白芍缓中止痛；蒲公英清热解毒，麦冬滋阴防止燥湿劫阴；延胡索活血散瘀、行气止痛；桔梗具宣肺祛痰、利咽排脓治疗咽喉肿痛、口腔糜烂；元参清热凉血；厚朴行气消积，燥湿除满；大腹皮宽中、行气导滞，善解腹部胀气；甘草甘缓和中、清热解毒、调和诸药。全方调和肠胃、调气行血，则火散、痢停、湿去、痛止。

（五）便秘

病案：便秘，阳虚秘

患者李某，女，43 岁，干部，甘肃人。

首诊时间：2012 年 7 月 2 日。

主诉：反复大便秘结 10 余年。

现病史：患者诉近十余年来大便无力，常 7～8 日一行，大便干结，平素无便意。近 2 年来常有阵发性双手手指色苍白、麻木，经揉搓后可缓解。

双脚时冰凉，冬季尤明显。夜尿频数，清长，每晚 4 ~ 5 次，腰膝酸软，颜面瘀斑。纳食差，夜眠可。舌淡红，苔薄白，脉沉迟。

既往史：有子宫下垂病史 3 年余。

诊断：便秘。

辨证：阳虚秘。

治法：温阳补肾，润肠通便。

[方药] 济川煎合麻子仁丸加减。

火麻仁 15g	肉苁蓉 12g	当归 12g	丹参 15g
炒枣仁 15g	桂枝 6g	益智仁 12g	桑螵蛸 12g
桃仁 10g	大黄 5g	川牛膝 12g	制首乌 15g
枳壳 12g			

予 15 剂。每日一剂，清水煎 400ml，早晚分服。

结果：服后就诊时颜面色泽较前明润，大便 2 日一行，质软，但停药后又恢复如前。近来手指色苍白、麻木感再未出现，双脚冰凉感明显减轻。夜尿 2 ~ 3 次/晚。舌脉同前。上方加杏仁 10g。再予 15 剂以善后，用法、注意事项同前。

按语 患者粪便在肠中滞留日久，秘结不通，排便周期延长，当属中医"便秘"范畴。该病基本病机在于大肠传导失常，有虚秘、实秘之分，临床不少患者久病不愈方来求治，故以虚实夹杂之证多见。肾司二便，肾气亏虚，下元不温，五液不化，肠失濡润，传导不利而大便不通；肾主五液，司开合，肾阳不足，气化无力，津液不布，故小便清长；肾虚精亏，故腰膝酸软；久病入络，瘀血内生，故颜面瘀斑；肾阳亏损，故舌淡红，苔薄白，脉象沉迟。法当温肾润肠。方以济川煎合麻子仁丸加减。张老指出济川煎乃"用通于补之剂"，用于肾虚便秘者甚效。该方出自《景岳全书》，主治肾虚便秘证，具温肾益精，润肠通便之功。方中肉苁蓉温肾益精，润燥滑肠；当归养血和血，辛润通便，川牛膝补肾强腰，其性下降，引药下行，引邪外出；枳壳宽肠下气；少加桂枝以升清阳，使清升而浊降。辅以麻子仁丸，以火麻仁润肠通便，桃仁合丹参可活血化瘀润便，桂枝温经通络散寒，大黄活血化瘀、泄下通便。方中还用益智仁、桑螵蛸二药益肾缩尿。全方共达温阳通便、养血益气、活血化瘀之效。张老较为推崇丹参，认为其活血用途广、价廉效佳，《妇人明理论》中有"一味丹参散，功同四物汤"之说，丹参可祛瘀而生新血，对虚证之瘀血证也较为适合。案中患者手指苍白、麻木，经揉搓后可缓解，可以看出有气血不足，行血不畅，故而以丹参活血化瘀而不伤正，并能助通大便，可谓一举两得。

五、肝胆系病证

（一）胁痛

病案1：胁痛（慢性胆囊炎），肝气郁结，肝胃郁热证

患者孙某，女，60岁，农民，陕西潼关人。

首诊时间：2011年12月5日。

主诉：右胁肋疼痛不适2个月。

现病史：2个月前无明显诱因右胁肋疼痛不适，频频发作，遂于陕西省某空军医院行腹部B超检查提示：慢性胆囊炎。口服"消炎利胆片"效果不显著，故来就诊，现症见：右胁疼痛不适，痛及后背，晨起时常觉胃脘部烧灼感，胀满不舒，厌食油腻，夜休尚可，二便正常，舌黯苔薄黄，舌下脉络迂曲，有瘀丝，脉沉弦细。

中医诊断：胁痛。

西医诊断：慢性胆囊炎。

辨证：肝气郁结，肝胃郁热。

治法：疏肝清热，活血止痛。

[**方药**] 柴胡疏肝散加减。

柴胡10g	黄芩10g	白芍10g	香附10g
郁金15g	吴茱萸4g	黄连6g	石斛15g
栀子10g	金钱草30g	川楝子10g	大黄10g
炙甘草6g	枳壳15g	莪术10g	

予20剂。每日一剂，清水煎400ml，早晚分服。

注意：慎劳累、避风寒、忌辛辣食物、烟酒，如有不适，就近诊治。

结果：服药20剂后二诊时，患者胁痛稍有减轻，胃部烧灼感及胀满有所减轻，二便正常，夜休可，舌淡苔薄黄，脉弦数。守方治疗，再予20剂，用法、注意事项同前。

三诊时，自觉右胁疼痛明显减轻，每日偶有发作，胃脘稍胀满，二便调，舌淡苔薄黄，脉弦数。上方去柴胡、石斛，加三七3.0g（冲服），丹参15g，姜半夏10g，川芎10g，再予20剂以巩固疗效，用法、注意事项同前。

按语 《金匮翼·胁痛统论》说："肝郁胁痛者，悲哀恼怒，郁伤肝气。"《临证指南医案·胁痛》曰："久病在络，气血皆窒。"《类证治裁·胁痛》谓："血瘀者，跌仆闪挫，恶血停留，按之痛甚。"肝气郁结胁痛，日久有化火、伤阴、血瘀之变。张老认为，胁痛为肝失条达，肝气阻滞不利，而致瘀血阻络，不通则痛，若迁延日久，又可由实转虚，气病及血，气血同病。本例患者以右侧胁肋部疼痛，痛及后背为主症，诊断为胁痛，证属肝气郁结，肝胃郁热证，治以疏肝清热，活血止痛，方选加减柴胡疏肝散。方中柴胡、郁金、香附为疏肝解郁之首选；川楝子、莪术活血兼以行气，又可止痛；白芍敛肝阴，柔肝止痛；枳壳理气；黄芩、黄连、栀子、大黄清热除烦；金钱草清肝利胆；石斛滋阴清胃热；吴茱萸理气止痛，又可反佐芩连等药之苦寒。二诊时，患者症状有所改善，故继续原方治疗。三诊时，主症已明显减轻，胃部稍有胀满，故原方去柴胡、石斛，加三七、丹参以活血化瘀止痛，川芎活血行气止痛，姜半夏和胃降逆，以求久服而收功。

病案2：胁痛（肾结石），肝气郁滞，血行不畅证

患者张某，女，66岁，工人，咸阳市某厂。

首诊时间：2012年2月27日。

主诉：右胁疼痛3天。

现病史：患者于2002年因肾盂结石手术治疗，一年后患者腰部不适，查B超又见肾盂少量泥砂样结石。经口服清热通淋片后症状缓解，近三天来右胁痛明显，痛引肩背，自觉尿少。现症见：右胁疼痛，痛引腰背，颈

项不舒，痛彻肩背，胸闷气短，口气较重，纳食尚可，晨起后手、脸、下肢肿胀，夜休差，大便调，小便淋漓涩滞，舌黯红，边尖有齿痕，苔薄黄，脉沉细涩。

检查：颈椎摄片示：颈椎生理曲度变直，颈椎间隙狭窄。尿检查示：隐血（+），白细胞 1~2 个，尿中可见大量结晶体。颈部血管 B 超示：颈动脉粥样硬化斑块形成。肾脏 B 超：右肾盂未见结石及积水。血压 150/70mmHg。

既往史：有高血压病史 5 年，血压最高达 170/90mmHg，间断服用降压药，血压控制不理想。

中医诊断：胁痛。

西医诊断：肾结石。

辨证：肝气郁滞，血行不畅。

治法：疏肝理气、畅通血脉、通淋排石。

[**方药**] 天麻钩藤汤合柴胡疏肝散加减。

天麻 12g	钩藤 12g^{后下}	栀子 10g	黄芩 10g
生杜仲 12g	川牛膝 30g	菊花 12g	石决明 30g^{先煎}
川芎 10g	郁金 12g	白芍 15g	柴胡 10g
枳壳 10g	香附 12g	延胡索 15g	三七 3g^{冲服}
白茅根 15g	通草 6g	甘草 6g	

予 15 剂。每日一剂，清水煎 400ml，早晚分服。

注意：畅情志，勿过劳，清淡饮食，如有不适则及时就近医治或住院治疗。

结果：服药后上症明显减轻，右胁疼痛基本消失，腰困减轻，仍觉颜面肢体肿胀。近来血压不稳，最高 170/90mmHg，血压升高时头晕明显。平素四肢冰冷，常觉胸闷，气短，自觉肢体欠灵活。上方去柴胡、枳壳，加金钱草 15g，鸡内金 10g，丹参 10g，再予 15 剂，用法、注意事项同前。服后颜面、肢体肿胀消失，胸闷、气短未再发作，肢体活动灵活。后相继服药 30 余剂，血压下降且稳定。

按语 患者右胁疼痛，时有胸闷、气短，舌黯红边有齿痕，脉沉细涩为肝气郁滞、血行不畅表现，肝气郁滞日久，肝郁化火，肝阳上亢，则易出现头晕，头疼。根据《金匮要略》"血不利则为水"之理论，血行不畅则水液停滞，手、脸及下肢肿胀，血行不畅，瘀血与水湿互结，日久化热，滞留胁肋而疼痛，连及腰背，小便淋漓涩滞。患者项部不适疼痛连及右肩皆为血脉不畅之象。故治疗当以疏肝理气、平肝潜阳、畅通血脉、通淋排石为法。方用柴胡、枳壳、香附、郁金舒肝理气解郁，用白芍敛阴以柔肝，用天麻、钩藤、石决明平肝以潜阳，用栀子、黄芩、菊花以清泄肝热，用生杜仲、川牛膝补益肝肾且现代药理研究其可降血压，用延胡索、三七畅通血脉、活血止痛，用白茅根、通草利尿通淋，用甘草调和诸药。二诊时患者血压升高，头晕明显，故去柴胡、枳壳以防阳升太过、肝阳过亢、头晕加重，加金钱草、鸡内金以加强清热通淋，利尿排石之功，加丹参以畅通血脉。病情逐渐好转。

病案3：胁痛（慢性胆囊炎），肝胆郁滞证

患者段某，女，63岁，工人，咸阳市人。

首诊时间：2012年9月27日。

主诉：两胁伴后背胀痛半年余，加重4天。

现病史：患者半年前因生气引起两胁及后背胀痛，时发呃逆，口苦咽干，食欲不振，时发头晕，心慌气短。在某附属医院诊断为"胆囊炎"，治疗一段时间后好转。4天前生气后上述症状加重，遂来就诊。现症见：两胁后背胀痛，心悸，胸闷气短，时发呃逆，食欲不振，夜休欠佳，大便干稀不调，时有排便困难，小便短赤。舌红苔薄黄，脉弦细。

既往史：曾有盆腔炎、子宫膨出4年余。

中医诊断：胁痛。

西医诊断：慢性胆囊炎。

辨证：肝胆郁滞。

治法：疏肝利胆。

[**方药**] 柴胡疏肝散加减。

柴胡10g	白芍15g	川芎10g	香附12g

郁金 12g	广木香 6g	金钱草 15g	赤芍 10g
红花 6g	合欢花 15g	夜交藤 30g	丹参 15g
菊花 12g	竹茹 10g	甘草 6g	

予 15 剂，每日一剂，清水煎 400ml，早晚分服。

注意：畅情志，避风寒，适运动，节饮食，如有不适则及时就近医治。

结果：二诊时诸症略减轻，因感冒后又诱发双胁胀痛，口干口苦，嗳气，纳差，晨起咳白色黏痰，量少难咳出，小便频数，大便干结，舌暗淡，苔白稍腻，脉弦滑。上方加石斛 12g，延胡索 12g，莱菔子 10g，予 15 付，用法、注意事项同前。

三诊时，两胁胀痛明显减轻，偶有口苦、咽干，喉中有痰，晨起量多难咳出，近来情绪欠佳，小便量少，大便干，舌尖红苔黄腻，脉弦细。上方去竹茹、柴胡，加决明子 15g，菖蒲 10g，焦三仙各 15g，白蔻 6g，再予 15 剂以调养，用法、注意事项同前。

按语 此患者生气后出现两胁后背胀痛，当属肝胆郁滞之证。因肝主疏泄，情志抑郁，则肝疏泄失常，肝失条达之性，肝气阻滞不利，气机失和，不通则痛，故而产生胁痛。正如《杂病源流犀烛·肝病源流》所说："气郁，由大怒气逆，或谋虑不决，皆令肝火动甚，以致胁肋痛。"肝郁之后最易克脾犯胃，故出现打嗝，食欲不振，小便短赤，大便困难等症。如李东垣《脾胃论》所说："肝木妄行，胸胁痛，口苦舌干，往来寒热而呕，多怒，四肢满痛，淋溲便难，转筋腹中急痛，此所不胜乘之也。"但患者脾虚之象皆因肝郁太过而致，故解郁疏肝为治之急。因此，以疏肝利胆为法，选用柴胡疏肝散加减治疗。方中柴胡、广木香行气解郁，因气滞易于导致血瘀，用川芎、香附、郁金既能行气又能活血，另加赤芍、红花、丹参增强活血作用，可使气行血畅，相得益彰，胁痛顿减。白芍、甘草缓急止痛。张老善用郁金，配白芍而解郁，一行气活血，一柔肝缓急，临床用于调节情绪障碍者，效果明显。菊花、金钱草、竹茹清肝利胆。合欢花、夜交藤解郁安神。二诊患者因感冒又诱发胁痛加重，且出现气滞碍胃之证，症见口干口苦，嗳气，纳差，故用延胡索加强止痛效果，石斛清热益胃生津，莱菔子消食除胀，降气化痰。三诊时患者肝气郁滞症状明显减轻，主要为气滞导致的湿阻中焦之象，故去竹茹、柴胡，加菖蒲化湿浊、醒脾胃、行气滞、消胀满，决明子清肝热、润肠燥，白蔻行气温中、开胃消食，故证情日渐好转。

病案4：胁痛（慢性肝炎），肝胆郁热，气滞血瘀证

患者张某，男，45岁，教师。

首诊时间：1979年1月12日。

现病史：自1974年以来自觉口苦、胁痛、饮食减少、腹胀、气短、小便黄、脉弦数。经查肝功，转氨酶400单位以上，其余正常。肝肋下可触及1.5cm，压之稍痛，遂用疏肝理气、活血化瘀之品治疗，诸证有所改善，但转氨酶时有增高，仍坚持工作。1979年元月初又觉口苦眼涩，心烦易怒，胸闷气短，右胁胀痛，矢气颇作，饮食减少，疲乏无力，小便黄浊，大便不爽，舌暗红，口唇紫，脉弦硬。经查肝功，转氨酶200单位，碱性磷酸酶9单位，余无异常。

中医诊断：胁痛。

西医诊断：慢性肝炎。

辨证：肝胆郁热，气滞血瘀证。

治法：清肝利胆，行气活血，调和胃肠。

[**方药**]（1）自制山丹糖浆（内含山楂、丹参、郁金、决明子、红白萝卜汁等）。

（2）每日肌注丹参注射液两支。

结果：治疗两周后，唯口唇紫，脉弦硬稍有改善外，其他自觉症状全除，1月25日复查肝功、转氨酶降至正常，碱性磷酸酶下降为1.5单位。

按语 慢性肝炎一病，一般属于中医学之"郁证"、"胁痛"甚或"癥瘕"等范畴，多因肝气郁结或气郁化火所致，宜采用疏肝解郁理气之柴胡疏肝散或丹栀逍遥散等加减调治。但郁久气滞，血行受阻，故必须重用行气活血或软坚散结之品方能显效。山丹糖浆系我们自拟处方，具有疏利肝胆、活血化瘀、调和胃肠的作用，结合肌注丹参注射液，具有增强活血化

瘀，柔肝护肝的作用。曾在 20 世纪 70 年代末至 80 年代初试治 50 余例具有上述典型症状之急慢性肝炎或单项转氨酶增高的患者，均有改善症状，改善肝功、降酶等近期疗效。

病案 5：胁痛（乙型肝炎），肝郁脾虚，毒瘀互结证

陈某，男，34 岁，干部。

首诊时间：1993 年 3 月 7 日。

现病史：患"乙型肝炎"半年，经多次"两对半化验检查，结果均为：表面抗原、表面抗体、核心抗体呈阳性（大三阳）。现症见目睛黄染，面色萎黄，脘腹胀满、疼痛，以右上腹为著，呈阵发性剧痛。伴有头昏、失眠、口干思饮，纳差，便稀。舌质红，苔薄白少津，脉弦缓。

中医诊断：胁痛。

西医诊断：乙型肝炎。

辨证：肝郁脾虚，毒瘀互结。

治法：健脾舒肝，解毒化瘀。

[**方药**] 四君子汤加减。

太子参 12g	白术 12g	茯苓 15g	五味子 10g
丹参 15g	三棱 10g	板蓝根 15g	香附 12g
猪苓 12g	大腹皮 10g	焦三仙^各15g	甘草 3g

予 10 剂。水煎 400ml，早晚分服，日 1 剂。

二诊（1993 年 3 月 13 日）：腹痛、腹胀，头昏、头胀，口干纳差等症状明显减轻。舌质红，苔薄白，脉弦缓。仍用上方加鳖甲 15g（先煎）。患者自感服药后症状减轻，遂自行取药连服近百剂。3 个月后三诊时病情大为好转，精神大振，纳食增加，腹痛、胁痛均除。肝功正常，"两对半"检查全部转阴。

按语 "乙肝"难治，众所周知。此例用四君子汤健脾益气，方中用太子参意在舍党参久用易化热恋邪之弊，又加疏肝、解毒、化瘀之药，如香附疏肝郁，丹参、三棱活血化瘀，板蓝根清热解毒，五味子敛阴护肝，大腹皮、猪苓等行气、消胀、利水，焦三仙消导化积。其中，三棱去除顽症

瘀血作用甚好，猪苓近代研究有很高的细胞免疫及抗癌活性。"乙肝"治法虽多，但辨证论治仍应是治疗的总则。把握患者的根本病机，在细心辨证选方用药的基础上，酌加现代药理研究已经被广泛认可的中药，加强抗病毒之力，不失为一种尝试。然而，"万变不离其宗"，断不可寄望于一朝一夕，更不能只识病而忽略"证"的重要性，只要做到病证合参，方药精当，临证治验，还是有可能的。

病案6：胁痛（慢性肝炎），气虚肝郁，瘀毒内聚证

段某，男，30岁，医生。

首诊时间：1977年2月3日。

现病史：两年来常觉身困乏力，纳差腹胀，大便不畅，口苦溲黄，嗳气上逆，胸闷气短，胁下胀痛不舒，经查转氨酶增高，多方治疗不效。观其面色青黄，精神不振，舌暗苔白略厚，脉沉弦略硬。

中医诊断：胁痛。

西医诊断：慢性肝炎。

辨证：气虚肝郁，瘀毒内聚。

治法：补益中气，疏肝理气，活血祛瘀，清热解毒。

[**方药**]（1）柴胡舒肝散加减。

柴胡10g	香附12g	郁金12g	延胡索12g
丹参30g	赤芍10g	山楂30g	佛手10g
麦芽12g	川楝子10g	板蓝根30g	生草6g

予10剂。每日一剂，清水煎400ml，早晚分服。

（2）自制山丹糖浆，由丹参、郁金、山楂、草决明、红、白萝卜汁等组成，陕西中医学院附属医院自制，按说明间断服用。

（3）丹参注射液，4ml，2次每日，肌内注射。

结果：上方治疗一周，症状减轻，精神好转，遂守法以上方略事加减，治疗两月。症状全消，脉舌正常，转氨酶下降，后再未治疗，全天上班，至今未犯。

按语 张老认为慢性肝炎多由气虚肝郁、瘀毒内聚所致。所谓"正气

存内，邪不可干，邪之所凑，其气必虚。"气虚不能够抵御各种肝病病毒，病毒内侵，加之体虚，久而发病，病程迁延日久，形成"瘀、毒"症状。脾胃为后天之本，脾胃气虚中气健运受碍，清阳不升，浊阴不降，清阳不升，则水谷之精微不能濡养全身脏腑，则见身困乏力，胸闷气短，精神不振；浊阴不降，导致水湿内聚，湿阻中焦，则见腹胀纳差；瘀血久之，脏腑功能失调，瘀久酿毒而生，余毒上泛，肝胃不和，则见嗳气上逆，口苦溲黄，面色青黄；瘀、毒、湿互结，加之气虚推动无力，腑气不通，则大便不畅；舌暗苔白略厚，脉沉弦略硬皆由气虚肝郁，瘀毒内聚所致。故治宜补中益气、疏肝理气、活血祛瘀、清热解毒，四法珠联璧合、相得益彰，功能相辅相成，故获痊愈。本例在调理肝脾的基础上，注重瘀、毒内聚的病机，将丹参、山楂、板蓝根之量各用至30g，以活血化瘀，清热解毒，从而使正气得复，瘀毒得祛，肝气调达，脾气和顺。自制山丹糖浆结合肌注丹参注射液是张老为主的课题组在20世纪70、80年代治疗慢性肝炎或转氨酶增高者的有效方案。

（二）积聚

病案： 积聚（早期肝硬化），脾胃亏虚，肝郁血瘀证

张某，女，30岁，检验师。

首诊时间：1980年5月28日。

现病史：1975年曾患急性黄疸性肝炎，于某县医院住院治疗后，黄疸退，但常觉乏困无力，颜面、下肢浮肿，劳则加重，伴食欲不振，腹部胀满，连及两胁，大便不调，时干时稀，小便量少，月经量少、延后。后虽经多方治疗，但症状改善不著。至今年元月以来，症状似有加重，感两侧胁下胀满而撑，隐隐作痛，痛处固定不移，且腹胀日渐加重，时有振水音，饮食明显减少，易动气烦躁，面部青黯，形体消瘦。查肝功：黄疸指数正常，谷丙转氨酶175单位，麝香草酚浊度试验9单位，硫酸锌浊度试验19单位，血清总蛋白量7.6克，白蛋白3.55克，球蛋白4.05克，肝大至肋下1cm，剑下2.5cm，脾脏增厚4cm。某县医院诊断为"早期肝硬化"，因治疗效果不理想，故转中医诊治。诊见：患者面色萎黄晦暗，形体消瘦，腹稍膨隆，肝区压痛明显，脾大可及，质硬，触则疼痛，下肢浮

肿。舌质紫暗，舌底有瘀丝，苔薄白，脉沉弦无力。

中医诊断：积聚。

西医诊断：早期肝硬化。

辨证：脾胃亏虚，肝郁血瘀。

治法：健脾益气，疏肝化瘀。

[**方药**]（1）八珍汤加减。

炙黄芪15g	茯苓15g	白术10g	炙甘草6g
当归10g	白芍12g	三七3g^{冲服}	郁金12g
丹参15g	香附10g	山药20g	白茅根30g

予20剂。每日一剂，清水煎400ml，早晚分服。

（2）伤湿止痛膏撒少许七厘散外贴两胁下；丹参注射液（2ml）50支，每日1次，每次2支，肌内注射。

结果：治疗25天后，自觉诸症减轻，浮肿消失，精神好转，饮食增加，可上半天班。4月25日在某医院复查肝功：麝香草酚浊度试验3单位，硫酸锌浊度试验11单位，谷丙转氨酶76单位，血清总蛋白7.65克，白蛋白4.15克，球蛋白3.5克；超声波示肝上界由第5肋下降至第6肋，下界肋下未探及，剑下2cm，脾不肿大。以前方稍事化裁继续服用。6月3日复诊，诸症临床治愈，肝功化验正常。诉5月份已可全天上班。

按语 急性黄疸性肝炎，是属典型肝胆湿热证。肝胆湿热之证，若治不彻底，则肝气郁结；肝气郁结，日久及络，络伤血瘀，则气血不畅；肝气郁滞，木旺克土，戕伤脾胃，脾失健运，故见肝强脾弱之证。气血郁滞日久，脾气散耗，遂成顽疾。本患者就是在患急性黄疸性肝炎时治疗不彻底而导致脾胃虚弱，肝郁血瘀而成积象（早期肝硬化）。因而，治当从益气健脾，理气活血着手，兼以补母固肾，养子宁心，扶正祛邪，攻补兼施，内外合治，守方徐图，俾瘀化正复而临床告愈。方中八珍汤减熟地、川芎加活血化瘀药和疏肝药，意在益气健脾、疏肝化瘀。外用伤湿止痛膏合七厘散贴胁下，意在除湿化瘀，止痛消肿，柔坚散结。

（三）鼓胀

病案：鼓胀（肝硬化腹水），脾土虚弱，血瘀水结证李某，男，59 岁，扶风县揉谷公社社员。

首诊时间：1978 年 4 月 30 日。

现病史：患者诉腹胀胁痛半年余，近一月来病情加重，纳食锐减，肢软无力，头昏消瘦，渐而小便黄少，大便稀溏，腹部膨大，青筋暴露，气急不得平卧，下肢浮肿，面色青黄灰暗，两耳枯槁，肌肤甲错，毛发憔悴，舌紫苔白，舌下静脉曲张，两侧边缘可见 10 余个紫黑瘀点，脉沉弦硬。超声波检查有腹水。

中医诊断：鼓胀。

西医诊断：肝硬化腹水。

辨证：脾土虚弱，血瘀水结。

治法：健脾益气，化瘀行水。

[**方药**] 调营饮合五苓散加减。

炙黄芪 15g	白术 12g	茯苓 15g	丹参 18g
三棱 9g	山楂 15g	延胡索 9g	白花蛇舌草 30g
泽泻 12g	葶苈子 12g^打	白茅根 30g	佛手 12g
大腹皮 12g	车前子 9g	生甘草 6g	

予 10 剂。每日一剂，清水煎 400ml，早晚分服。

结果：二诊：上方共服 14 付。服至 7 付时，小便增多，腹胀渐减，再服 7 付，食量渐增，诸证好转，舌尖略红苔白，舌下瘀点渐隐，脉沉弦。病有起色，守前法出入（上方去甘草加鳖甲 15g）。

三诊：前方继服 10 余付后停药，尿量显著增加，腹水已无，腹胀大减，精神显著好转，可参加轻微劳动。

四诊（1979 年 3 月 5 日）：近 1 个月来劳作过度，旧疾复发，腹胀不适，右肋隐痛，胃纳甚差，口臭，小便短少，大便不爽。舌尖红，舌底瘀点满布，脉沉略弦、超声波检查：肝肋下 2.5cm，密集微小波，脾侧卧 10cm，腹水征（＋）。遵前法调治。

五诊（1979 年 4 月 5 日）：上方连服 10 付，肌注丹参针 30 余支，腹胀大减，二便自如，又能参加轻微劳动，唯纳食量少乏味。舌质稍淡，舌下瘀点减少，脉象同前。超声波检查：肝脾肋下未及，密集微小波，腹水征（＋）。于前方去茵陈、三七，加白术12g，鸡内金9g（冲服），继续调治。1980年2月29日获悉；经调治，基本治愈，并能参加生产劳动。1979年底因过度劳累，复因大怒生气后，前病复发，患者仅在家中调养，不愿诊治，于1980年2月18日病故。

按语 鼓胀为内科四大难症之一，多为本虚标实，攻补两难之难愈之症。本例肝虚脾弱，气聚血结，脉络瘀阻，故见脘腹痞胀，右胁疼痛；脾失健运，水谷精微不能运化，水反为湿，谷反为滞，而腹胀便滞；水湿漫无所制，加以气机滞塞，脉络瘀阻，气、血、水三者互结于腹部，遂见腹大肿满，水膨而胀。又据其脉舌之瘀血见证，故立攻补兼施之法，着重化瘀利水，辅以健脾益气，而获良效。如果单纯利水，而不注意益气化瘀，虽投大剂通利小便，甚至用峻剂逐水，亦难使小便通畅，腹水消退。方用调营饮合五苓散加减，调营饮出自王肯堂《证治准绳》，主治腹大坚满、脉络怒张，胁腹刺痛；面色黯黑，面颈胸有血痣，手掌赤痕。即就是肝硬化失代偿期的临床表现，具有活血化瘀、行气利水的功效。五苓散具有温阳化气，利湿行水之功效，也是常用于治疗水湿内聚之小便不利，水肿腹胀之症。方中大剂量用黄芪，即益气又利水，也有防功阀过损伤正气之意。本证易反复，故坚持治疗和注意劳作，忌戒烟酒，保持情绪舒畅实属必要。

（四）耳鸣

病案1：耳鸣，肝肾不足，虚火上炎证

患者杨某，男，27岁，公务员，陕西西安人。

首诊时间：2012年2月6日。

主诉：双侧耳鸣7个月。

现病史：7月前患者曾在酒吧停留3小时，无不适，次日晨起后出现右侧耳鸣，如蝉鸣，持续性，经多家医院反复治疗效果不显。现觉右侧耳鸣明显，安静时左耳亦有耳鸣，且纳食不香，夜眠可，二便调。舌质淡尖红，苔薄黄，脉弦间有结代。

中医诊断：耳鸣。

辨证：肝肾不足，虚火上炎证。

治法：滋益肝肾，清降虚火。

[**方药**] 知柏地黄汤加减。

知母 10g	黄柏 10g	生熟地各10g	山药 12g

知母 10g　　　黄柏 10g　　　生熟地各10g　　　山药 12g

山萸肉 12g　　泽泻 12g　　　丹皮 10g　　　　茯苓 12g

蝉蜕 10g　　　磁石 30g先煎　　白芍 12g　　　桂枝 6g

焦三仙各15g　　鸡内金 10g

予 20 剂。每日一剂，清水煎 400ml，早晚分服。

结果：15 剂后，自觉耳鸣减轻，唯安静时可察觉，但听力未改善，纳食一般。与上方去泽泻、茯苓、丹皮，加白术 10g，黄芪 10g，五味子 10g，再予 15 剂，用法、注意事项同前。服后耳鸣锐减，偶可察觉，听力稍提高，纳差改善，夜休好，再加减服药 20 余剂后诸症消失。

按语 肾开窍于耳，胆经上贯于耳，而肝胆相为表里，故耳部疾病多与肝胆肾相关。张老认为，久病多虚，多与肝肾不足相关，故张老常以六味地黄汤为主方加减治疗，收效较佳。此患者久病耳鸣，舌苔黄，提示肝肾阴虚化热之象；纳差为脾失健运，与肝木偏盛乘脾有关。故张老以知柏地黄汤滋补肝肾、清泄虚热，方中生、熟地同用，意在滋补肝肾而不助火，白芍可养肝阴而退虚热。磁石、蝉蜕为张老治疗耳鸣、耳聋之常用药对，磁石味辛、咸，性寒，归心、肝、肾经，张老认为大凡一般石药皆质重而易伤正，不可久服，然此药色黑味咸，体重而降，有润下以制阳光之意，且磁石性禀冲和，无猛悍之气，更有补肾益精之功，故甚喜用于阴虚阳亢，肝肾虚火上扰于耳之耳鸣、耳聋等证。蝉蜕甘寒，具有清散肝经风热，通利耳窍，聪耳平鸣之功，两者合用共达补肾潜阳、清热开窍之功。焦三仙、鸡内金健脾强胃消食；桂枝温通经脉。全方共奏滋肝肾、清虚热、开窍助脾之效。服药后患者耳鸣症状日渐缓解，疗效甚佳。

病案 2：耳鸣，肝胆郁滞证

患者郝某，女，39 岁，干部，天津人。

首诊时间：2012 年 10 月 18 日。

主诉：双耳鸣，听力不佳 8 个月。

现病史：2012 年 2 月劳累后出现双耳鸣，听力不清，伴头昏胀，心烦易怒，未行治疗，症状曾一度加重，但后趋于稳定，现为进一步诊治来诊。2012 年 2 月以来，患者进食冷物、腹部受凉后，皆感脐周胀满，有时伴见排烂便，无黏液脓血。脾气急躁，易生气。现症见：耳鸣、耳响，腰酸胀，怕冷，易疲劳，纳食可，腹部易受凉，眠可，无口干口苦，有时伴大便不成形，无夜尿，小便色黄。舌淡红，边有齿痕，苔薄白，脉细数，重按乏力。血压 135/90mmHg。

既往史：有多囊肾病史，曾行手术治疗（有多囊肾家族史），平素时有腰酸胀，有时劳累后出现血压增至 140/90mmHg，休息后复测则正常。

月经史：月经规律，1 月 1 行，每次持续 5～6 天，经量正常，色鲜红，夹少量血块，无痛经，末次月经：2012 年 10 月 3 日～9 日。白带正常。

中医诊断：耳鸣。

辨证：肝胆郁滞。

治法：疏理肝胆。

[方药] 龙胆泻肝汤加减。

龙胆草 10g	山栀 10g	黄芩 10g	知母 10g
黄柏 10g	山药 10g	山萸肉 10g	泽泻 10g
茯苓 10g	丹皮 10g	磁石 30g^{先煎}	蝉衣 6g
葛根 10g	当归 10g	车前子 10g^{包煎}	生地 15g
川牛膝 30g			

予 30 剂。每日一剂，清水煎 400ml，早晚分服。

注意：畅情志，防劳累，清淡饮食，如有不适及时就医。

结果：二诊时，双耳鸣减轻，畏寒、乏力减轻，近半月来鼻涕稍多、色白，时有黄黏鼻涕，无头痛、无发热，口干、无口苦，小腹受凉后大便不成形，小便调，舌淡红，有齿痕，苔薄白，脉细数。方药：上方去生地，加白芷 10g，川芎 10g，再予 30 剂以善后调养，用法、注意事项同前。

按语 本患者以耳鸣、头昏胀、心烦易怒为主症，据此可知病位于肝胆，为肝阳上亢；患者平素时有腰酸胀，腹部易受凉，有时伴大便不成形，舌淡红，边有齿痕，苔薄白，脉细数，重按乏力，提示肝肾阴虚，治疗宜疏泄肝胆，兼补益肝肾。用龙肝泻肝汤清肝泄热，方中生地再加山药、山萸肉滋补肝肾，合泽泻、茯苓、丹皮为六味地黄汤，补益肝肾，合知母、黄柏清泻虚热；磁石潜镇肝阳，葛根升阳止泻，蝉衣归肝肺经，疏风清热；川牛膝引热下行，兼有补肾清虚热；车前子利尿通淋，清利湿热。二诊患者有外感表邪，鼻窍不通之象主诉证候较前改善，坚持效不更方原则并依据患者现证去寒凉之生地，加宣通之窍并解表之白芷和行气活血之川芎，以进一步畅通清窍，善其后。

（五）瘿病

病案 1：瘿病（甲状腺囊肿），肝气郁滞，毒瘀交结证

患者黄某，女，47 岁，干部，新疆伊犁人。

首诊时间：2009 年 10 月 13 日。

主诉：颈前发现包块 1 年。

现病史：患者 1 年前无诱因出现颈前包块，有针刺样痛感，伴口干、发热、汗出，在当地医院按"甲状腺囊肿"治疗后口干发热症状消失，包块仍存在，质韧，活动度可，无压痛，吞咽时有异物感，患者发病以来纳食可，睡眠可，二便可。血压 120/70mmHg，舌红，苔薄白，脉沉细。

中医诊断：瘿病。

西医诊断：甲状腺囊肿。

辨证：肝气郁滞，毒瘀交结。

治法：疏肝理气，活血解毒，软坚散结。

[**方药**] 柴胡疏肝散合四物汤加减。

柴胡 9g	郁金 12g	浙贝母 10g	穿山甲 9g
赤芍 10g	丹参 15g	王不留 12g	龙胆草 10g
花粉 15g	夏枯草 9g	黄芪 20g	白芍 12g
川芎 12g	射干 9g	山豆根 9g	连翘 9g
元参 15g	蒲公英 12g	炙甘草 6g	

予 15 剂。每日一剂，清水煎 400ml，早晚分服。

结果：二诊时，患者诉服用上方后包块显著减小，自觉面部发热，牙

龈渗血 2 次，眼球稍憋胀，纳食可，二便可，夜休可，舌红苔薄，脉细弱。给予上方去丹参、柴胡，加野菊花 12g，红花 6g，再予 10 剂，用法、注意事项同前。

三诊时，患者诸症明显减轻，舌淡红，苔薄白，脉沉细，给上方去野菊花、射干，加丹参 15g，再予 10 剂以巩固疗效，用法、注意事项同前。

按语 瘿病的病因主要是情志内伤和饮食及水土失宜。情志内伤由于长期忿郁恼怒或忧思郁虑，使气机郁滞、肝气失于条达。津液的正常循行及输布均有赖气的统帅。气机郁滞，则津液易于凝聚成痰。气滞痰凝，壅结颈前，则形成瘿病。其消长常与情志有关。痰气凝滞日久，使气血的运行也受到障碍而产生血行瘀滞，则可致瘿肿较硬或有结节。张老认为，瘿病的基本病机：气滞痰凝壅结颈前，久则血行瘀滞，脉络瘀阻。部分病例痰气郁结化火，出现肝火旺盛或心肝阴虚而致阴虚火旺的病理变化。治疗选用柴胡疏肝散疏肝理气，配伍活血通络及化痰散结之品。故在此方的基础上加四物汤以活血通络，又加浙贝母、射干、豆根、元参、蒲公英、连翘以解毒、化痰、软坚、散结。

病案 2： 瘿瘤（甲状腺囊肿），气阴两亏，热结血瘀证

金某，女，37 岁，研究员。

首诊时间：1975 年 10 月 27 日。

主诉：发现颈前区包块 3 个月。

现病史：患者平素体弱，于 1975 年 8 月感冒后，颈项不舒，始发觉左侧甲状软骨旁有一黄豆大小样结节，有疼痛感。在当地多方治疗无效，9 月底转某院外科诊治，确诊为"甲状腺囊肿"。拟行手术治疗，患者不同意，欲求治中医。诊时患者伴有心慌、失眠、小便黄、尿频、尿急、尿痛等症，舌质红、苔薄白，脉滑数无力。患者不仅甲状腺囊肿，且伴有急性泌尿系感染，

中医诊断：瘿瘤。

西医诊断：甲状腺囊肿；急性泌尿系感染。

辨证：气阴两亏，热结血瘀。

治法：益气活血，养阴清热、利湿散结。

[**方药**] 元麦甘桔汤加减。

元参 15g	麦冬 10g	丹参 24g	连翘 15g
夏枯草 30g	穿山甲 10g	赤芍 10g	怀牛膝 10g
夜交藤 30g	白茅根 30g	生甘草 6g	黄芪 24g

每日一剂，清水煎 400ml，早晚分服。

结果：上方连服 10 付，囊肿消退，他疾向愈。1976 年元月 22 日随访，未见复发。

按语 甲状腺囊肿似属于中医学痰核、瘿证之类。一般认为系由痰气相结所致。而此例却用益气活血、养阳清热，利湿散结取效。因其瘀血内阻，湿聚痰生，故见痰核囊肿；湿郁化热，湿热下注而见尿频、尿急、尿痛等症。治疗以益气化瘀，开结解毒入手，而不只从化痰除湿着手。瘀得气则易化，痰得气亦易消。因而，该案益气之治为根本。佐以化痰、清热、养阴，终使痰开湿化，血利热清而收功。处方以丹参、赤芍、牛膝、山甲活血化瘀，疏通脉络；玄参、连翘、夏枯草开结解毒，清热利湿；麦冬、玄参滋阴生津；黄芪、白术甘温益气、扶正。此患者患"甲状腺囊肿"、"急性泌尿系感染"并见，若从西医角度来看似属两病，但瘀血和湿热相交，"气阴两亏，热结血瘀"之证显然。治疗时，紧扣病机，审证求因，病证皆愈。说明中医治病必须在中医理论指导下进行辨证求因，审因论治，不必泥于西医学之诊断，应从病证的内在关系和联系性入手，异病同治，同病异治，从患者的整体状况考虑，方可获得良效。

六、肾系病证

（一）水肿

病案：水肿（慢性肾炎），肾虚血瘀证

患者王某，女，61 岁，农民，陕西兴平人。

首诊时间：2010 年 6 月 1 日。

主诉：全身浮肿 6 年余。

现病史：患者 30 岁时曾患肾炎，后经治疗后痊愈。6 年前出现全身浮

肿，曾口服利尿药、补钾药（具体不详）治疗，服后水肿减退，但停药后又回复原状；现双眼睑肿胀，下肢水肿，按之凹陷不起。头胀痛，右腿疼，有时胸闷，腰酸困，纳可，睡眠差，多梦，二便正常，血压 130/80mmHg。舌青紫暗，苔薄白，脉沉弦。

既往史：肾炎（具体不详）病史 30 年。高血压病 10 余年，血压最高 180/110mmHg，间断服药，血压控制一般；胆囊炎病史 4 年。

中医诊断：水肿。

西医诊断：慢性肾炎；高血压病 3 级，极高危组。

辨证：肾虚血瘀。

治法：益肾活血利水。

[**方药**] 益肾活血利水汤加减。

川牛膝 30g	桑寄生 15g	川断 15g	白茅根 15g
通草 6g	猪苓 12g	茯苓 15g	车前子 12g
泽泻 12g	丹参 15g	夜交藤 30g	生杜仲 12g
天麻 12g	川芎 10g	松节 15g	

予 30 剂。每日一剂，清水煎 400ml，早晚分服。

注意：畅情志，勿受累、受凉，如有不适，就近治疗。建议住院治疗。

结果：二诊时，诉服上药后效果显著，水肿消退，夜休改善，头痛、腿痛消失。但因忙于农活，未再持续治疗，并停药。1 个月前因劳累后症状再作，双下肢凹陷性水肿，颜面浮肿，头痛、脑鸣、头木，食纳可，大便可，小便次数较少；腰困痛。舌淡苔白，脉沉细弱。血压 120/80mmHg。上方去桑寄生，加土元 6g，蝉蜕 6g，磁石 30g（先煎），20 剂，用法、注意事项同前。

三诊时，诉服上药后腹泻 2~3 次/日，大便稀溏。颜面及下肢浮肿减轻，自觉无力，精神欠佳，仍头鸣头木，小便少，腰困背部拘紧感。食纳可，夜休可。舌淡苔白边有齿痕。脉沉弦。血压 125/80mmHg。上方去泽泻、松节，加路路通 15g，薏苡仁 15g，15 剂，用法、注意事项同前。此后加减调理半年，症状消失，未再发作。

[按语] 患者年老、脏腑精气不足，加之久病水肿，正气渐亏，现全身

浮肿，考虑为肾虚水道失司、水湿内停之象；有时胸闷、睡眠差、多梦为水湿上凌心肺之象；水湿停滞日久，必致血行不畅而成瘀，水瘀互结、上阻清窍、下阻经络，不通则痛，故见头胀、头痛、腿疼；舌青黯，脉沉弦为瘀血之象，故证属肾虚血瘀，治以益肾活血利水之法。方用川牛膝、桑寄生、川断、生杜仲补肾以扶正，白茅根、通草、猪苓、茯苓、车前子、泽泻以利水消肿；丹参、川芎、松节活血化瘀通络，夜交藤通络止痛、安神助眠；天麻止头胀。全方共奏益肾利水、活血通脉安神之效。随之诊治半年，守方依症加减，病未再发。

（二）腰痛

病案 1：腰痛（慢性肾小球肾炎），肾虚血瘀证

患者姜某，男，46 岁，干部，陕西人。

首诊时间：2012 年 8 月 29 日。

主诉：腰痛 4 年，加重伴排尿困难 1 周。

现病史：患者 4 年前因前列腺增生、尿痛于外院行尿常规提示："潜血（＋＋），蛋白（＋＋）"，未予重视。3 年前发现小便泡沫，于外院诊断为："慢性肾小球肾炎"，曾服用"肾炎安胶囊、金水宝胶囊、雷公藤总苷片"等，治疗半年，后自服中药治疗 20 个月（具体用药不详）疗效不佳。2012 年 8 月 26 日于外院行尿常规检查提示："潜血（＋），蛋白（＋）"，曾多次查血肌酐正常。现症见：腰部酸痛，下肢酸胀乏力，夜尿 1～2 次，排尿困难，小便淡黄，性格稍急躁，视力下降，耳鸣、头晕、牙齿变黑，无口干苦，食纳可，睡眠尚可，大便基本正常。淡红黯舌，舌下脉络迂曲，白腻苔（中后部），脉弦数。

既往史：有高脂血症病史 15 年，白癜风病史 21 年，双膝关节退行性变多年。无高血压、糖尿病病史。

中医诊断：腰痛。

西医诊断：慢性肾小球肾炎。

辨证：肾虚血瘀。

治法：益肾化瘀利水。

[**方药**] 益肾活血方加减。

白茅根 15g	车前子 12g	大小蓟 ^各 12g	丹参 15g
三七粉 3g ^{冲服}	川牛膝 30g	生杜仲 12g	枸杞 10g
水牛角 15g ^{先煎}	草薢 12g	薏苡仁 15g	通草 6g

予 13 剂。每日一剂，清水煎 400ml，早晚分服。

注意：慎劳累、避风寒、忌辛辣、烟酒，如有不适，就近诊治。

结果：服药 13 剂后二诊时，排尿较前顺畅，腰酸痛，下肢酸软乏力，视力仍欠佳，耳鸣、头晕稍有改善，性格稍急躁，咯黄痰，食纳可，睡眠尚可，大便调，舌淡红黯，腻苔微黄厚，脉虚数。上方去通草，加王不留行 15g，山甲粉 1g（冲），浙贝 10g，20 剂，用法、注意事项同前。

三诊时，患者腰酸痛减轻，排尿较前顺畅，但尿液泡沫较多，视力稍有改善，耳鸣、头晕较前减轻，无咳痰，精神欠佳，食纳可，睡眠可。近日大便次数增多，2～3 次/日，呈糊状（目前服用复方黄连素），暗红舌，腻苔微黄，舌下脉络迂曲，脉虚数。查甲功正常，上方去浙贝，加泽泻 12g，生地 12g，20 剂，用法、注意事项同前。

四诊时，腰痛明显减轻，耳鸣、头晕缓解，排尿顺畅，仍有夜尿，近来检查尿中蛋白时有时无，隐血（＋＋），口干，不欲饮，小便有泡沫，大便可，夜休可，脉沉弦，舌黯苔白。上方去薏苡仁，加川断 15g，土元 6g，再予 20 剂，用法、注意事项同前。

五诊时，头晕显著改善，呈一过性发作，持续约 3 秒，腰痛明显减轻，排尿顺畅，复查尿常规提示：蛋白（－），隐血（＋），小便晨间无泡沫，午间泡沫较多，自觉咽痛时小便泡沫则明显增多，纳食可，夜休可。上方去川芎、丹参，加元参 15g，连翘 15g，桔梗 10g，再予 20 剂，用法、注意事项同前。

六诊时，尿蛋白时有时无，下肢酸胀乏力改善，无腰部酸痛，视力进一步改善，牙齿无继续变黑，时有烦躁，食纳、睡眠可，夜尿 1～2 次，色淡黄，大便 2 次/日，清晨便秘，下午变软，舌尖略红，苔薄腻微黄，双寸关脉滑数略弦，双尺脉沉。上方去桔梗，加丹参 15g，再予 15 剂以善后调养，用法、注意事项同前。

按语 《血证论》云："水与血相互倚伏，相互维系。"血气不利则为水，水湿郁阻则血不行。故津液病症中，许多证候与血瘀密切相关。张老认为肾虚血瘀是许多疾病过程中的一个共同病机，肾虚蒸化无力，水湿易于停蓄，肾虚、血瘀、水停三者常同时存在，特别是在一些久治不愈的肾病患者中，尤为常见。本例患者以腰部酸痛，下肢酸胀乏力，排尿困难，淡红黯舌，舌下脉络迂曲为主症，诊断为腰痛，证属肾虚血瘀证，治以益肾化瘀利水，方选张老经验方之益肾活血方加减。因患者水肿不甚，而见血尿，故用水牛角、大小蓟凉血止血；车前子、薏苡仁、通草化气利水；萆薢利湿去浊，祛风通痹；川牛膝、生杜仲、枸杞益肝肾，川牛膝并能引水引药下行；三七粉、丹参活血化瘀；白茅根清热利水而不伤阴，并有止血和血之功，如有鲜茅根榨汁饮用并嚼其根更好。服药 15 剂后排尿较前顺畅，视力、耳鸣、头晕稍有改善，咯黄痰，舌淡红黯，腻苔微黄厚，脉虚数，故去通草，加王不留行、山甲粉活血通络，浙贝润肺化痰。继续服药 20 剂后，腰酸痛减轻，排尿较前顺畅，大便次数增多，呈糊状，故加泽泻利小便以实大便；加生地滋补肝肾。再服药 20 剂后，腰痛明显减轻，耳鸣、头晕缓解，口干，不欲饮，排尿顺畅，仍有夜尿，上方去薏苡仁，加川断补益肝肾，土元破除瘀血。继续服药 20 剂后，腰痛、头晕明显改善，排尿顺畅，咽痛，故去川芎、丹参，加元参清热益阴；连翘、桔梗清热解毒、宣肺利咽。继续服药 20 剂后，主症基本痊愈，精神烦躁，大便 2 次/日，清晨便秘，下午变软，上方去桔梗，加丹参清心除烦，去瘀生新。张老认为肾虚脾弱，阳衰阴凝，气滞血瘀，湿阻痰生，均可导致肾虚血瘀之证，治疗应以补肾兼以活血为本，选药多侧重于性平力缓、不过于温凉之平和之品，暂用或略加较峻猛的虫类破血药，以收其功。

病案 2：腰痛（肾下垂），中气下陷，肾虚水瘀证

时某，女，33 岁，护士。

首诊时间：1975 年 1 月 8 日。

主诉：腰痛 1 年。

现病史：1 年来腰痛，以左侧为甚，伴心慌不适，小腹胀满，四肢拘胀以下午明显，黎明泄泻。小便黄、频数。舌质淡红，脉沉细。西医诊断

为"肾下垂Ⅱ度"。肾下缘降至第四腰椎底缘,接近骨盆。

中医诊断:腰痛。

西医诊断:肾下垂Ⅱ度。

辨证:中气下陷,肾虚水瘀。

治法:益气升阳,补肾、活血利水。

[**方药**] 补中益气汤加减。

生黄芪30g	炒升麻6g	茯苓15g	益母草15g
枳壳12g	柴胡6g	苍术10g	桑寄生15g
狗脊12g	薏苡仁20g	丹参30g	当归10g
甘草3g			

予30剂。每日一剂,清水煎400ml,早晚分服。

结果:1975年3月28日再诊时,患者症状明显减轻,四肢已不肿胀。原方去茯苓、薏苡仁、苍术、甘草,加白术15g,陈皮10g,杜仲15g,泽泻10g。1975年7月20日来信诉:服药10剂后,腰痛、小便频数、泄泻等症锐减。患者自行服用原方药十余剂后,已能正常工作。但感时有腰痛,以下午为甚,偶有心慌。再以原方加菟丝子平补肝肾而收功。

按语 肾下垂一病,临床比较少见。补中益气汤虽有报道可用于此证治疗,但疗效较慢。此病不仅有中气下陷,还有肾虚水蓄血瘀。故以补中益气汤为基础,加益母草、薏苡仁、茯苓以利水消肿,寄生、狗脊补肾强腰,丹参、当归养血活血化瘀,诸药合用,使中气足,清气升,肝肾强,腰脊固,水瘀消。坚持服药达半年之久,终获良效。本案如单用益气升阳,则蓄水瘀血难消,若独治以消散水瘀,则中气不升,气化难行。故而,应攻补并举,气血阴阳兼顾。因病之顽固,治当从长计议。因而,选药宜不腻不燥之品,以防久服而碍胃之弊。

七、气血津液病证

(一) 血证

病案1:紫癜(原发性血小板增多症),气虚血亏,瘀血内阻证

赵某,男,45岁,干部。

首诊时间：1980 年 3 月 12 日。

主诉：皮肤瘀斑 1 年。

现病史：1 年前在西藏工作时，皮肤散在瘀斑，不高出皮面，压不褪色，时觉头昏，但血压不高，只作高原反应对待，未加重视。以后发现颜面浮肿，口周及舌发麻，检查血、尿、粪未发现异常，但上症逐日加重。随即定时查血，发现单项血小板增多，一般在 $400 \times 10^9/L \sim 900 \times 10^9/L$。在当地治疗无效，后转上海某医院住院诊治，确诊为"特异性血小板增多症"。采用西药和丹参片以及血小板分离等方法治疗，效果仍不理想，在此期间，血小板曾高达 $1400 \times 10^9/L$ 之多，以后多波动在 $600 \times 10^9/L \sim 700 \times 10^9/L$ 之间。出院后回咸阳以中医治疗。观其肤色晦滞，面颊虚浮，舌质暗淡，舌下有瘀点，精神萎靡，自觉口舌麻木，时感两胁不舒，饮食尚可，二便正常，脉象沉细。血小板 $600 \times 10^9/L \sim 700 \times 10^9/L$。

中医诊断：紫癜。

西医诊断：原发性血小板增多症。

辨证：气虚血亏，瘀血内阻。

治法：益气养血，活血化瘀。

[方药]（1）桃红四物汤加减。

黄芪 30g	当归 10g	桃仁 10g	红花 10g
丹参 30g	郁金 12g	川芎 10g	云苓 15g
赤芍 12g	川牛膝 30g	益母草 15g	鸡血藤 30g

予 10 剂。每日一剂，清水煎 400ml，早晚分服。

（2）丹参注射液，每日 2 次，每次 2ml，肌内注射。

结果：上方连服 7 付，自觉浮肿及口舌麻木均有好转，按久病初效，效不更方的原则，继进 7 付，诸症继续好转，血小板降至 $400 \times 10^9/L \sim 500 \times 10^9/L$，再用上方 7 付，血小板降至 $400 \times 10^9/L$，后以本方为基础，稍事加减，共服药 35 付，注射丹参注射液 60 支，症状基本消失。后因患急性黄疸性肝炎，而中断此病治疗。经询问，黄疸愈后，血小板仍在 $300 \times 10^9/L$ 左右。

按语 血小板增多症确属少见、难治之病，并无成型的良策或验方。

但据患者所表现的证候，辨为气虚血瘀，施益气活血法而告愈。气为血帅，气虚血液运行不畅，血滞瘀生，瘀阻于内，气机不行，致肝失疏泄，脾失健运，上症加重。据此，治以益气补血，活血化瘀，寓补于攻，选方桃红四物汤加减，颇对病证而获验。至于此方降血小板的机制何在，尚不清楚，有待进一步研究探讨。张老认为凡遇疑难杂症，无论有无前人治验可鉴，都当以辨证论治为立法处方之根本，断不可翼望于某方某药，即可解除疑难之证。

病案 2：紫癜（血小板减少性紫癜），阴虚火旺，迫血妄行证

患者刘某，女，25 岁，学生，杨凌人。

首诊时间：2009 年 7 月 27 日。

主诉：双下肢皮肤青紫 3 月余。

现病史：双下肢皮肤青紫 3 月余，活动或劳动后加重，既往查血小板计数低，西医诊断为"血小板减少症"，服汤药后病症减轻。为求进一步治疗来诊。现症见左膝关节外膝眼有 2cm × 2cm 青块，伴有手足心发热、腰痛。舌质淡暗尖略红，苔薄白，脉沉细略数。血压 130/90mmHg。

中医诊断：紫癜。

西医诊断：血小板减少性紫癜。

证属：阴虚火旺，迫血妄行。

治法：养阴清热，凉血止血。

[方药] 胶艾四物汤加减。

鹿角胶 10g^{烊化}	艾叶炭 10g	当归 12g	白芍 12g
生地 10g	熟地 10g	仙鹤草 12g	蒲黄痰 10g
鸡血藤 30g	三七粉 2g^{冲服}	黄芩炭 10g	生杜仲 12g
生草 6g			

予 15 剂。每日一剂，清水煎 400ml，早晚分服。

注意：勿剧烈活动，忌食辛辣刺激食物，如有不适就近诊治。

结果：二诊时，患者诉现月经不正常，本月未至，腕关节、肘关节及膝关节及背部均可见一红色丘疹，右腿可见一紫斑，8 月 17 日查血小板计

数：$54 \times 10^9/L$，舌淡暗，苔薄，脉弦细。血压：124/70mmHg，脸发红发热。上方加桃仁12g，红花10g，20剂，用法、注意事项同前。

患者在前方基础上加减变化服药半年后，皮下瘀斑消退，症状基本消失，血红蛋白103g/L，血小板升至$95 \times 10^9/L$。近二月来月经周期基本正常，持续14～15天，量多，呈淡红水样，无血块，夜梦多。近1月来头晕，腰痛。无心悸气短感，偶有牙龈出血，饮食可，二便调，舌淡红、胖大有齿痕，苔少，舌下脉络迂曲，脉弦滑数。血压106/66mmHg。上方加天麻12g，山萸肉15g，再予20剂以继续调理，用法、注意事项同前。

按语 根据患者主诉双下肢皮肤青紫，有瘀斑可诊断为"紫癜"，伴有手足心发热，当属阴虚火旺之象。阴虚火旺，迫血妄行，导致皮肤青紫。出血之后，离经之血滞留体内，蓄结而成瘀血，故治疗当以清热滋阴，凉血止血活血为法。方选胶艾四物汤加减治疗。另外根据《血证论》提出的治血四法"止血、消瘀、宁血、补血"的原则，所以在止血活血的同时不忘补血养血，故用当归、鸡血藤。二诊患者月经未至，故用桃仁、红花加大活血力度。在此基础上根据患者临床表现加减用药，坚持服药半年后，症状基本消失，血小板也接近正常值。偶有头晕、腰痛，加用天麻、山萸肉以缓解症状。

病案3：齿衄（毛细胞性白血病），脾肾亏虚，气不摄血证

司某，男，40岁，工人。

初诊时间：1992年5月16日。

主诉：牙龈出血、头昏乏力1年余，脾大4个月。

现病史：患者因1年前头昏乏力、牙龈出血，就诊于西安某医院，住院治疗5月，经多次会诊，诊断为罕见的"毛细胞性白血病"，经多方治疗疗效不著。出院时心肺未见异常，肝由肋下4cm回缩至2cm，脾由肋下6cm回缩至2cm，表面光滑无压痛，余症无变化。求诊时头晕，面色无华，有时齿龈、唇色淡，皮肤发黄，舌苔薄腻稍黄，脉弦细数，血小板数$81 \times 10^9/L$。

中医诊断：齿衄。

西医诊断：毛细胞性白血病。

辨证：脾肾亏虚，气不摄血。

治法：补益脾肾，益气止血。

[方药]

生、熟地^各15g　　制首乌30g　　鸡血藤45g　　当归12g

怀牛膝12g　　三七粉3g^{冲服}　　麦冬15g　　鹿角霜12g

肉苁蓉12g　　白芍12g　　焦山楂15g　　阿胶10g^{烊化}

予7剂。每日一剂，清水煎400ml，早晚分服。

结果：二诊时，精神好转，头晕消失，纳食可，但有时仍乏力，劳作后加剧，有时齿衄，面色少华，眼睑色白，二便调，脉较前有力。前方去生地，加巴戟10g，狗脊10g。此后每次来诊时，均以此基本方加减，药用黄芪30g，五味子10g，党参15g，炙甘草10g，杜仲炭10g等。病情逐渐好转，至7月10日，历时服药2个月，病情稳定，精神佳，困倦乏力大减，化验血小板数上升至120×10⁹/L，纳食可。继服上方加减为丸善后。

按语 毛细胞性白血病，是西医的诊断，治疗较难。本病系一种特殊类型的慢性B淋巴细胞白血病。患者常表现有贫血、发热、脾肿大，外周血细胞往往减少。诊断本病的主要依据是在外周血或骨髓中见到有特征性的毛细胞。尽管如此，由于患者表现出一派脾肾两虚征象，兼有阴虚血瘀症状，用中医理法仍然可以辨治。故自始至终以补益脾肾为主法，稍佐益阴活血止血之品，守法守方近两月，终于获得临床好转。此案说明，诊治疑难病，一要敢诊敢治，坚持用中医之所长，不为其他因素所惑；二要准确辨证，守方久服，不要朝三暮四，动辄改法易方致使半途而废。

病案4：鼻衄（鼻出血），热邪壅肺，迫血妄行证

马某，男，17岁，学生。

首诊时间：2012年7月12日。

主诉：反复鼻出血1月余。

现病史：患者双侧鼻孔断续衄血月余，经查原因不明，屡用中、西药而无效。近两天突然加重，动则衄甚，色暗红夹有血块，伴头目眩晕，心

中烦躁等。舌暗红，脉沉数。

中医诊断：鼻衄

西医诊断：鼻出血。

辨证：热邪壅肺，迫血妄行。

治法：凉血止血，活血化瘀。

[**方药**] 犀角地黄汤加减。

水牛角15g^{另煎兑服}（代替犀角）　生地10g　　　赤芍10g

丹皮10g　　　　元参10g　　　麦冬10g　　　黄芩10g

菊花10g　　　　川牛膝15g　　白茅根15g　　焦山楂15g

小蓟15g　　　　大蓟15g

予5剂。每日一剂，清水煎400ml，早晚分服。

结果：5剂后鼻衄止而诸症愈，同年底随访未再复发。

按语 张景岳谓："动者多由于火，火盛则迫血妄行；损者多由于气，气伤则血无所藏。"此患者鼻衄虽已月余，但仍舌红脉数，虚象未露，且衄势急猛，色暗而不滴沥清稀，故属热证、实证。肺开窍于鼻，热邪壅盛，上迫肺窍则鼻衄；肝藏血，肝胆之气随血升则目眩；心主血，营血之热上扰心神则烦躁；热伤络，血不归经，络脉凝瘀则衄血夹块。《临证指南医案》谓："胆火上升心营热"之鼻衄，实由热邪壅肺，迫血妄行，扰心及肝，络伤血瘀。仿叶天士"火邪极盛而载血上泛者，有甘寒咸寒之法"立意，故处以犀角地黄汤化裁治疗。全方以犀角地黄汤加小蓟、白茅根凉血止血，活血化瘀；麦冬、元参润肺生津以布护心肺；黄芩、菊花清胆凉肝，抑木气之逆；佐焦山楂既取活血散瘀止血之用，亦可防诸咸寒之品滋腻碍胃。药合病机，故获效甚捷。

病案5：咯血（支气管扩张），气阴不足，瘀伤肺络证

朱某，女，42岁，干部。

初诊时间：1988年5月10日。

主诉：反复咳血4年。

现病史：患者自1984年起每逢5～7月即出现发作性、规律性咯血，

时轻时重，多则 1 次咯血达 300ml 左右。4 年内每发作均去西安某医院住院治疗，曾怀疑"支气管扩张"，但终未确诊，原因未明。7 月以后咯血自行停止。1988 年 5 月 3 日，咯血又发作经住院输血、止血等法治疗，咯血不能控制，邀余诊治。症见频频咯血、量多，色鲜红，颜面苍白，头晕乏力，口干，手足心发热，烦躁失眠。舌淡胖有齿痕、舌边有散在瘀斑、苔薄白，脉沉细涩无力。

中医诊断：咯血。

西医诊断：支气管扩张。

辨证：气阴不足，瘀伤肺络。

治宜：益气滋阴养肺，化瘀和络止血。

[方药] 桃红四物汤加减。

桃仁 10g	红花 10g	当归 12g	生地 12g
白芍 15g	丹参 15g	川牛膝 12g	党参 10g
沙参 15g	玄参 15g	小蓟 12g	旱莲草 15g
焦山楂 10g	三七 3g^{冲服}	阿胶 10g^{烊化}	

予 6 剂。每日一剂，清水煎 400ml，早晚分服。

注意：调情志，饮食不宜过硬，以清淡为好，忌辛辣刺激，如有不适或加重，请就近诊治。

结果：二诊（5 月 17 日）：服上方 6 剂后，咯血量、咯血次数明显减少，但仍感头晕乏力，手足心热，烦躁失眠。继用上方加五味子 10g。

三诊（5 月 24 日）：咯血停止，精神好转，睡眠改善。舌淡胖有齿痕，脉沉细。守方徐图，原方继服。至 6 月 22 日，患者精神明显好转，面色红润，与前判若两人。随访 2 年，一直未复发。

[按语] 本患者每年 5 ~ 7 月定时发病，有明显的时间（季节）节律特征。此时春旺阳升，似与木火刑金有关；患者咯血色鲜红，口干，手足心热，烦躁失眠，脉沉细，属阴虚火旺兼有肝火之象；但又咯血量多，颜面苍白，头晕乏力，舌淡胖有齿痕，脉细无力，似有气虚不摄之征；舌边有瘀斑，脉兼涩象，因瘀而血不循经之兆也甚明显。故三因合一，以瘀阻络破为标，故急投桃红四物汤化裁，活血止血。舍川芎以去其辛燥动血之

嫌，党参、沙参、玄参益气养阴清热，川牛膝引血下行、活血化瘀，丹参、三七、小蓟、阿胶、旱莲草、焦山楂化瘀止血。攻邪之余，兼顾其本而柔肝益肺，以期肝木得抑，肺金清肃。

病案 6：尿血（急性肾小球肾炎），阴亏火旺。络伤，血瘀。水气不行证

李某，男，10 岁，小学生。

首诊时间：1980 年 11 日 19 日。

主诉：尿血 4 天。

现病史：患儿于 1980 年 11 日 15 日以"急性肾炎"住院治疗。入院时发热微恶寒，周身浮肿，小便短少，肉眼血尿。入院后即用西药治疗，并予中药麻黄连翘赤小豆汤，后又改八正散治疗。经治十余天，浮肿基本消退，而肉眼血尿不止，且日趋加重。遂于 11 月 29 日邀余会诊。问知患儿自觉心烦不安，纳食较差，时有呕吐；肌肤发热，尤以两手心为甚；视其颜面稍肿，舌红少苔；脉细而虚数。尿检：尿液混浊，蛋白（＋＋～＋＋＋），红细胞（＋＋＋～＋＋＋＋），颗粒管型（＋＋）。血压波动在 108～138/78～100mmHg 之间。

中医诊断：尿血。

西医诊断：急性肾小球肾炎。

辨证：阴亏火旺络伤，血瘀水气不行。

治法：育阴清热，凉血宁络，化瘀行水。

[**方药**] 自拟宁络化瘀方。

生地 10g	茜草炭 10g	茯苓 10g	地骨皮 10g
知母 10g	炒丹皮 10g	仙鹤草 10g	藕节 20g
白茅根 30g	旱莲草 15g	琥珀 6g^{冲服}	焦山楂 15g

予 4 剂。每日一剂，清水煎 400ml，早晚分服。

结果：1980 年 12 月 4 日二诊：服药 4 剂后，肉眼血尿明显减少。血压 128/68mmHg。尿检：尿蛋白（＋～＋＋），红细胞（＋＋＋），颗粒管型少许。药后偶有恶心欲呕感。遂去琥珀加当归、益母草、竹茹各 10g。

1980 年 12 月 7 日三诊：上方 3 付后肉眼血尿消失。尿检：尿液淡黄

清亮、蛋白（＋），红细胞少许。原方继服，至1980年12月11日，浮肿完全消退，小便清亮，尿检无异常发现。饮食增进，精神振作，改用健脾益肾之品调养善后，至痊愈而出院。

按语 《医宗金鉴》曰："溺血为精窍之病，用四物倍加牛膝，血淋为尿窍之病，用八正散加木通、生地、郁金。"可见尿血与血淋证治大异。吴鞠通说："湿病小便不利者，淡渗不可与也，忌五苓八正辈。"可见津伤液竭与湿热阻滞之溲不通利，治法迥别。本案患儿初起虽发热恶寒，浮肿尿少，但发热重于恶寒，本系温邪郁卫，水气不宣，前医以麻黄连翘赤小豆汤外解表邪，内清湿热，当属正治，然表解后继用之，则为徒劳，因手足心热，烦渴舌赤乃阴液不足之象，投八正散后劫伤阴津，以致虚火成灾。虚火既可下扰小肠血络而迫血妄行，又可损络凝瘀而致血不归经，故尿血之证日重。虚火蒸扰则心烦肌热，胃津灼伤则纳差时呕。血瘀阴亏，水不畅行则颜面虚浮。失血则阴液愈亏，阴愈亏则虚火愈旺，火愈旺则更易动血，如此环环交恶，病即难愈。因此，张老分析认为表解之后，结合舌红少苔，脉细虚数等证候，当以阴亏火旺络伤，血瘀水气不行之证为辨。故法立育阴清热，凉血宁络，化瘀行水而获大效。

病案7：尿血（尿血待查），肾阴亏损，虚火妄动，络损致瘀证

罗某，男，42岁，干部。

首诊时间：1974年12月24日。

主诉：反复血尿2个月。

现病史：1974年以来。常觉腰酸脸胀，10月22日晨出现肉眼血尿，但尿时无尿路刺激症状，伴眼睑发胀，腰酸足跟痛，胸闷心烦，易惊，耳鸣，午后脸发热，手足心发烧，汗多。在宝鸡某医院曾作尿常规检查。蛋白（－）、红细胞（＋＋＋）、脓细胞（－），经某医院治疗后尿血无明显好转，遂转院诊治，曾怀疑膀胱肿瘤，作膀胱逆行造影等均未发现异常。经用青、链霉素，强力霉素等仍效不著，尿红白细胞及蛋白反复出现，曾先后行3次尿培养，均未发现病原菌。现主症同上，脉沉涩无力，舌尖红体黯，口唇略紫。

中医诊断：尿血。

西医诊断：尿血待查。

辨证：肾阴亏损，虚火妄动，络损致瘀。

治法：益肾滋阴，化瘀止血。

[**方药**] 二至丸加减。

旱莲草 24g	女贞子 12g	琥珀 10g^{冲服}	生地 12g
桑寄生 15g	丹参 30g	川牛膝 10g	粉丹皮 10g
鳖甲 12g^{先煎}	木通 10g	仙鹤草 15g	三七粉 3g^{冲服}
黄柏 10g			

予 20 剂。每日一剂，清水煎 400ml，早晚分服。

结果：复诊（1975 年 1 月 24 日）：上方服 20 付，胸闷、眼胀消失。午后发热、手足心汗多、足跟痛、心烦易惊等症状明显好转，但仍感口苦口干，耳鸣，腰酸。舌略红而黯，脉弦细。元月 29 日尿检：少量脓细胞，余均正常。仍用上方去木通加磁石 18g（先煎），元参 15g，沙参 15g 加强滋阴益肾之功，服用 20 剂后诸证基本消退，唯觉腰酸，手足心热。尿检中偶见脓细胞。改用六味地黄汤化裁以善其后。生地 12g，丹皮 10g，山茱萸 10g，旱莲草 24g，鳖甲 15g（先煎），生甘草 3g，地骨皮 12g，胡黄连 10g，寄生 15g，沙参 15g，丹参 15g，焦楂 12g；用法注意点同前。于 5 月 7 日，尿检正常，诸症皆退。

按语 尿血可由多种原因引起，如湿热互结，肝热下注，心热下移，劳伤肝肾，脾虚气陷等。然由真阴亏损，虚火妄动，煎血为瘀，或灼伤脉络，络伤血瘀，血不归经者尤多。此证每因失血而阴液愈亏，阴愈亏则虚火愈旺，虚火愈旺则阴津愈伤，血热妄行，伤络而溢于脉外。离经之血不去，宿瘀不化，脉络不宁，则新血不能循经，尿血更趋严重。尿血，阴亏，瘀血互为因果，致病情缠绵难愈。治以滋阴降火，活血化瘀，以使真阴复而虚火平，瘀血消而经脉和，故能取效。

病案 8：便血（溃疡性结肠炎），湿热久蕴，气滞血瘀证

杨某，女，23 岁，工人。

首诊时间：1978年4月8日。

主诉：便血伴少腹胀痛3个月余。

现病史：便血伴少腹胀痛3个月余，曾在某医院行"乙状结肠镜检"确诊为溃疡性出血性结肠炎，住院治疗两月未见显效，转外科拟手术探查，家属及本人不同意，遂转求中医诊治。刻诊：患者少腹胀痛，里急后重，便溏不爽，每日七八次，甚则十余次，往往伴有下血，但血量多少不一，除中、西医针药并治外，曾先后输血共约2000ml。诊其六脉沉涩，舌黯苔薄。

中医诊断：便血。

西医诊断：溃疡性结肠炎。

辨证：湿热久蕴，气滞血瘀。

治法：清热利湿，和血止血，理气祛瘀。

[**方药**] 自拟槐榆丸加减。

槐花30g	地榆30g	丹参15g	当归10g
焦楂30g	三七3g^{冲服}	枳壳10g	荔核15g
佛手10g	麦芽12g	五味子10g	大芸15g

予14剂。每日一剂，清水煎400ml，早晚分服。

结果：上方加减共服14剂，便血已止，症状改善，唯觉胃脘不适，腹胀，五心烦热，月经不调。于4月25日收住入院，继用归脾汤、八珍汤等调理10天，诸证改善，再未便血。

按语 便血原因甚多，病因必须查明。此例患者属西医溃疡性结肠炎出血，以便血体少腹胀痛，里急后重，又便溏不爽而辨证为湿热瘀滞肠中。应予清热利湿、和血止血，理气祛瘀之法。选用自拟槐榆丸加减治之。以槐花、地榆清肠止血，丹参、当归、三七养血止血，枳壳、荔核、佛手行气消胀，山楂化瘀配麦芽消导，五味子养阴，大芸（肉苁蓉）润肠通便。全方标本兼顾，收效显著。

（二）痰饮

病案：悬饮（胸腔积液），胸阳不振，水湿不化证

患者孙某，男，25岁，农民，泾阳县太平乡人。

首诊时间：2012 年 11 月 12 日。

主诉：发现右侧胸腔包裹性积液 8 个月余。

现病史：患者 2012 年 2 月因偶有胸闷气急，体检时发现右侧胸腔包裹性积液，无咳嗽、消瘦等症状，入住当地胸科医院，诊断为"炎症性胸腔积液"，予以抗炎药物（左氧氟沙星等）治疗，住院 3 个月后停药，复查仍见胸腔包裹性积液。并出现潮热、盗汗，偶有夜间手足心发冷，于某院就诊，认为"体虚"所致，遂来就医。刻诊见其面色晦暗，时有盗汗，偶见夜间潮热，手足发冷，口干喜冷饮，纳可，睡眠不佳，小便淡黄，大便正常，舌黯红，苔白，脉细数。

中医诊断：悬饮。

西医诊断：胸腔积液。

辨证：胸阳不振，水湿不利。

治法：宽胸理气，温阳化饮。

[**方药**] 葶苈大枣泻肺汤合苓桂术甘汤加减。

葶苈子 12g	大枣 5 枚	茯苓 15g	猪苓 12g
泽泻 10g	桂枝 6g	白术 10g	生甘草 6g
瓜蒌 15g	薤白 10g	鸡血藤 30g	胡黄连 10g
丹参 15g	栀子 10g	白茅根 15g	

予 20 剂。每日一剂，清水煎 400ml，早晚分服。

注意：畅情志，勿过劳，清淡饮食，必要时胸科医院就诊以排除结核病。

结果：20 剂后复诊，盗汗、潮热症状消失，无咳嗽咯痰，呼吸时右侧胸部发紧，口干少饮，仍腰困，手足冷，夜休可，二便调，舌尖红，苔薄白，脉弦数。方用上方去白芍，加丹参 15g，柏子仁 15g，20 剂，用法、注意事项同前。

按语 胸腔积液当属于中医之"悬饮"范畴，因饮邪停留于胸膈之间，痰水壅实，肺失肃降，胸闷气急，有形之邪壅塞肺络，营卫气血运行受阻，阴盛隔阳于外，阳气不得潜藏，浮游于外则潮热，热迫营阴外泄则盗汗，故用葶苈大枣泻肺汤泻胸肺之痰水，苓桂术甘汤温胸阳而化饮，健脾胃而利湿；本例患者在治疗时加入猪苓、白茅根增加其利水渗湿之功，加瓜蒌、薤白以宽胸理气，化痰散结，并根据《金匮要略》"血不利则为水"之说，加入丹参、鸡血藤养血活血，瘀去则饮自化，加入胡黄连、栀子以增强清虚热之功。诸法合用，胸膈之痰饮水湿得除，胸阳得振，肺络得通，营卫调和，血气通利，可使潮热得解，盗汗得除。本病治疗是以祛邪为主，邪去则正自安。

（三）汗证

病案1：自汗（2型糖尿病），阴虚火旺，兼有血瘀证

患者闵某，女，72岁，农民，陕西咸阳人。

首诊时间：2012年6月4日。

主诉：动则出汗10余年。

现病史：心烦，烘热，动则汗出，平躺休息时出汗，汗不黏，不冷，大便成形一日行三次，夜尿多3~4次，尿热，但尿不痛，尿无力。手麻，胸闷，心慌，入睡困难，纳可，爱生气。检验：尿：隐血（＋＋），空腹血糖：8.7mmol/L，血脂：甘油三酯2.01mmol/L，心电图：室性早搏，血压：130/90mmHg。舌黯红苔白，脉细数。

中医诊断：自汗。

西医诊断：2型糖尿病。

辨证：阴虚火旺，兼有血瘀。

治法：滋阴降火，活血通络。

[**方药**] 当归六黄汤加减。

当归10g	生熟地^各10g	黄芩10g	黄连6g
黄柏10g	黄芪15g	白芍15g	柏子仁15g
益智仁10g	金樱子12g	三七粉3g^{冲服}	桑白皮12g
鬼箭羽15g	白茅根15g		

予15剂。每日一剂，清水煎400ml，早晚分服。

注意：勿劳累，勿生气，宜清淡饮食。如有不适就近诊治。

结果：服药15剂后电话随访，汗出已止。

按语 中医传统理论认为自汗多属气虚，治以益气固表的方药为多。

该患者自汗 10 余年，汗出、心烦、烘热已显阴虚之象，故张老选用滋阴降火之当归六黄汤化裁。该方出自李东垣《兰室秘藏》，被世医喻为"治盗汗之圣药"，而张老用其治疗自汗且伤阴者，如本例之阴虚火旺病例亦取得理想疗效。方中用当归以养血以增液，血充则心火可制；二地以滋阴，令阴液得其养也。用黄芩泻上焦火，黄连泻中焦火，黄柏泻下焦火，令三火得其平也。又于诸寒药中加黄芪，与当归、二地调和久汗后营卫之虚。三七活血通络，益智仁、金樱子缩尿止遗。张老治疗糖尿病喜用鬼箭羽配白茅根这一药对，具有清热解毒、降血糖的作用。全方切合病机，15 剂缓解 10 年之顽症。

病案 2：汗证（多汗症），阴阳失调，营卫不和证

患者吴某，男，28 岁，个体经商户，广东人。

首诊时间：2012 年 4 月 5 日初诊。

主诉：手足汗出 20 年。

现病史：患者 20 年来自汗出易感冒，出汗以手足部最为著，曾多方治疗效果欠佳，遂来就治。现症见手足汗出，神疲乏力，微恶风寒，时有鼻塞，晨起喷嚏，头昏眼花，记忆减退，肌肤甲错，口干不欲饮，心烦，口腔内有灼热感，食纳可，二便调，脉细弦数，舌质黯红苔薄白。

中医诊断：汗证。

西医诊断：多汗症。

辨证：阴阳失调，营卫不和。

治法：调和阴阳，固表止汗。

[**方药**] 桂枝汤合玉屏风散加减。

桂枝 6g	白芍 10g	甘草 6g	黄芪 20g
当归 10g	防风 10g	姜半夏 10g	天麻 12g
炒白术 12g	川芎 10g	鸡血藤 20g	丹参 15g
三七粉 3g冲服	胡黄连 6g		

予 15 剂。每日一剂，清水煎 400ml，早晚分服。

注意：防劳累，清淡饮食，畅情志，如有不适则及时就医。

结果：两周后复诊诉服药后手足汗出稍减轻，不恶寒，鼻塞、晨起喷嚏、头昏眼花、神疲乏力症状减轻，心不烦，口腔无灼热感，仍口干不欲饮、肌肤甲错，食纳可，二便调，舌质黯红苔薄白，脉细弦。方用上方去胡黄连，加五味子10g，山萸肉10g，再予15剂，用法、注意事项同前。

三诊时，病情平稳，手足出汗明显减少，近来未出现感冒症状，劳累后偶感胸闷，二便调，舌质黯尖红苔薄白，脉细弦。上方加瓜蒌15g，薤白10g，再予20剂以善后，用法、注意事项同前。

按语 患者20年来手足汗出易感冒，说明风邪反复客表，卫外不固，则营阴外泄，自汗出。风寒束表，肺气不利，则微恶风寒，鼻塞、喷嚏时作。营为阴，卫为阳，该证具备营卫不和，阴阳失调，表虚不固的自汗证特点，故当用桂枝汤调和营卫，用玉屏风散固表敛汗。由于长期汗液外泄，营阴亏耗，脉络瘀滞，则可出现肌肤甲错，口干而不欲饮之瘀血内停之象，故加用当归、川芎、鸡血藤、丹参、三七粉以养血活血，加半夏既可调营卫，又可化痰止眩。营阴亏耗，肝血不足，则肝阳上亢，头昏眼花，故用白术、黄芪、当归以健脾生血充营，配以天麻平肝熄风。营阴亏耗则易致阴虚火旺之心烦、口腔灼热症，故加胡黄连以清虚热。舌质黯红苔薄白，脉细弦略数，皆为卫表不固，营阴亏虚，瘀血内停，阴虚火旺，肝阳上亢之象。二诊时患者已无明显的虚热表现，手足汗出减轻，故去胡黄连，加五味子、山茱萸以增强敛汗之功。

病案3：汗证（冠心病，2型糖尿病），肝热血瘀，阴阳失调证

患者杨某，男，70岁，退休，陕西咸阳人。

首诊时间：2012年3月5日。

主诉：反复发作性大量出汗半年余。

现病史：患者近半年无明显诱因动则汗出，入睡后，汗出量大，呈阵发性。外院诊断不详，治疗后好转，现仍时有发作，遂来诊。现症见：性情急躁，晨起口苦，自汗、盗汗，反复胸闷痛、气短心慌，足冷麻木且隐痛，痰少，失眠，纳可，大便干，小便调。舌暗红，苔黄腻，舌下瘀丝明显，脉弦。血压170/100mmHg。

既往史：患者反复心慌、胸闷痛、气短，于 2007 年检查诊断为"冠心病、糖尿病"，于西安某医院放置心脏支架 3 个，症状减轻。长期失眠。有高血压病史 10 余年。

中医诊断：汗证。

西医诊断：冠心病，2 型糖尿病。

辨证：肝热血瘀，阴阳失调。

治法：清肝活血，调和阴阳。

[**方药**] 天麻钩藤汤加减。

天麻 12g	钩藤 12g^{后下}	石决明 30g^{先煎}	黄芩 10g
栀子 10g	川牛膝 30g	生杜仲 12g	菊花 12g
黄连 6g	茯神 15g	夜交藤 30g	黄柏 10g
生地 12g	生甘草 6g	炒枣仁 12g	鬼箭羽 10g
桑枝 10g	决明子 30g	合欢花 15g	

予 15 剂。每日一剂，清水煎 400ml，早晚分服。

结果：服药后汗出明显减少。

按语 患者动则汗出、入睡后出汗，分别属于中医学"自汗"、"盗汗"范畴，其基本病机为阴阳失调、腠理不固、营卫不和、汗液外泄失常。其常见病机为肺气不足、营卫不和，阴虚火旺、邪热郁蒸。患者年已七旬，脏腑精气渐虚。其性情急躁、晨起口苦多为肝郁有火热之象；失眠、盗汗为肝肾阴虚，阴虚火旺，心神受扰，汗津被迫外出所致；其自汗、气短、足冷辨为阳气不足、肺气失宣；心悸、胸闷痛、足麻木、隐痛、痰少，结合舌脉，辨为痰瘀内生，阻滞心脉、四肢，不通则痛；大便干为阴虚的表现。故证属肝肾亏虚、肝火偏盛、痰瘀热阻，兼以阳气不足。张老多将这类虚实夹杂的证化繁为简，抓住肝热血瘀这一重要的核心病机。故以天麻钩藤饮为主方。该方：平肝熄风、清热活血、补益肝肾。主治肝肾亏虚、肝阳偏亢、肝风上扰之证。方中生杜仲补肾，现代药理研究认为其具有较强的降压作用。川牛膝甘、微苦性平，归肝、肾二经，功可逐瘀通经，通利关节，利尿通淋，张老认为用此可引热下行、引药下行、引血下行，对于肝肾虚损、肝热血瘀者尤为适宜。桑枝舒关节，通经络；鬼箭羽苦辛性寒，归肝经，功能行血通络，散瘀止痛，治疗肝热血瘀所致之肢麻、疼痛等症效优，现代药理研究认为此药具有较强的降血糖、降血压和调节血脂的作用，亦是张老常用的降糖药之一。此方还加入散风清热、平肝明目之菊花和清热明目，润肠通便之决明子以清肝热。黄连、黄柏清热坚阴；炒枣仁滋养心肝、安神、敛汗，既可治其汗出过多又可疗其夜休眠差；该患者长期失眠，性情急躁，故用合欢花解郁安神。诸药合用，调理气血阴阳以平为期而取效。

病案4：汗证（多汗症），阳虚火旺，阴阳失调证

患者刘某，女，61岁，农民，咸阳市东郊人。

首诊时间：2011年1月4日。

主诉：间断大汗出半年余。

现病史：半年前时值暑季即常常发作性大汗出，时伴心悸，恶心呕吐，曾晕厥一次。大汗后伴浑身乏力，曾在某医院住院治疗，诸证略缓解。食纳可，二便调，夜休一般，舌淡苔薄黄，脉沉细。血压正常。

中医诊断：汗证。

西医诊断：多汗症。

辨证：阳虚火旺，阴阳失调。

治法：滋阴降火，调和阴阳。

[**方药**] 当归六黄汤加减。

当归15g	黄芪20g	黄芩10g	党参12g
熟地15g	生地15g	黄柏6g	浮小麦30g
丹参15g	山药15g	公英15g	炒枣仁30g
煅牡蛎30g	煅瓦楞15g	桂枝10g	

予15剂。每日一剂，清水煎400ml，早晚分服。

注意：畅情志，慎饮食，适劳作，如有不适就近诊治。

结果：服药15剂二诊时，自觉诸症改善不显。现症：仍间断汗出，近期口干舌燥，口咸，黏痰似胶，反酸，胃痞塞，纳呆，时有头晕心烦，二便调，咽部异物感，脉弦滑，舌黯淡紫，苔薄黄干，血压130/80mmHg。

方药：上方去黄芩、党参、熟地，加元参15g，石斛12g，麦冬10g。予10剂，用法、注意事项同前。

三诊时，汗出减少，口干舌燥略减，胃觉胀满，痞塞，纳呆，有时头疼，脉弦细，舌暗苔白。方药：上方去黄柏、浮小麦、生地，加焦三仙各15g，佛手10g，郁金12g，鬼箭羽12g。再予25剂，用法、注意事项同前。

四诊时，仍有口干舌燥，喜热饮，潮热，汗多，胃脘胀满，气短，心慌胸闷，2011年2月22日在市中心医院查空腹血糖：6.31mmol/L，食纳尚可，夜休一般，大便不成形，1~2次/日，小便频，怕冷。舌淡红，苔薄黄，脉弦细。方药：上方去郁金、丹参，加砂仁6g，山药15g。再予10剂，用法、注意事项同前。

五诊时，气短、心慌、胸闷、汗出减轻，仍口干，舌尖麻，纳食一般，大便日一行，质稀。舌淡嫩，苔白，脉左沉弦右沉细。上方去山药、炒枣仁，加山栀10g，黄连6g，瓜蒌10g，薤白10g。再予10剂，用法、注意事项同前。

六诊时，蒸热汗出消失，舌尖麻减轻，口已不苦，现证胸口闷痛时作，前额头痛，近日流涎频频，站立时腹痛阵作、躺卧则减。纳呆，反酸，舌淡红苔薄白，脉弦细略滑。上方去麦冬，加郁金12g，川断15g，焦三仙各15g，丹参15g。再予10剂，用法、注意事项同前。

七诊时，诸症好转，现症稍劳累感腰痛，弯腰受限。休息好转，舌尖稍麻，时有胸闷不适，仍时有前额头痛，双脚底冷麻，夜尿多至4~5次，大便不爽，夜休一般，胃纳尚可。脉沉弦数，舌淡苔白。上方去石斛、元参、公英、栀子，加寄生15g，土元6g。再予10剂，用法、注意事项同前。

八诊时，腰痛明显好转，偶有心慌，舌尖偶麻，大便可。方药：上方去煅牡蛎、瓦楞，加川断15g，桑白皮12g。再予10剂，用法、注意事项同前。

九诊时，服药后自觉症状明显好转，无心慌，腰痛明显减轻，舌暗红苔白，脉细弦。上方去薤白，加鸡内金10g。再予10剂，用法、注意事项同前。

十诊时，现头昏，心慌，出汗，耳木腰痛明显减轻，仍有流涎，口干纳差，寐一般，大便稀，一日一次，小便可。舌尖红苔白厚腻，脉细左弦。上方去土元、桑白皮、鬼箭羽，加焦三仙各 15g，菊花 12g。再予 10剂，用法、注意事项同前。

十一诊时，心情不舒时仍头痛以前额为甚，腰困酸痛，咽部不舒咯白黏痰，右胁下不适，双下肢发凉。纳食可，大便不成形，夜尿频（4～5 次/夜），尿液静置后有灰白色沉淀物。喉镜检查示：左侧声带息肉伴咽炎；胃镜及病理检测示：萎缩性胃炎伴轻度肠腺化生；血脂偏高，血压 130/80mmHg。

[**方药**] 瓜蒌薤白汤合丹参饮合元麦甘桔汤加减。

瓜蒌 15g	薤白 10g	檀香丝 6g	砂仁 6g
丹参 15g	玄参 15g	麦门冬 15g	桔梗 10g
益智仁 12g	山药 15g	茯神 15g	桂枝 6g
灵芝 12g	黄芪 15g	橘红 10g	

再予 10 剂。每日一剂，清水煎 400ml，早晚分服。

按语 该例患者病情复杂，治疗时间长，前后 11 次诊治，历时约 1 年半。患者就诊时以大汗出为主诉，故诊断汗证。但该患者除了出汗外，还有心悸、头晕、纳差、口干、小便频等症状，而且出汗为发作性，故为阴阳失调，以阴虚火旺为主，方选当归六黄汤加减治之，该方滋阴降火，加入桂枝温阳益卫，浮小麦、煅瓦楞、煅牡蛎固表敛汗。用后效果不著，分析滋阴力量不足，故加入元参、石斛、麦冬以养阴，即取得明显效果。三诊胃纳不佳，故加入焦三仙、佛手健胃消食理气。后患者气短，心慌，胸闷症状突出，故合入瓜蒌薤白半夏汤宽胸理气。该患者为典型的老年病，病情复杂，症状较多，此起彼伏，经过精心辨治，控制尚可。

（五）内伤发热

病案1：内伤发热（发热待查），气阴两虚，潮热证

患者伍某，女，43 岁，教师，陕西西安人。

首诊时间：2011 年 7 月 14 日。

主诉：低热 3 个月余。

现病史：患者自诉于三个月前无明显诱因自觉发热，测体温最高为

37.5℃，持续1月余，发作无规律性，以劳累后为著。后于1月前又有上症。现仍有低热，晨起自觉手脚湿热、发麻，腰膝酸困，四肢及后背发麻。近两月右侧胸胁偶有疼痛，双目干涩，全身乏困无力，胸闷、气短，偶有刺痛，并向后背部放射，怕冷。食纳尚可，畏食凉物、硬物，常口干，呃逆，夜休差，多梦易醒，睡眠浅。二便可。舌淡红，苔薄白，脉细弦数。血压90/60mmHg。

既往史：平素低血压，有贫血病史3年余，有慢性萎缩性胃炎史1年，多发子宫肌瘤，月经提前，量偏多。

中医诊断：内伤发热。

西医诊断：发热待查。

辨证：气阴两虚（潮热）。

治法：益气滋阴。

[方药] 黄芪鳖甲汤加减。

炙黄芪30g	鳖甲12g^{先煎}	地骨皮10g	枸杞12g
骨碎补12g	生地黄12g	灵芝10g	川断15g
广木香6g	炒杜仲12g	山萸肉12g	炒枣仁15g
桂枝5g	鹿角胶6g^{烊化}	桑枝12g	天冬12g
炙甘草6g			

予10剂。每日一剂，清水煎400ml，早晚分服。

注意：注意休息，慎饮食，调情志，可适当活动，如有不适，就近诊治。

结果：服药10剂后二诊时，患者自觉发热、双目干涩疼痛减轻，但症状时有反复，舌脉同前。上方去灵芝、桑枝，加狗脊10g，麦冬10g。再予10剂，用法、注意事项同前。

三诊时，服药后面部及双手发热症状缓解，小腹部坠胀、隐痛，腰骶至尾骨发凉且刺痛，伴足底刺痛。大小便可，阴部及肛门自觉发凉。舌黯红，苔薄白，脉细数。上方去鳖甲、麦冬，加路路通10g。再予20剂，用法、注意事项同前。

四诊时，患者发热症状减轻，小腹部坠胀、隐痛消失，仍有腰膝酸困、后背发凉症状。纳食一般，夜休可，大便质干，2~3日一行，小便调。舌红，苔白厚腻，脉细弦。上方加川牛膝10g，葛根10g，浙贝母10g。再予15剂，用法、注意事项同前。

五诊时，患者偶觉潮热，仍感腰困，小便不利，大便可，睡眠可。舌黯红，苔薄白，脉沉细弦。上方加五加皮10g，王不留行12g。再予20剂，用法、注意事项同前。

六诊时，患者偶觉潮热，腰困较前减轻，自感咽干，偶感牙根发凉，伴小腹、足心发凉，夜休差，纳食一般，大小便可。舌红，苔白厚，脉细。四诊处方中加连翘15g，元参12g，旱莲草12g，菊花12g。予6剂，用法、注意事项同前。

七诊时，患者症状减轻，仍感后背凉、刺痛，劳累后觉牙根、眼底发凉。舌淡，苔前剥中根白，脉细。上方去连翘、元参，狗脊加量至20g。再予6剂，用法、注意事项同前。

八诊时，后背凉、刺痛，牙根、眼底发凉明显减轻，偶有凉气窜走且发痒，多梦。舌黯红，苔薄白，脉沉细弱。继用前方，6剂，用法、注意事项同前。

九诊时，患者上述症状消失，现咽中有少量痰，先咸后甜。时有心慌、气短并反射至后背。脉沉细弦。上方加蒲黄炭10g，三七3g（冲），予6剂，用法、注意事项同前。

十诊时，患者服前药后症状有所缓解，但手足心时觉发凉，畏寒怕冷，阵发性心慌、气短、胸闷，但无心前区针刺样疼痛，背部酸痛不适。夜休可，食纳如常，二便调。舌质淡红，苔白，脉细。上方去旱莲草、地骨皮，加檀香6g，予6剂，用法、注意事项同前。

十一诊时，患者畏寒怕冷、胸闷、气短症状减轻，偶有心慌，感冒后出现流清涕，耳痒，咽干痒，偶有出汗现象，眼肿，腰痛乏力，睡眠差。痰有甜味。舌质红，苔黄厚花剥，脉沉细。上方去蒲黄炭，加牛蒡子10g，柏子仁15g，予10剂，用法、注意事项同前。

十二诊时，患者感冒症状消失，畏寒、怕冷、胸闷、气短症状明显减轻。夜休可，饮食可，二便调。舌质淡红，苔薄白，脉沉。继服上方10剂以善后。

按语 内伤发热常由情志不畅、饮食失调、劳倦过度、久病伤正等引起脏腑功能失调，阴阳失衡所引致。内伤发热一般起病较缓，病程较长，或有反复发热的病史。多表现为低热，亦有少数患者自觉发热或五心烦热，而体温并不升高。本证患者，低热3月余，以劳累后为著，晨起自觉手足湿热、发麻，双目干涩，全身乏困无力，胸闷、气短，偶有刺痛，并向后背部放射。口干，夜休差，多梦易醒，双目干涩，脉细弦数为一派阴虚之象。阴虚日久，阴损及阳，患者出现腰膝酸困，四肢及后背发麻、怕冷，舌淡红，苔薄白等阳虚表现。《素问·至真要大论》曰："劳者温之，损者益之。"黄芪鳖甲汤方出自《卫生宝鉴》，具有益气滋阴的功用，可使气血阴阳、脏腑功能调和。方中黄芪益气固表、天冬滋肾清肺、鳖甲滋阴除蒸，三药共为君药；灵芝、鹿角胶助黄芪大补元气、生地黄助天冬滋阴清热，地骨皮助鳖甲清虚热，四药共为臣药；枸杞、骨碎补、川断、炒杜仲、山萸肉补肾益精，广木香舒肝调畅气机，少用桂枝以促阳生阴长，并防阴药过于滋腻，炒枣仁养心安神，桑枝祛风湿、利关节、行水气，九药共为佐药；炙甘草调和诸药，为使药。诸药合用，阴阳得补、气血得益、劳热得清、经络得舒。

张老在诊治此病时，有4条经验：①内伤发热一般起病较缓，病程长，其基本病机是大多是由于情志不畅、饮食失调、劳倦过度、久病伤正，导致气、血、阴、阳的亏虚而引起。张老在治疗时谨守病机，以调整阴阳为重。②黄芪鳖甲汤方是治疗虚热的专方，具有调和气血阴阳，脏腑功能的作用。患者前后治疗四月，张老均在此方的基础上加减处方，守方治疗，终获全效。③注意生活起居，潮热患者应当注意休息，保持情绪的乐观；饮食应清淡、容易消化；适当活动以增强体质。④很多不明原因的发热是癌症的一种先兆性表现，故在治疗效果不佳时，需配合进一步查明发热的根源。

病案2：内伤发热（白细胞增多症），气阴两虚，瘀热内阻证
李某，女，19岁，护士。

首诊时间：1979年7月15日。

主诉：反复发热1个月。

现病史：1个月前因发高烧治愈后，即感身痛乏力，心慌心跳，手足心发烧。饮食不好，面目微肿，大便不爽，小便黄少，月经提前10日左右，经色暗红，挟有血块，小腹时痛，大、小便化验及胸透均正常，唯白细胞一直在1.3×10^9/L～1.56×10^9/L，经治效不著，随转中医治疗。诊脉细数，口唇、舌质略红，舌下有瘀点十余个。

中医诊断：内伤发热。

西医诊断：白细胞增多症。

辨证：气阴两虚，瘀热内阻证。

治法：滋阴益气，活血化瘀，清热解毒。

[方药] 沙参麦冬汤加减。

玉竹12g	沙参15g	麦冬12g	连翘15g
丹参15g	赤芍10g	丹皮10g	玄参15g
红花10g	胡黄连10g	白花蛇舌草30g	生甘草6g

予12剂。每日一剂，清水煎400ml，早晚分服。

结果：上方共服12付，诸症减轻，白细胞正常，月经正常。

按语 中医无"白细胞增多症"的病名，也无专降白细胞的药物，但据手足心发烧，小便黄少，身困乏力，面目浮肿诸症，辨为气阴两虚。患者经色暗红有血块，小腹时痛，舌下瘀点等症，辨为瘀血内阻。综合以上，患者由热病之后，余毒未尽，搏结血分，瘀阻毒生；气阴两亏，虚热内生，煎炼血液，生瘀夹毒。故治以滋阴益气，活血化瘀，清热解毒。张老选用《温病条辨》中的沙参麦冬汤加减治疗。处方以沙参、玉竹、玄参、麦冬、胡黄连滋阴益气，丹参、丹皮、赤芍、红花活血化瘀。白花蛇舌草、连翘、生草清热解毒。共奏阴回气充，瘀化毒解之功。服药12付后白细胞正常，他症俱退而告愈。

病案3：潮热（蛛网膜下隙出血后遗症，甲亢），阴虚潮热证

患者武某，女，77岁，农民，陕西长武人。

首诊时间：2011 年 12 月 19 日。

主诉：自觉全身发热 1 年。

现病史：患者 1 年前发生蛛网膜下隙出血后即出现自觉全身发热，以午后或夜间尤甚，但测体温均在正常范围。自觉手脚发冷，进食肉类食物或进食过多时发热明显，口干喜冷饮，饮水后稍缓解。夜休可，几十年来大便干结，常服用"芦荟胶囊"以缓解。现症见自觉周身发热，但测体温不高，口干喜冷饮，大便干，夜尿多，舌红苔干，脉细数。测血压 90/60mmHg，血常规检查无异常。

既往史：曾有甲亢病史 30 年。

中医诊断：潮热。

西医诊断：蛛网膜下隙出血后遗症，甲亢。

辨证：阴虚潮热。

治则：养阴清热。

[方药] 黄芪鳖甲汤加减。

黄芪 15g	鳖甲 12g^{先煎}	胡黄连 10g	女贞子 12g
麦冬 15g	石斛 15g	白芍 15g	五加皮 12g
丹参 15g	肉苁蓉 12g	佛手 10g	

予 20 剂。每日一剂，清水煎 400ml，早晚分服。

注意：畅情志，勿过劳，清淡饮食，如有不适则时就近医治或住院治疗。

结果：服药后周身发热症状明显减轻，口不甚干，大便正常，夜尿仍多，舌淡红苔白，脉细略数。测血压 100/60mmHg。遂用上方加桑螵蛸 10g，再予 15 剂，用法、注意事项同前。

按语 患者有甲亢病史，平素气阴两虚，加之蛛网膜下隙出血致瘀血停滞，气血壅遏，郁而发热，且瘀血留滞，新血不生，血虚生热，以及由于素体气虚进食膏粱厚味后，脾胃运化无力，食积内停，气机不畅，郁而发热。诸多因素共同作用致发热加重、口干喜冷饮、便干、舌红、苔干、脉细数。因此，患者之发热以阴虚发热，气虚发热，血虚发热，瘀血发热，食积发热相互交织而成。其发热以午后或夜间尤甚，发作有一定的规律性，故称之为潮热，由于其发热以阴虚发热为基本病机，故治疗在益气养阴清热为主的同时加用行气活血消积之品以标本同治，故方用黄芪鳖甲汤加减治之。黄芪益气，鳖甲、胡黄连、女贞子、麦冬、石斛、白芍养阴清虚热，五加皮、丹参、佛手、胡黄连行气活血，清虚热，加入肉苁蓉以润肠通便。二诊时患者发热症状明显减轻，夜尿仍多故加入桑螵蛸益肾缩尿以求全功。

病案 4：面部发热，肝热血瘀证

患者谢某，女，30 岁，干部，咸阳人。

首诊时间：2012 年 9 月 3 日。

主诉：面部发热，视物易疲劳 3 个月余。

现病史：3 个月前，患者到西安游玩，当日天气偏热，回咸阳后即感面部发热，视物易疲劳，时感心胸烦闷，坐卧不宁，夜眠差，无恶寒发热，无头晕头痛等不适，在某医院服中药治疗后（具体不详）夜眠改善，但其他症状如前。曾经系统检查而未见异常。现症见面色少华，面部发热，无恶寒，肤温不高，视物易疲劳，时感心胸烦闷，心急易怒，坐卧不宁，偶感头晕头痛，无口干口苦，无自汗盗汗，睡眠差，纳食可，二便调。舌淡苔白，舌下脉络瘀曲，脉细弦略数。

既往史：既往有贫血史，此次检查血色素已正常，否认其他疾病病史。

月经婚育史：月经规律，每月一行，6~7 天结束，经色红，时夹有血块，无痛经。此次月经色鲜红，血块较前稍多，已婚已育。

中医诊断：面部发热。

辨证：肝热血瘀。

治法：清肝活血。

[**方药**] 丹栀逍遥散加减。

丹皮 10g	山栀 10g	白术 10g	白芍 15g
银柴胡 10g	当归 10g	生甘草 10g	丹参 12g
三七粉 3g^{冲服}	胡黄连 10g	天麻 10g	草决明 20g

合欢花 15g　　　炒枣仁 12g　　　柏子仁 12g　　　灵芝 12g

予 15 剂。每日一剂，清水煎 400ml，早晚分服。

注意：畅情志，勿过劳，清淡饮食，如有不适时就近医治。

结果：服药后患者面部发热，视物易疲劳症状锐减，心烦闷已除，性情较前平和，偶感头晕头痛，面色少华，纳眠尚可，二便调。舌淡苔白厚，脉细弦略数。方用上方去炒枣仁、柏子仁，加枸杞子 10g，菊花 10g，再予 15 剂调理，用法、注意事项同前。

按语　患者面部发热虽由天气酷热暴晒引起，但又引发了视物疲劳、心胸烦闷、坐卧不宁、头晕头痛当为肝经有热之象。患者素有贫血病史，虽现已恢复，但仍面色少华，无口干口苦，当知患者肝热之证源于肝血亏虚，虚热内生，故方用丹栀逍遥散加减，方中易柴胡为银柴胡加胡黄连意在清肝经之虚热，加草决明、天麻以清热平肝，加丹参、三七活血化瘀，加合欢花、炒枣仁、柏子仁、灵芝以养心安神。草决明配白芍，则清泄肝热而柔肝明目，以消眼之疲劳。诸药合用则肝热得清，瘀血得化，诸症得除。二诊时因睡眠情况好转，故去炒枣仁、柏子仁，加枸杞子、菊花以清肝热，补肝阴进一步加强缓解视物疲劳作用。

病案 5：定时高热，少阳失枢，气阴两虚，瘀血内阻证

惠某，女，26 岁，工人。

首诊时间：1980 年 3 月 8 日。

主诉：下午高热 1 个月。

现病史：近 1 个月半来每日下午 3 时许发高烧达 39℃，三小时后可自行消退，曾住院治疗效不著，亦未查明原因，体重锐减 10 余公斤。每次发病，先觉背疼，继之发冷发烧，手足心热甚，恶心胸痛，四肢末端发凉。素纳差，日进食 150g 许。舌淡略暗，脉沉细略数。

诊断：定时高热。

辨证：少阳失枢，瘀血内阻，兼太阳之表气虚，少阴之阴液亏。

治法：和解少阳，活血化瘀，温补太阳之表，清滋少阴之里。

[**方药**] 小柴胡汤化裁。

银柴胡 10g	黄芩 10g	沙参 15g	姜半夏 10g
丹参 15g	山楂 15g	桂枝 10g	炙黄芪 15g
狗脊 12g	白薇 12g	胡黄连 10g	瓜蒌 15g

予6剂。每日一剂，清水煎400ml，早晚分服。

结果：4月16日随访，上方6付，热退告愈，再未服药。

按语 本例患者之高烧，病机颇为复杂，寒热交作，发热有时，为少阳枢机不利之证兆，故用小柴胡汤以和解之；因属虚热，阴液有亏，将柴胡易为银柴胡，党参易为沙参；背为阳，发热先有背疼，即太阳经之表，气虚而不通，用黄芪、桂枝、狗脊温通阳气；午后发热，手足心热甚，即少阴之阴液亏而虚热生，白薇、胡连胜其任；瘀血内阻，热郁不宣，丹参、山楂当为其用；胸闷为阳气郁闭于胸，瓜蒌可宣阳。半夏可止呕化痰，以治恶心，又可调少阳失枢。诸药合用，不乱其法，幸而奏效。

（六）虚劳

病案1：虚劳（慢性粒细胞白血病），气血亏虚证

患者周某，男，72岁，干部，陕西咸阳人。

首诊时间：2011年3月17日。

主诉：气短、乏力1年，加重10余天。

现病史：1年前，患者无明显诱因出现气短、乏力，未重视，未诊治。10天前，患者自觉上症加重，稍活动便感气短、乏力，遂就诊于西安某三甲医院，诊断为慢性粒细胞白血病，为求中医治疗而来诊。现症：气短、乏力，食后腹胀不适，大便调，小便可，夜休可。查体：神清，精神差，心肺腹查体未见明显异常，舌暗红，苔薄白，脉沉细。辅助检查：血常规：白细胞：16.69×10^9/L，血小板 268×10^9/L，血红蛋白：132g/L。

中医诊断：虚劳。

西医诊断：慢性粒细胞白血病。

辨证：气血亏虚。

治法：补益气血。

[方药] 八珍汤加减。

当归 10g	白芍 10g	川芎 10g	生地 10g

熟地10g	党参12g	白术10g	茯苓12g
黄芪30g	麦冬10g	五味子10g	鸡血藤30g
炙甘草6g			

予6剂。每日一剂，清水煎400ml，早晚分服。

结果：二诊时，患者服用上方后无特殊不适，自觉气短、食后腹胀基本改善，现仍感困乏无力、消化不良、不欲饮食，夜休可，小便可，大便日两次，成形。舌暗红，苔白厚腻。上方去麦冬、生地、川芎，加焦三仙各15g，鸡内金10g，白术12g，苍术12g。再予6剂，用法、注意事项同前。

后患者来诊多次，均用原方随症加减化裁，治疗半年余，患者自觉已无困倦、乏力气短等不适。随访患者，病情平稳。

按语 多种原因均可导致虚劳。《理虚元鉴·虚症有六因》所说的"有先天之因，有后天之因，有痘疹及病后之因，有外感之因，有境遇之因，有医药之因"，对引起虚劳的原因作了比较全面的归纳。多种病因作用于人体，引起脏腑气血阴阳的亏虚，日久不复而成为虚劳。本例患者75岁高龄，年老体弱，脾胃亏虚，气血生化乏源，水谷精气不充，日久导致脏腑虚损，发为虚劳。症见气短、乏力、纳差、腹胀。辨证为气血亏虚，采用补益气血治法，方选八珍汤加减。方中益气与养血并补，用党参与熟地相配，益气养血，共为君药。白术、茯苓健脾渗湿，协党参益气健脾；当归、白芍养血和营，助熟地补益阴血，均为臣药。佐以川芎活血行气，使之补气而不滞；炙甘草益气和中，调和诸药，为使药。上述党参、白术、茯苓、炙甘草，即四君子汤，健脾益气和中；熟地、白芍、当归、川芎，即四物汤，养血和血，使补血而不滞血，和血而不伤血。二诊患者进食较差，加用白术健脾，苍术祛湿，焦三仙、鸡内金以消食化积。后多次复诊，始终守方治疗，终获良效，患者诸证消失。张老认为慢性粒细胞白血病主要症状为气短、乏力、纳差，应按虚劳辨证，治法采用补益气血，方选八珍汤。全方补气之中又有行气，补血之中又有和血活血，从而使补气而不滞气，补血而不滞血，活血而不伤血；并且，补气之中兼有养血和血药物，养血之中兼有益气行气的药物，气为血之帅，血为气之母，益气而生血，助阳以和阴。如此可达更好的补气养血之效。治疗中辨证准确后一定要守方治疗。虚劳不同于一般的虚损性疾病，需长期坚持治疗才能获得满意疗效。

病案2：虚劳（干燥综合征），气虚血瘀，营卫不和证

患者祝某，女，45岁，工人，陕西华县人。

首诊时间：2012年5月8日。

主诉：怕冷、怕风20余年，伴全身肌肉发紧、面部发痒半年。

现病史：患者诉自1993年开始怕冷、怕风，近半年明显加重，天热时亦不能见风，全身肌肉发紧，气短，内脏被牵拉感，左手接触冷水则觉手端麻木向上游走至肩处，颜面部发痒，尤以双眼为主，曾被诊断为干燥综合征。现为进一步治疗来诊。现症怕冷，怕风，气短，全身肌肉发紧，内脏被牵拉感，颜面部发痒，尤以双眼为甚，左手接触冷水则觉手端麻木向上游走至肩处，纳食一般，夜眠差，大便日一次，小便调。舌黯红，苔薄白。脉沉细。血压正常。

中医诊断：虚劳。

西医诊断：干燥综合征。

辨证：气虚血瘀，营卫不和。

治法：益气活血，调和营卫。

[**方药**] 补阳还五汤加减。

黄芪30g	当归12g	地龙10g	川芎10g
桃仁6g	红花6g	赤芍10g	桂枝10g
姜黄12g	地肤子12g	天麻12g	甘草6g
防风10g			

予20剂。每日一剂，清水煎400ml，早晚分服。

结果：服药后怕冷怕风明显改善，颜面发痒消失。

按语 患者年过四旬，现以怕冷、怕风为主要不适20余年，当属中医学"虚劳"范畴。虚劳是以脏腑亏损、气血阴阳虚衰、久虚不复成劳引起以五脏虚证为主要表现的多种慢性虚弱证候。其基本病机为脏腑气血阴阳

亏虚、日久不复。患者怕冷、怕风、气短、接触冷水则觉手端麻木并向肩部游走，结合脉沉，辨为气虚肢体失于温煦；肢麻为血瘀血虚，全身肌肉发紧、内脏被牵拉感，结合脉细，辨为阴血不足；颜面为诸阳之会、眼睛为脏腑精气汇聚之处，精气不足、阴血亏虚、虚风内生，则见发痒；纳欠佳为脾气虚、失于运化之象；夜眠差为心血不足、心神失养所致；久病入络，舌黯红为瘀血之象。总而概之，为气虚血瘀、营卫不和证。方以补阳还五汤为基础方加减而成。补阳还五汤出自王清任的《医林改错》，功可补气养血、活血通络，该方常用于中风后遗症属气虚血瘀之证。张老常喜用之，也用于中风以外的其他疾病（如帕金森病、运动神经元病、多发性硬化等）证属气虚血瘀者。此方加桂枝温经通脉，助阳化气，散寒止痛；姜黄辛苦、温，破血行气，通经止痛，用此二药以加强温经散寒通络之功，张老常用于上肢不温、冷痛等虚寒证，疗效较佳。方中天麻、防风、地肤子起祛风止痒之效。甘草调和诸药。服药后患者怕风、怕冷、眼部发痒已明显好转。

病案3：虚劳（慢性再生障碍性贫血），气血大亏，肾虚血瘀证

刘某，女，47岁，工人。

首诊时间：1991年7月18日。

主诉：身困乏力3年。

现病史：初觉身困乏力，食欲不振，头晕恶心，逐渐加重，遂至头晕旋转呕吐不止，需卧床休息方减轻，平时伴见腰酸腿软，小便频数，口干不欲饮，月经量多色淡，挟有血块，白带多清稀。遂在西安某医院治疗欠著效。检查：红细胞2.1×10^{12}/L，血红蛋白60g/L；白细胞2.1×10^9/L，血小板7×10^9/L，经骨穿确诊为"再生障碍性贫血"。要求中医诊治。诊见面色白而晦暗，舌极淡而暗，脉极沉而弱。

中医诊断：虚劳。

西医诊断：慢性再生障碍性贫血。

辨证：气血大亏，肾虚血瘀。

治法：益气生血，补肾温阳，活血化瘀。

[**方药**] 益肾活血方加减。

炙黄芪 30g	枸杞子 12g	当归 12g	桑寄生 15g
制首乌 30g	鹿角胶 12g^{烊化}	巴戟天 12g	桂枝 6g
川芎 10g	丹参 30g	鸡血藤 30g	

予 10 剂。每日一剂，清水煎 400ml，早晚分服。

结果：上方服后，诸症减轻，稍有精神。守原方略加减，加淫羊藿、肉苁蓉、白芍、焦楂、熟地、女贞子等。坚持治疗一年（未用西药及输血），服药 300 余剂，并辅以饮食治疗，诸症均减，尚可工作半天。后复查：红细胞 2.9 × 10^{12}/L，血红蛋白 85g/L，白细胞 3.2 × 10^9/L，血小板 10 × 10^9/L。患者又坚持服药 3 年，每年服药 100 余剂后能参加工作，外观如常人，红细胞、白细胞、血小板基本控制在正常范围，随访未再复发。

[按语] 中医认为虚劳多由于六淫七情、饮食劳倦等因素伤及气血脏腑所致。尤与脾肾两脏关系密切，发病过程中存在着血瘀。虽然本病有心悸、气短、倦怠乏力等气血不足之象，临床发现，气血不足仅是本病的表面现象，肾虚血瘀乃病之本，贯穿于疾病发展的全过程。血瘀即是病理产物，同时它又可以成为一种新的致病因素伤肾，导致本病缠绵难治。故以益肾活血之法缓图之，选用益肾活血方加减，守方调理施治 3 年取得了满意的临床疗效。

（七）肥胖

病案：肥胖（单纯性肥胖），水湿停聚，血行不畅证

张某，女，13 岁，学生。

首诊时间：1977 年 12 月 6 日。

主诉：肥胖 6 年。

现病史：患儿自幼肥胖，发育不均匀，体形臃赘，呆滞少言，体重百余斤。经多方检查均未见异常。现症：晨起每泛酸水，精神不振，常感困倦乏力。脉沉，舌胖色暗。

中医诊断：肥胖。

西医诊断：单纯性肥胖。

辨证：水湿停聚，血行不畅。

治法：行水化痰，活血化瘀。

[**方药**] 桃红四物汤合五苓散化裁。

当归9g	川芎9g	赤芍9g	生地9g
桃仁9g	红花6g	云苓15g	猪苓9g
泽泻9g	白术9g	桂枝9g	贝母9g

予8剂。每日一剂，清水煎400ml，早晚分服。

结果：上方始服8付，即见显效，精神愉快，已不泛酸水。复诊（1978年3月28日）：脉沉缓，舌面正常，舌下静脉稍粗，为防止再胖，仍用上方（去贝母加白茅根15g，山楂9g）加减，继予调理。停药观察4个月，体重未增，体形较前匀称。

按语 中医学文献中关于单纯性肥胖症的论述尚少见。但素有肥人多痰、多湿、多气虚的说法。审之痰、湿、气虚三者的关系，一般认为气虚是矛盾的主要方面，因气虚不能运化水湿，聚而生痰。另则气虚水泛亦致郁滞，气郁则生血滞，而痰湿瘀血又可阻遏生化之机，致气虚益甚。此刻若纯以补气治本，无疑有复增瘀阻之虑。故予利水化痰、活血化瘀之剂，方选桃红四物汤合五苓散化裁治之。并配合锻炼及适当限制饮食而收全功。

（八）癌症

病案1： 肺癌（小细胞肺癌），气滞血瘀，瘀毒内蕴证

患者唐某，男，59岁，干部，陕西安康人。

初诊时间：2012年5月19日。

主诉：咳嗽，胸闷，气短4个月余。

现病史：四个月前出现咳嗽气短，咯少许白色黏痰，胸闷，无胸痛及痰中带血现象，在某三甲医院检查提示"右上肺癌（右肺小细胞肺癌）"，经住院治疗后自觉胸闷，气短，渐消瘦，时乏力，纳差，夜休尚可，二便自调。查体：桶状胸，双肺呼吸音低，左肺肺底可闻及细小湿鸣，心音可，节律齐，心率80次/分，A2 = P2，肝脾（-），舌尖边黯红，苔薄白，脉左弦滑，右弦细。

既往史：既往吸烟史30余年。

中医诊断：肺癌。

西医诊断：小细胞肺癌。

辨证：气滞血瘀，瘀毒内蕴。

治法：理气化瘀，清肺化痰。

[**方药**] 康泰汤加减。

沙参12g	天冬12g	乌梢蛇10g	蜈蚣1条
黄芪30g	佛手10g	焦三仙^各15g	鸡内金10g
姜半夏10g	白花蛇舌草15g	灵芝12g	生甘草10g

予20剂。每日一剂，清水煎400ml，早晚分服。

注意点：慎劳累、避风寒、忌辛辣、烟酒，如有不适，就近诊治。

结果：服药20剂后二诊时，胸闷、气短较前减轻，无咳嗽，性情平和，夜眠可。近期化疗5次，自觉化疗后胃脘胀满不舒，纳差，恶心作呕，偶有嗳气，无泛酸，小便频，夜间尤甚，有尿不尽感，小便色淡黄，大便正常，舌黯红，薄白苔，脉沉细弦。原方20剂，用法、注意事项同前。

三诊时，胸闷、气短不明显，咳嗽复作，痰少，伴乏力，耳鸣，怕冷，腰酸，夜尿4次，尿色略黄，大便正常，淡红舌，薄白苔，脉沉。上方去佛手、姜半夏，加浙贝母10g，白术10g，百合12g，益智仁10g。再予10剂，用法、注意事项同前。

四诊时，咳嗽较前明显减轻，咽干咽痒，痰少色白黏，易咯，怕冷、腰酸减轻，尿色清，大便正常。舌黯红边有齿痕，中后部苔稍黄薄腻，右关脉虚滑，余脉沉。上方去益智仁，加丹参10g，鱼腥草15g，再予15剂，用法、注意事项同前。

按语 肺癌属于"肺积"、"咳嗽"、"胸痛"等范畴，多由邪毒犯肺，宣降失司，津液不布，气滞血瘀，瘀血与宿痰结聚而为癌肿，癌已成则伤津耗气，而见虚实错杂之证。《医宗必读》曰"积之成也，正气不足而后邪气踞之。"张老认为正气虚损是本病的发病的内在因素，湿热、风寒、痰浊、毒邪是促成气滞血瘀的病理因素，强调治疗本病应"屡攻屡补，以平为期"。本例患者以咳嗽气短，咯少许白色黏痰，胸闷，无胸痛及痰中带血为主症，诊断为咳嗽、肺癌（小细胞肺癌），证属气滞血瘀，瘀毒内蕴，治以理气化痰，清肺化痰，方用康泰汤加减。康泰汤为张老治疗癌肿的经验方，黄芪、灵芝扶正祛邪；沙参、天冬滋阴生津润肺；乌梢蛇、蜈蚣搜剔攻毒散结；鸡内金、佛手、焦三仙健脾和胃；姜半夏降逆止呕；白花蛇舌草消痈散结。二诊时，患者胸闷、气短较前减轻，咳嗽消失，故原方继续治疗。三诊时，患者主症已基本消失，咳嗽痰少，怕冷，忌食凉食，故原方加浙贝母、白术、百合以润肺化痰，益智仁以温补脾胃。四诊时，患者主症已消失，自觉咽干咽痒，少量白痰，舌质暗红，故加鱼腥草消痈排痰；丹参活血散瘀。且现代药理学研究表明灵芝、白花蛇舌草、鱼腥草有抑制肿瘤细胞的作用。本病根治较难，但在辨证论治原则下，改善症状明显，故调理以善其后。

病案 2：脑癌（脑膜瘤术后），肝肾亏虚，毒瘀内聚证

患者冯某，女，28 岁，教师，西安市人。

首诊时间：2012 年 9 月 10 日。

主诉：视力下降 1 年。

现病史：2011 年 8 月，患者产后无明原因感觉右眼视力下降，双手皮肤出现散在赘生物，无瘙痒，仅左手中指内侧关节处赘生物质硬压痛，余无压痛。患者发病以来无明显头晕头痛、肢体偏瘫等症状，在某军医大学附属医院行头颅 MR 提示：鞍上偏左侧占位性病变，与窝底广泛相接，考虑鞍结节脑膜瘤。12 月份于该院行脑膜瘤切除术，术后患者右眼视力已恢复，为求进一步治疗来诊。

既往史：十多年前因左眼斜视行手术治疗，术后左眼视力下降，仅有光感。

月经史：既往月经规律，一月一行，每次持续 3～4 天，经量可，色暗红，无血块，轻微痛经。但 2012 年 7 月以来月经未再来潮，曾查妊娠试验（－）。

现症见：形体偏胖，左眼视力差，无头晕头痛，性情平和，无口干口苦，纳食睡眠可，无腰膝酸软，小便微黄，大便正常，白带正常，舌黯红边有齿痕，中后部苔白，脉沉弦，血压正常。

中医诊断：脑癌。

西医诊断：脑膜瘤术后。

辨证：肝肾亏虚，毒瘀内聚。

治法：滋养肝肾，解毒化瘀。

[**方药**] 康泰汤加减。

白花蛇舌草15g	丹皮15g	乌梢蛇10g	浙贝母10g
灵芝12g	枸杞子10g	黄精12g	生山药12g
泽泻12g	茯苓15g	牡丹皮10g	玄参15g
决明子30g			

予30剂。每日一剂，清水煎400ml，早晚分服。

注意：畅情志，勿过劳，清淡饮食，如有不适则就近医治或住院治疗。

结果：服药30剂后复诊，诉左眼视力模糊如前，伴阵发性左眼内眦隐痛，口腔溃疡反复发作，夜休一般，纳食可。小便正常，大便稀，不成形，日1次。舌黯红，舌边有齿痕，舌中后部苔白，脉细。上方去黄精、泽泻，加潼蒺藜12g，丹参15g，再予30剂，用法、注意事项同前。

三诊时视力情况同前，口腔溃疡已愈，皮肤赘生物减少，纳食睡眠可，二便调，月经推后半月，舌黯红边有齿痕，中后部苔白，脉沉弦。方用上方去灵芝，加天麻10g，川芎10g，生甘草6g。再予60剂，用法、注意事项同前。

按语 本例患者右眼视力下降，系鞍结节脑膜瘤所致。鞍结节脑膜瘤与手部皮肤赘生物，皆为毒瘀内聚表现。患者十多年前左眼斜视，加之手术后肝血亏损，日久致肝肾俱亏，毒邪乘虚而入，机体阴阳失调，气血功能障碍，导致气滞、血瘀、痰凝、毒聚，相互交结于脑脉脑络及手部的经络皮部，发为脑膜瘤及手部皮肤赘生物。因此，本例病人治疗时当以滋养肝肾、解毒化痰、活血化瘀为法。方中以灵芝、枸杞子、黄精、山药补益肝肾以固本培元，决明子明目，滋益肝肾，亦是培本之治；白花蛇舌草、乌蛇、玄参解毒，乌蛇又与丹皮合用而活血，浙贝化痰散结，泽泻、茯苓利水渗湿以祛生痰之源。全方共奏滋养肝肾、解毒化痰活血之功。现代研

究表明白花蛇舌草、乌蛇和灵芝都有明显的抗肿瘤作用。二诊时患者目内
眦隐痛，口腔溃疡反复发作，结合舌脉变化当为脾气不足，肝肾亏虚，风
毒痰瘀内攻所致，故加潼蒺藜以补肝肾、祛风毒，加丹参以助活血之力，
去黄精以防滋腻碍脾，去泽泻以防相火耗泄。三诊时患者口腔溃疡已愈，
皮肤赘生物减少，脉沉弦说明已显示肝阳偏亢之象，加天麻以平肝熄风，
由于月经推后半月，故加川芎养血活血以调经，加用甘草调和诸药而
收功。

八、肢体经络病证

（一）痹证

病案 1：痹证（半身麻痛症），气血亏虚证

葛某，女，38 岁，工人。

初诊（1978 年 12 月 10 日）患者平素体弱，又因产后大出血，渐致左
半身麻木不仁，且时作疼痛，行走艰难伴有周身浮肿，尤以四肢为甚，延
今已 4 个月余。并觉颜面有蚁行感，气短乏力、纳呆难寐，即便入睡片刻，
亦多作恶梦。月经量多夹有血块，经期提前，甚或一月两行，曾在本厂卫
生所及某医院诊治，检查除"三系细胞"略低外，余无阳性结果，诊断未
明确。屡经中西药、针灸治疗效果不著。诊时患者面色晦暗，舌暗不鲜，
脉沉涩。此病乃气虚血亏，无力推行血循，气血瘀阻为患。治宜益气养血
兼化瘀滞。

中医诊断：痹证（半身麻痛症）。

辨证：气血亏虚。

治法：益气养血、活血行滞。

[**方药**]

炙黄芪 15g	当归 10g	生地 10g	地龙 10g
川芎 10	丹参 20g	川牛膝 12g	赤芍 10g
僵蚕 10g	乌蛇 12g	山楂 10g	鸡血藤 30g

予 20 剂。清水煎服，分早晚两次温服，日 1 剂。

结果：以上方为基础方，稍事加减，病情每见减轻，共服 48 剂，半身

麻木消除，浮肿消退，食纳渐增，月经正常，其他症状亦大为改善，工作、生活基本正常。1980年2月28日随访，情况良好，未再复发。血常规化验"三系细胞"均在正常值下限，但无明显不适。

按语 此例患者素体虚弱，复因产后大失血，致使气血亏耗愈甚，从而血少滞涩，瘀而不行。瘀血内阻，水湿运化受碍，筋脉肌肤失于濡养。血虚生风，故麻木、浮肿、疼痛、蚁行感等症遂作。病机根本为虚实交错，虚在气血亏耗，实为瘀血内阻。故治宜益气养血、化瘀行滞。黄芪、当归、生地益气生血；鸡血藤、丹参、川芎、地龙等养血化瘀通络；加虫、蛇类剔络搜风之品而强化其化瘀通络之功。佐一山楂开胃、化瘀。诸药合用，攻补兼施，使血瘀而行，则虚风除而麻木去，瘀祛络通则气血通调而疼痛止。

病案2：痹症（坐骨神经痛），痛痹，寒湿痹阻证

王某，男，42岁，职工。

首诊时间：1977年12月9日。

主诉：左侧腰腿疼痛3个月。

现病史：患者3个月前曾住潮湿之室，渐感左侧腰腿疼痛，日趋加重，且左脚背外侧痛麻发冷。经西医诊为"坐骨神经痛"，选经治疗，无明显效果。诊见：坐骨神经压痛点（＋），抬腿试验：右腿70°，左腿45°，苔白，脉稍弦紧。

中医诊断：痹症。

西医诊断：坐骨神经痛。

辨证：寒湿，痹阻。

治法：温经祛寒通痹，舒筋活络止痛。

[处方]

川乌6g	草乌6g	羌活6g	独活9g
全蝎1.5g	木瓜9g	当归9g	川芎9g
桂枝9g	乳香9g	台乌6g	

予4剂。以水加黄酒50ml煎服，每日1剂，并嘱用药渣趁热外敷

左脚。

结果：经用上方后，1978 年 1 月 1 日复诊诉腰腿疼痛明显减轻，自觉患肢温热，行走便利，但足背外侧仍有发冷感，苔薄白，脉弦稍缓。原方加川牛膝 9g，丹参 15g。再投 3 剂，煎法同前。春节随访，症状基本消失，临床治愈。

按语 本例寒湿入络，凝涩气血为甚，寒主收引，湿则黏滞，气血不通，不通则痛。故用辛热之川乌、草乌配活血之当归、川芎，祛风除湿之羌活、独活、桂枝，通痹止痛之木瓜、全蝎、黄酒等。此方服后，收效显著。坐骨神经痛似属中医"痛痹"范畴，临床表现有偏风、偏寒、气虚、血瘀等不同类型。当用温经散寒、祛风除湿、补气活血诸法以治之。疼痛剧烈时，可加用乳香、没药、三七等；久治无功时，亦可酌加全蝎、蜈蚣、乌梢蛇等虫类药物以入络剔邪。

（二）痉证

病案：小儿痉证（新生儿破伤风），肝风内动，风痰上扰证。

张某，男，15 天。

首诊时间：1970 年 7 月 15 日。

主诉：牙关紧急、抽搐 3 小时。

现病史：患儿生后第 7 天下午稍觉发烧，躁扰啼哭，仅服数粒"七珍丹"，至晚哭声不出，牙关紧急，有时抽搐。次日即给疏风散邪止痉之中药频频灌服，肌内注射青霉素（当时农村无破伤风抗毒素）无效，病情进一步加重；除上述症状外，口唇发紫，全身强硬，不能吮乳，痰声漉漉，大便 7 日仅下星点，小便短黄。至第 7 病日，症情危重，抽搐不止，手足发凉，指纹青已达命关，均认为无救，作不治准备，余作最后努力，针刺人中、地仓、颊车、曲池、合谷、足三里、涌泉，并十宣穴放血。针后皮肤颜色有所改善，症状稍缓解，随又用驱风通络，化痰开窍，活血镇痉之中药，煎汤从口角徐徐灌入。

诊断：小儿痉证。

辨证：肝风内动、风痰上扰。

治法：平肝祛风、化痰开窍、活血止痉。

[方药]

天麻6g^{先煎}	钩藤6g^{后下}	天竺黄6g	郁金6g
赤芍6g	葛根6g	丹参9g	川芎6g
全蝎3g	僵蚕6g	鲜竹沥一盅	大黄6g^{后下}

川贝母5g^{为粉}

予2剂。清水煎，不拘时服。

另用鲜金石斛（根、茎、叶）约9g另煎，如灌不下时口角滴入。

结果：经针药持续治疗一天，症情逐步好转，至当晚半夜大便即下少许，哭时可闻及，稍能吮乳。上方稍事加减，连服5剂，病情大为好转，除全身褪皮，肤色青黄，项强（左歪）外，吮奶、进水、哭笑等均同常儿。再予补气养血、健脾和胃、剔邪之法善后，半年余，头左歪等症皆除，唯肤色较其兄、姐稍黑，其他诸如体格、精神、思维等均如常人。至今，已成家生子，均健。

按语 新生儿破伤风，古又称"四六风"、"撮口风"等，乃因断脐时污物毒邪侵入脐部，以致经络营卫阻滞，气血不畅，邪毒郁闭，肝风内动，抽搐痉厥遂作。《小儿卫生总微论方》认为本病"亦乃大人因破伤而感风，则牙关噤而口撮，不能入食、身硬、四肢厥逆与此证候颇同，故谓之脐风撮口，乃最恶之病也。"故治宜祛风邪，活气血、化痰涎，止痉厥。本证初期，只偏重了荆防等除风止痉之剂，而忽视了活血养血，故早期治疗效果不佳。所谓"治风先治血，血行风自灭"之训，断不可因之婴儿而怠用活血之品。所以余以《内经》"甚者独行，间者并行"为原则，拟治于熄风搜络、养血活血，同时配合针刺治疗，以求快速达其病所，终起发展而扭其传变。

本病在20世纪70年代之前农村较多，许多患儿因之而夭折，是极端凶险之证，应尽早使用"破伤风抗毒素"治疗，这也是迄今最为有效和便捷的方法。但本例治之过程，受限于当时农村的客观条件，使之于汤药、针刺实属无奈之举，但通过治疗不但挽救了患儿的生命，佐证了古训之精深，同时，也使我们更加坚信了开展中医急症研究的迫切性和必要性。

（三）瘰疬

病案 1：瘰疬（淋巴结肿大），热毒内聚，气血郁滞证

应某，男，10 岁，学生。

首诊时间：1978 年 3 月 21 日。

主诉：体表淋巴结肿大、畏寒发热半月。

现病史：患儿半月来时常畏寒发热，有时体温高达 40℃，伴体表淋巴结肿大，左腋窝下一淋巴结大如鹅蛋，局部皮肤红肿硬痛。不欲食，大便干。曾肌内注射青、链霉素，静滴红霉素等药，热势虽稍退，但肿大之淋巴结不消，热痛不减。因恐惧手术家长领至内科诊治。舌红苔薄黄，脉弦数。

中医诊断：瘰疬。

西医诊断：淋巴结肿大。

辨证：热毒内聚，气血郁滞证。

治法：清热解毒，散结化瘀。

[**方药**]

夏枯草 15g	连翘 12g	金银花 12g	元参 9g
土茯苓 9g	赤芍 9g	红花 6g	桃仁 6g
当归 6g	僵蚕 9g	山楂 9g	生大黄 6g
生甘草 6g			

予 6 剂。每日一剂，清水煎 400ml，早晚分服。

结果：复诊（1978 年 3 月 28 日）：上方共服 6 付，体温正常，左腋下淋巴结消至杏核大小，其他症状亦有好转，已上学 3 天。用原方稍事加减，一月后随访，诸症痊愈。

按语 热毒内聚，气血郁滞不通，故呈淋巴结肿大之症。处方以连翘、金银花清热解毒，夏枯草、玄参、土茯苓清热散结，赤芍、红花、桃仁、当归、山楂活血消肿，僵蚕化痰，大黄攻下瘀热。诸药合用共奏清热解毒、散结化瘀之功。

病案 2：痰核（淋巴结炎），热毒内聚，痰结瘀阻证

叶某，女，16 岁，学生。

首诊时间：1978 年 10 月 19 日。

主诉：发现右颌下肿块半月。

现病史：于半月前发现右颌下有一肿块，逐渐增大，红肿疼痛，影响张口，伴畏寒发热，食纳差。曾用中药普济消毒饮、六神丸，西药大剂青、链霉素肌内注射，外敷二味拔毒散及外敷六神丸，治疗 10 余天，有效不著。诊时：体温 38.7℃，右颌下肿块约 5.5cm^2，质较硬，皮色红，无波动感。

中医诊断：痰核。

西医诊断：淋巴结炎。

辨证：热毒内聚，痰结瘀阻证。

治法：清热解毒，软坚散结，活血化瘀。

[方药]（1）中药汤剂。

夏枯草 30g	元参 15g	蒲公英 15g	生牡蛎 20g先煎
枳壳 10g	青皮 10g	丹参 15g	赤芍 15g
穿山甲 9g	皂角刺 9g	山楂 10g	生甘草 6g

予 14 剂。每日一剂，清水煎 400ml，早晚分服。

（2）每日肌内注射丹参注射液 4ml。

（3）患部处外敷金黄散。

结果：复诊（1978 年 11 月 6 日）：（上药连服 14 付，肌内注射丹参注射液 20 支后，症状显著好转，颌下肿块消散至花生米大小，欲纳食、二便可，舌质红，脉细数。仍用上方去枳壳加僵蚕 9 克，3 剂后诸症皆退。

按语 淋巴结炎（肿大），属中医学"痰核"、"瘰疬"、"气瘿"等范畴。患此证可分急性和慢性两类。急性者多因外感风热邪毒，内挟痰饮及瘀血凝于少阳、阳明之经，结核形如鸽卵，皮色略红，坚硬肿痛，常伴畏寒发热。治宜疏风清热解毒，祛瘀化痰散结；若延久失治，需防化脓破溃。慢性者多由痰气火邪凝滞肝胆经脉，结核初起如豆，渐而生长，皮色不变，质硬，不作寒热，亦不觉痛，日久则微有痛感，其核推之不动，宜疏肝理气养血，解郁化痰散结为主，若日久失治，亦可化脓破溃。总之，不论急性或慢性，溃破与否，均宜内外同治。临证时两者须辨别清楚，施治方能效捷。此外，据我自己的体会，凡遇此类病证，治疗时加用全蝎、僵蚕、穿山甲等虫类药入络剔邪，攻结散结之品，往往可收大效。

病案3：瘰疬（淋巴反应性增生症）

代某，男，52岁，援藏干部。

首诊时间：1981年6月10日。

主诉：颈部淋巴结肿大1年。

现病史：近1年来，颈及锁骨上、腋下等处淋巴结肿大如枣核，疼痛不适，抬肩扭头时疼痛加剧。伴周身疼痛不适，疲倦无力，下肢浮肿，食欲不振等。曾在西藏某医院化验检查，白细胞：30×10^9/L，淋巴细胞比例数：80%，有异形（大淋巴细胞多见），曾以"淋巴结炎"收住入院，经用"青霉素、红霉素、螺旋霉素、激素"等药治疗40多天，白细胞及淋巴细胞恢复正常，但停药3天后，即复回升，此种情况多次反复，患者很是痛苦，遂转内地在咸阳、四川、南京、上海等地诊治，并确诊为"淋巴细胞反应性增生"。期间，迭经多方医治而症状如故，遂转求中医诊治。诊时，主证同上，舌质暗淡，舌底散布瘀点，苔白稍腻，脉沉、细、涩略数。

中医诊断：瘰疬。

西医诊断：淋巴反应性增生症。

辨证：气虚血亏，血凝湿聚，瘀毒内生证。

治法：益气生血，活血化瘀，清热解毒、燥湿。

[**方药**]（1）中药汤剂。

炙黄芪30g	当归12g	赤芍10g	川芎10g
丹参15g	土茯苓12g	白花蛇舌草30g	连翘15g
苍术10g	白术10g	山楂20g	生甘草6g

予9剂。每日一剂，清水煎400ml，早晚分服。

（2）丹参注射液，每日4ml，分两次肌内注射。

结果：复诊（1981年6月19日）：上方服用9剂后，诸症大减，唯觉双肩及右膝盖疼痛依然，喉咙有辛辣感，舌、脉已见起色。考虑气血初复，瘀血将去，但湿阻之象昭然。上药性偏温燥，故以活血化瘀，祛湿解毒，佐以开结润肺治之。方药：丹参15g，姜黄10g，独活10g，苡仁15g，土茯苓15g，白花蛇舌草30g，连翘15g，玄参15g，麦冬12g，桔梗10g，生草6g，焦楂15g。服法同上，继用丹参注射液，每日肌注4ml。

三诊（1981年7月13日）：上方服用10剂后，淋巴结肿大、疼痛皆消，下肢浮肿已退，诸证基本痊愈。偶有右膝部微痛不适感。血常规化验：白细胞6.9×10^9/L，嗜中性粒细胞58%，此嗜酸性粒细胞1%，淋巴细胞36%，单核细胞5%，红细胞3.7×10^{12}/L，血色素11g/L，血小板0.69×10^9/L。遂拟益气活血，化痰散结方药以巩固疗效。黄芪30g，玄参15g，麦冬12g，桔梗10g，丹参20g，赤芍10g，川贝10g[冲服]，夏枯草30g，白花蛇舌草30g，土茯苓12g，连翘15g，生甘草6g。

四诊（1981年8月20日）：肿消，精神好转。血常规：血色素12g/L，红细胞4.3×10^{12}/L，白细胞6×10^9/L，嗜中性粒65%，单核细胞1%，淋巴细胞34%，血小板计数1.44×10^9/L。血沉：26毫米/小时。上方稍事加减，连续服药数十剂后诸症及化验指标均正常。

按语 中医学无"淋巴细胞反应性增生"之病名，但其证候、病性属中医学"痰核"之范畴。此案绝非寻常之痰核，其颈核肿大以疼痛为甚，且见舌暗，舌底有瘀点等，则知瘀血凝结为其主因。再观周身疲倦，下肢虚浮等症，可知气虚血亏日久；苔白而腻，湿阻显然；脉象兼数，瘀渐从热，瘀毒内生。故以当归补血汤益气生血，四物汤减地黄加丹参活血化瘀。方中白花蛇舌草、连翘、土茯苓清热解毒、散结；苍术、白术、山楂健脾燥湿。据病机而辨证处方，不见狭义之痰而按广义之痰治其痰，终收良效。

九、妇科病证

（一）月经不调

病案1：痛经，肾虚血瘀，冲任失调证

患者刘某，女，26岁，教师，咸阳市人。

首诊时间：2012 年 12 月 20 日。

主诉：痛经 10 余年，月经推后 2 个月。

现病史：患者自月经来潮时即痛经，至今 10 余年。近 2 个月，月经推后半月，量可，色正，有小血块，自觉量较前减少，月经时痛经，小腹疼痛，得暖减轻，经期腰酸困疼，小腹及腰部感冰凉。1 周前胃脘疼痛时作时止，饮食生冷易腹凉，小便可，夜休可，平素稍怕冷，易生气，精神稍差，乏困。脉沉细弦，舌淡苔薄白。

诊断：痛经。

证属：肾虚血瘀，冲任失调。

治法：温阳活血，调和月经。

[方药] 桃红四物汤加减。

桃仁 12g	红花 6g	熟地 12g	当归 10g
川芎 10g	乌药 10g	吴茱萸 6g	香附 12g
延胡索 15g	川断 15g	炒杜仲 12g	黄芪 15g
鹿角胶 10g[烊]	菟丝子 15g	巴戟天 10g	桂枝 10g
白芍 15g	桑寄生 12g	益智仁 10g	

予 30 剂。每日一剂，清水煎 400ml，早晚分服。

注意：畅情志，慎起居，适劳逸，如有不适就近诊治。

结果：二诊时，痛经好转，月经推后，时觉左侧腹疼痛，手足发凉。余症尚可，脉沉细弱，舌淡苔薄白，今日觉咽干痛。方药：上方去桑寄生、桃仁，加郁金 12g，王不留行 15g，益母草 10g，30 剂，用法、注意事项同前。

三诊时，近 2 个月月经 33 天一行，经色红，血块减少，痛经明显减轻。手足仍欠温，近期工作劳累，喜眠，平素易生气，乳房压痛，经前尤明显，经期腰痛，夜眠多梦，纳可，小便频，大便调。舌略红，苔薄白，脉沉弱。上方加小茴香 6g。再予 20 剂以善后，用法、注意事项同前。

按语 痛经十余年，经量减少，小腹疼痛，保暖减轻，经期腰酸困疼，小腹及腰部感冰凉，可辨证为寒滞胞宫，瘀阻胞脉，经行不畅；胃脘疼痛饮食生冷易腹凉，稍怕冷，精神稍差，乏困，脉沉细弦，舌淡苔薄白可辨为寒邪客胃。寒凝血滞日久必伤及脾肾阳气，脾肾阳气不足而寒凝血瘀日甚，故治以温阳活血，补益脾肾，散寒暖宫。以桃红四物汤养血活血祛瘀，加桂枝、乌药、川断、杜仲、鹿角胶、巴戟天、益智仁温肾助阳，温经散寒，黄芪、吴茱萸、香附温脾益阳，散寒温胃，延胡索止痛，全方共奏温阳散寒，活血通经之效。二诊患者症状好转，血块减少，故去活血化瘀之桃仁，加强温阳理气之郁金，患者咽干，肾经循行至咽，虚火循经上行，故加王不留行通经散结，益母草活血清热，增强其效，以除兼证。至三诊，患者主诉症状已明显减轻，效不更方，手足欠温，腰痛故增茴香一味，温散少腹之寒，使全方温经散寒之力更强。

病案2：崩漏（功能性子宫出血）

张某，女，33岁，工人。

首诊时间：1992年4月25日。

主诉：月经量多，色黯有块，淋漓不断1年余。

现病史：既往有月经量多，淋漓不断史，1年前作人工流产后发生大出血，1年来每次月经量多有块，色黯红，淋漓不断，一般7～10天方净。伴头昏乏力，手足发胀，平素易生气，白带多、色黄，二便正常。舌红苔黄，脉细略数。

中医诊断：崩漏。

西医诊断：功能性子宫出血。

辨证：气阴两虚，胞宫血瘀证。

治法：益气养血，化瘀通经。

[方药] 当归补血汤合四物汤加减。

炙黄芪80g	鸡血藤30g	当归10g	阿胶10g^{烊化}
炙甘草10g	白术12g	三七粉3g^{冲服}	仙鹤草15g
白芍12g	熟地12g	杜仲炭12g	焦山楂15g
山药15g	山萸肉10g	通草10g	

结果：上方加减3次，服药20余剂后，诸症大减。但仍感头昏乏力，自汗，手足发胀，舌淡红、胖嫩，脉弦细数。气血已调，肝肾不足。用杞

菊地黄汤加通草、五味子、白芍、阿胶、三七、蒲黄炭、炙黄芪，共诊3次，服药30余剂，诸证悉退，用四物汤化裁善后。

按语 崩漏是妇科大症，此病似属"漏证"。患者一年来月经量多、色黯有块，淋漓不尽，漏久血亏，气随血虚。虽然肝郁、下焦湿热等证均见，但从久治不愈、月经瘀块等证候考虑，胞宫瘀血内阻之证显然。故先以益气养血，通瘀止血为法，用当归补血汤合四物汤，去川芎，因其性热表窜、恐致出血更胜；继以杞菊地黄汤补肾养血，前者着重治标，兼以益气宁血，后者着重治本，补肝脾肾之阴。又用三七粉、仙鹤草以活血止血又兼有补益清热之效。故取得良效。一些顽固、慢性疾病，治疗要先确立一个正确的策略，以求一步步稳扎稳打，逐步取效，若朝三暮四，动辄改弦易辙，盲无章法，则不易奏功。

（二）乳腺增生

病案1：乳癖（乳腺增生症），肝气不舒，痰瘀交结

患者丁某，女，32岁，干部，陕西咸阳人。

首诊时间：2012年11月1日。

主诉：左侧乳房胀痛2个月余。

现病史：2个月前发现月经提前10天，经量少，经色黯，夹有少量血块，此后伴有左侧乳房胀痛，情绪不畅时乳房胀痛益甚，每于按压局部或用力呼吸时加重，曾于他院就诊、检查，诊断为"左侧乳腺增生"，遂来诊。患者平素性格急躁易怒，情绪失畅，眠差多梦；口干不喜饮，纳可，偶感心悸，腰酸痛，易疲劳。小便黄，大便正常，舌黯红苔薄白，寸关脉数。

既往史：有盆腔炎病史，曾出现胸前区疼痛，服逍遥丸后缓解。

月经史：既往月经规律，每月一行，持续4～5天，经量少，经色黑，夹少量血块，2月余前提前10天来潮，白带正常。

中医诊断：乳癖。

西医诊断：乳腺增生症。

辨证：肝气不舒，痰瘀交结。

治法：疏肝理气，活血化痰。

[**方药**] 柴胡疏肝散加减。

柴胡 6g	川芎 10g	当归 12g	白芍 15g
香附 12g	郁金 12g	瓜蒌 15g	山甲粉 5g^{冲服}
王不留行 15g	红花 6g	栀子 10g	丹参 15g
枳壳 10g	蒲公英 15g	连翘 15g	生草 6g

予 15 剂。每日一剂，清水煎 400ml，早晚分服。

注意：畅情志，防劳累，如有不适则及时就医。

结果：二诊时，左侧乳房胀痛消失，按压不觉痛，仍急躁易怒，夜眠多梦。食纳尚可，口干喜冷饮；大便质干，2 天 1 行，小便量少；月经量少。脉弦滑，舌暗苔薄白。上方去枳壳，加制首乌 15g，再予 15 剂以善后，用法、注意事项同前。

按语 张老认为乳癖多与情志内伤、忧思恼怒有关。足阳明胃经过乳房，足厥阴肝经至乳下，足太阴脾经行乳外，若情志内伤，忧思恼怒则肝脾郁结，气血逆乱，气不行津则凝津成痰；气不行血则滞血为瘀，痰瘀交织则易结为乳癖。若肝郁化火，耗损肝肾之阴，则冲任失调，《圣济总录》云："冲任二经，上为乳汁，下为月水。"所以本病多与月经周期相关。本病的基本病机为肝气郁结，痰凝血瘀，冲任失调。治以疏肝理气，活血化痰，选用柴胡疏肝散加减治疗，方中加入瓜蒌以宽胸化痰，穿山甲以软坚散结，蒲公英以解毒散结。病久入络，加入丹参、红花、王不留行以活血通络而取效。

病案 2：乳癖（乳腺增生症），肝郁痰阻，热毒搏结证

贡某，女，29 岁，教师。

首诊时间：1993 年 3 月 13 日。

主诉：两侧乳房胀痛 5 年。

现病史：5 年前出现两侧乳房胀痛，每次月经前 15 天即感两侧乳房胀痛，拒按，以左侧为甚，月经过后，痛渐减。伴失眠，心烦，口干，口腔、咽喉、牙龈糜烂，纳呆，大便稀薄，腹部胀痛。舌质淡红、苔薄黄，脉沉、弦、细。西医诊断：乳腺小叶增生，并排除癌变。

中医诊断：乳癖。

西医诊断：乳腺增生症。

辨证：肝郁痰阻，热毒搏结。

治法：舒肝散郁，化痰解毒。

[**方药**] 柴胡疏肝散加减

柴胡 10g	枳实 10g	赤芍 10g	香附 10g
川芎 10g	陈皮 10g	玄参 15g	夏枯草 15g
露蜂房 10g	僵蚕 10g	土贝母 10g	山慈菇 12g
穿山甲 6g^{冲服}	麦芽 12g		

予 10 剂。每日一剂，清水煎 400ml，早晚分服。

注意：畅情志，防劳累，如有不适，请就近医治。

结果：二诊（1993 年 3 月 20 日）：乳房胀痛明显减轻。失眠、心烦、口干等症亦锐减。仍以上方继服 20 剂，诸症消除，乳腺检查：未见小叶增生。随访一年，每次月经前后，偶有双乳轻度胀满感，无触痛。

按语 乳腺增生是比较常见的妇科杂病，多与肝气不舒，郁热搏结，或兼有痰凝、瘀血有关。治法当以疏肝解郁为主，兼以清热解毒、活血化痰。此案以柴胡舒肝散为主方加减，本方舒肝解郁，加入夏枯草、玄参以清郁火；土贝母、山慈菇、露蜂房以散结滞，化痰郁；穿山甲以通肝络；麦芽疏肝和胃，故用后效显。张老认为本病发作胀痛尽管与月经周期相关，但仍以情志不畅、气机郁滞为主要因素。本病在施以药物治疗的基础上，应畅情志，除忧烦，以积极愉快的心态面对生活工作中的事情。

（三）阴挺

病案：阴挺（子宫脱垂），中气不足，肝热血瘀证

患者张某，女，68 岁，农民，咸阳市人。

首诊时间：2013 年 2 月 28 日。

主诉：子宫脱垂 7 年余。

现病史：患者于 7 年前出现阴道内有物突出，咳嗽、用力时明显，于外院求治，诊断为"子宫脱垂"，建议手术，但患者拒绝，遂转求中医诊治。现症见：面色少华，自觉阴道内有物突出，腹压增加时明显，腰酸，

夜尿 2~3 次，尿色淡黄，性情有时急躁，夜眠尚可。舌淡暗有齿痕，舌底脉络迂曲，双寸关脉略滑，尺脉沉细弦。血压 150/90mmHg。

中医诊断：阴挺。

西医诊断：子宫脱垂。

证属：中气不足，肝热血瘀。

治法：补中益气，清肝和血。

[方药] 补中益气汤加减。

黄芪 30g	陈皮 10g	党参 10g	白术 10g
生草 6g	当归 12g	川牛膝 15g	丹参 15g
生杜仲 15g	菊花 12g	枳壳 10g	生地 12g
元参 15g	麦冬 15g	天花粉 12g	

予 15 剂。每日一剂，清水煎 400ml，早晚分服。

注意：畅情志，防劳累，清淡饮食，如有不适及时就医。

结果：患者服药 15 剂后，自觉阴道内异物突出感锐减，用力咳嗽时仍有不适。上方再服 10 剂后，上述症状趋愈。

按语 据患者主诉可诊断为子宫脱垂，属中医"阴挺"范畴，主要病机为中气不足，托举无力，导致脏器下垂，治疗以补中益气，升阳举陷，祛瘀和血为主，方中补中益气汤补益脾气，升阳举陷；患者舌淡暗，舌底脉络迂曲，以为患病已久，久病成瘀，血为气之母，血旺则气足，故以当归、川牛膝、丹参养血活血；胞宫系于肝肾，肝藏血，为刚脏，治疗宜养血柔肝以治其刚，故用当归、生地、菊花、元参养血滋阴养肝，合麦冬、花粉养阴生津，杜仲性热为反佐，且有温阳益肾之效，全方共奏益气养血，活血养阴，兼有清肝热之效，正中病机。

（四）癥瘕

病案：癥瘕（子宫肌瘤），气血失调，痰瘀交夹证

患者白某，女，47 岁，农民，陕西咸阳人。

首诊时间：2013 年 3 月 21 日。

主诉：发现子宫肌瘤 4 年。

现病史：患者于 4 年前体检发现患子宫肌瘤，并逐渐增大，不影响月

经，近期于外院检查发现子宫肌瘤直径增大至 5.6cm，服药后月经提前至 25 天左右一行（既往为 35 天左右一行），经量如前，经色较黯，随来诊。患者有乳腺增生史 7 年余，半年前发现乳腺纤维瘤。患者性格内敛，易生闷气。食纳尚可，食则胃脘痞胀不适，口干、不喜饮，口不苦。经前乳房胀痛，腰酸困，自汗，夜眠多梦。舌淡红略暗，苔白，双尺脉沉，左寸关脉沉弦细，右寸关脉沉略滑。

月经史：平素月经 35 天一行，经量、经色正常，血块少。

中医诊断：癥瘕。

西医诊断：子宫肌瘤。

辨证：气血失调，痰瘀交夹。

治法：调和气血，涤痰化瘀。

[方药] 四物汤合二陈汤加减。

柴胡 10g	香附 12g	当归 12g	川芎 10g
王不留行 15g	郁金 12g	桂枝 6g	茯苓 12g
丹参 15g	赤白芍^各 10g	青陈皮^各 10g	路路通 15g
川断 15g	柏子仁 15g	蒲公英 15g	穿山甲 1g^{冲服}

予 15 剂。每日一剂，清水煎 400ml，早晚分服。

注意：畅情志，防劳累，清淡饮食，如有不适则及时就医。

结果：患者服 15 剂后，诸症皆有缓解，以本方固守经服药 2 个月后，月经 25 天一行，经量正常，经色偏黯。随后守方随症加减以善后。

按语 子宫肌瘤属于中医"癥瘕"的范畴。中医认为本病的发生主要为风、寒、湿、热之邪内侵，或七情、饮食内伤，而致脏腑功能失调，气机阻滞、瘀血、痰饮、浊毒等有形之邪，相继内生，聚积小腹，交织不解，日积月累，逐渐而成。张老认为子宫肌瘤的形成多与正气虚弱，血气失调有关；或由经期产后，内伤生冷，或外受风寒，或患怒伤肝，气逆而血留，或忧思伤脾，气血壅滞，或积劳日久，气弱血瘀所致。以正气亏虚为本，气滞血瘀兼痰湿内阻为标。本案患者发病 4 年余，气血失调，久病则易生瘀痰，痰瘀交夹，瘤疾难消。故以调和气血、净痰化瘀立法。选方四物汤以活血通络，二陈汤以化痰散结，加用王不留行、路路通、穿山甲以加强软坚散结作用；加用香附、郁金、青皮以疏肝理气。本病虚实夹杂，证情复杂，需守法缓图，方可获得良效。

十、皮肤病

（一）痤疮

病案1：肺风粉刺（痤疮），肺经瘀毒证

患者李某，女，26岁，会计，陕西西安人。

首诊时间：2011年9月17日。

主诉：面部痤疮2个月余。

现病史：2个月前无明显诱因面部痤疮增多，痛感明显，以面颊两侧居多，色暗红，痤疮消退后留有瘀斑，甚至瘢痕。平素大便稍干，1～2天/次，小便少，食纳可，夜休可，易生闷气。舌暗红，苔薄白，脉沉细弱。

既往史：1年前因"巧克力囊肿"手术切除右侧卵巢。

中医诊断：肺风粉刺。

西医诊断：痤疮。

辨证：肺经瘀毒。

治法：清肺化瘀解毒。

[**方药**]（1）桃红四物汤加味。

桃仁10g	红花6g	生地12g	当归12g
赤芍10g	白芍10g	川芎10g	桑皮10g
黄芩10g	栀子10g	枇杷叶12g	生草6g
制首乌30g	玫瑰花12g	月季花12g	连翘15g
野菊花12g			

予15剂。每日一剂，清水煎400ml，早晚分服。

（2）芒硝30g，为粉，分次每日外擦面部。

注意：畅情志，慎饮食，适劳逸，如有不适就近诊治。

结果：二诊时，面部痤疮已明显消退，但留有部分色素沉着。现仍感失眠、多梦；自觉小腹易胀、发凉，月经量较前减少，经期第一天为经色

鲜红,最后一天为褐色,白带量多,色黄,无异味。食纳可,大便时干时稀,小便调。舌质红,苔白,脉沉细。上方去栀子、白芍,加丹参 15g,土茯苓 12g,蒲公英 15g,15 剂,用法、注意事项同前。2011 年 12 月电话随访,诉面部症状已全部消失。

按语 患者面部痤疮反复,多由肺经瘀毒而致。因肺主皮毛,热毒蕴结于皮肤,发为痤疮。热与瘀毒充斥于皮肤毛孔,造成气血不通,故而疼痛。面部痤疮色暗红、有瘢痕提示瘀血内生,与热毒相蕴结;肺与大肠相表里,肺热在上,下移大肠,故而燥屎内结。易生闷气,情绪抑郁,为兼有肝气郁滞,气滞不通,更加重皮肤郁滞,使痤疮反复难愈;亦会减少对肠道推动之力,故而大便难解;舌暗红为瘀血之象;脉沉细弱示阴血不足。故用桃红四物汤为主方以活血化瘀、养血生津。方中用赤白芍,既能清热凉血,活血祛瘀,又能养血柔肝,缓急止痛;制首乌补益精血,《开宝本草》云"主瘰疬,消痈肿,疗头面风疮。"月季花、玫瑰花可疏肝理气解郁,活血调经止痛,月季花亦可消肿解毒。野菊花清热解皮肤之热毒,连翘既可清热散结,又促进皮肤内瘀毒消散。肺主皮毛,予桑白皮、黄芩、栀子、枇杷叶清解肺热。生甘草清热解毒,并调和诸药。全方共奏清热解毒、活血养血之效。药用 15 剂,面部痤疮即除,但仍有色斑沉着。经量减少,舌质仍红,故去栀子和白芍,而加入丹参以活血凉血,土茯苓祛风通络,利湿泄浊,蒲公英清热解毒。

病案 2:肺风粉刺(痤疮),肝肺郁热证

患者刘某,男,29 岁,干部,陕西西安人。

首诊时间:2009 年 10 月 3 日。

主诉:面部及颌下泛发痤疮 1 个月余。

现病史:1 个月前,患者无明显诱因面部及颌下泛发丘疹,疹色红,内有脂栓,轻度痒感,口干渴,大便时干,食纳尚可。舌尖红,苔薄白,脉弦滑。

既往史:体健,否认"高血压、糖尿病"史。

中医诊断:肺风粉刺。

西医诊断：痤疮。

辨证：肝肺郁热。

治法：清泻肝肺。

[**方药**] 丹栀逍遥散加减。

丹皮 10g	栀子 10g	当归 10g	赤白芍各 12g
柴胡 6g	土茯苓 12g	白术 10g	薄荷 6g
天花粉 12g	桑白皮 12g	连翘 15g	黄连 6g
山楂 15g	川牛膝 15g	生甘草 6g	

予 15 剂。每日一剂，清水煎 400ml，早晚分服。

注意：慎劳累、避风寒、忌辛辣、烟酒，如有不适，就近诊治。

结果：二诊时，服药后上述症状缓解，现症患者面部轻度痒感，发胀感，皮脂屑多，小腿有胀感，阴囊有下坠感，休息差，余可。食纳尚可，睡眠可，二便调。查体：舌红，苔黄腻，脉细。治疗：上方去柴胡、薄荷，加生地 10g，野菊花 12g，丹参 15g，15 剂，用法、注意事项同前。

三诊时，现饮食稍油腻则面生痤疮，痒痛，无分泌物，口干，饮水后可缓解，脾气急，双下肢酸困。查体：舌苔薄黄，脉弦细。二诊处方加黄芩 10g，地肤子 10g，桑寄生 15g，15 剂，用法、注意事项同前。

四诊时，服药后面部痤疮已基本消失，下肢酸困减轻，现症反酸，晨起口苦，入睡困难，纳可，余均可。查体：舌红苔白，脉弦细。上方去黄芩、桑白皮，加白芍、白术、炒枣仁各 10g，夜交藤 30g，合欢花 15g，丹参 15g，15 剂，用法、注意事项同前。

五诊时，服药后痤疮消失，未再有新的出现，现症晨起偶见口苦，夜休差，纳可，余均可。查体：舌红苔少，脉弦数。治疗：上方去白术、川牛膝，加生地 10g，红花 6g，15 剂，用法、注意事项同前。

按语 中医将痤疮称为"粉刺"或"肺风粉刺"，认为多由肺胃蕴热，上蒸颜面、胸、背部皮肤，血热瘀滞而成，亦与过食膏粱厚味有关，好发于青春期患者，多为情志不遂，肝气郁结，郁久化火上冲与面；肺经风热入里，肝肺郁热，搏于面颊，致生痤疮。《张氏医通》认为"原夫脱营之病，靡不本之于郁"，《外科正宗》谓失荣成因"或因六欲不遂"。本例患者面部痤疮，疹色红，内有脂栓，轻度痒感，口干渴，大便干，均表明肝肺郁热，选用丹栀逍遥散加减。方中丹皮、栀子、柴胡、薄荷清肝泻火，疏肝解郁。正如《本草新编》云："夫柴胡可解郁热之气，……"《本草思辨录》云："栀子解郁火，故不治胆而治肝"；连翘、黄连苦寒，能散郁结，清肝火，治痈结肿毒；薄荷辛凉，归肺肝经，能助柴胡疏肝清热解郁。丹皮清热凉血散瘀；天花粉甘微苦微寒，归肺胃经，《医学衷中参西录》云其："善通行经络，解一切疮家热毒。"具有清热泻火，生津止渴，排脓消肿之功。土茯苓以祛湿解毒；山楂以消积散瘀。患者三诊因小腿有胀感，阴囊有下坠感，考虑与肾阴亏虚有关，加用桑寄生。四诊患者合并失眠加用炒枣仁、夜交藤以养心安神。因久病入络，后期加用红花、丹参以活血通络。

（二）皮疹

病案：湿疹，风热瘀毒壅滞证

患者郎某，女，3 岁，陕西咸阳人。

首诊时间：2012 年 5 月 21 日。

主诉：胸、背、颈部皮疹 1 年余。

现病史：患儿于 1 年前无明显诱因出现胸、背、颈部红色小丘疹，瘙痒不已，治疗后（具体用药不详）未能痊愈。现每于受热后出现丘疹增多，色红，瘙痒加重，伴有清亮水液渗出，家属诉患儿常有烦热，触之手心发热，厌食，大便偏干，日一行。舌尖红，苔薄白，脉细略数。

诊断：湿疹。

辨证：风热瘀毒壅滞。

治法：祛风清热败毒，活血解毒。

[**方药**] 自拟消瘀汤加减。

荆芥 5g	防风 6g	连翘 10g	柴胡 5g
延胡索 6g	地肤子 10g	野菊花 10g	土茯苓 10g
生草 6g	大黄 3g^{后下}	全蝎 3g	赤芍 6g
红花 3g	苍术 6g	金银花 6g	山楂 6g

予 15 剂。每日一剂，清水煎 400ml，多次分服。

结果：服药后丘疹颜色变淡，瘙痒减轻，未再出现新的丘疹。小便黄，大便仍干。舌红苔白，脉沉细。上方加黄芩6g，15剂后，电话随访，已痊愈。

按语 皮肤病的病因有外因和内因。外因包括风、寒、热、暑、湿、燥、火、虫、毒；内因包括七情内伤、饮食劳倦及脏腑虚弱病。其病机多为气血不和、脏腑失调，而化燥、致虚、生风、聚湿、致瘀等。丘疹以血热、风热多见，瘙痒则多与风邪相关。患儿胸、背、颈部红色小丘疹、瘙痒、遇热加重、伴渗液，诊断为湿疹提示风热、湿热之毒郁积肌肤，五心烦热、大便偏干为血热阴伤而致，湿热困脾故而厌食，舌脉符合热盛阴伤之证。宜以祛风清热，活血解毒治之。张老以自拟消疹汤加减。方中荆芥辛温入肝，能发表祛风理血，散血中之风。防风辛温入肝泻肺，为祛风胜湿之要药，并能散滞行气。二药并用可清宣疏风、透疹消疮；连翘、金银花、野菊花则清热解毒、消痈肿疮毒；地肤子、土茯苓清利湿热而止痒。张老认为顽病、痼疾、怪病即使不见瘀血之症，从瘀血论治往往可收良效，故常合用活血之品，方中赤芍凉血散瘀，红花活血通经消肿，全蝎祛风，解毒散结。此外，"肺合皮毛"，张老认为皮肤病变，多为肺气郁滞或肺热，故治疗皮肤疾病时，常辨证使用清肺、泄热之品，方中延胡索清肺热化痰，大黄通大便泄热，二者合用共泻肺与大肠之湿热，而达清解皮毛湿热毒邪之效；苍术燥湿健脾、山楂消食化滞，以可防诸药攻伐伤脾。全方共奏清热疏风透疹、利湿解毒活血、兼健脾消食之功。二诊时患者皮疹明显好转，丘疹颜色转淡、瘙痒减轻，随证加减治疗后告愈。

（三）黧黑斑

病案： 黧黑斑（雀斑），肾阴不足，瘀血内阻证

谢某，女，23岁，职员。

首诊时间：1978年7月6日。

主诉：颜面色斑10余年。

现病史：患者十余岁时颜面部出现雀斑，未曾在意。今年春节后，无明显原因颜面部黄褐斑和淡黑色斑块增多、色重。形状大小不一，晦暗不泽，边界清楚，不高出皮肤，渐而增多，至今鼻柱两旁如伏一青褐色蝴

蝶。伴有心烦，手足心热，经期尚准，但挟有瘀块，白带量多。舌暗，舌底有数个紫色瘀点，脉沉细涩。

中医诊断：鼾黑斑。

西医诊断：雀斑。

辨证：肾阴不足，瘀血内阻。

治法：滋肾养血，活络化瘀。

[**方药**] 桃红四物汤加减。

桃仁 10g	红花 10g	当归 10g	丹参 15g
川芎 10g	生地 10g	女贞子 10g	山楂 15g
胡黄连 10g	何首乌 30g	白薇 10g	

予 6 剂。清水煎 400ml，早晚分服。

结果：1978 年 12 月 5 日因腹胀复诊，述上方服用六付（再未用过其他药物），颜面色素沉着斑逐渐消退（原有少许雀斑仍留）。心烦、手足心发热等症悉除，白带量及经血瘀块减少，舌下瘀点消失。

按语 鼾黑斑即就是常见的"雀斑"，为面颊部位的黑褐色斑点，有一定的家族遗传因素，发病以夏季为重，病变的发展与日晒有关。《外科正宗》指出："鼾黑斑者，水亏不能制火，血弱不能华肉，以致火燥结成黑斑，色枯不泽，……"患者面部出现雀斑已有 10 余年，现逐渐增多，考虑其伴有心烦、手足心热、结合月经情况和舌脉，可辨证为肾阳不足，瘀血内阻。故以桃红四物汤去白芍加丹参、山楂以养血活血，祛瘀消斑；重用何首乌补血润燥，女贞子、白薇、胡黄连滋阴清热。瘀热得以清化，真阴得以敛复而收功。

十一、杂病

（一）干燥综合征

病案：燥痹（干燥综合征），痰气交夹证

患者李某，女，51 岁，农民，陕西咸阳人。

首诊时间：2012 年 11 月 29 日。

主诉：口舌干燥 2 年。

现病史：2 年前患者感冒后出现口干、咽干，鼻塞时流涕，治疗后鼻咽部不适可缓解，但口干明显，上颚、舌面、口唇干燥为甚。曾于外院行免疫五项检查示：IgG 26.9g/L，补体 C3 0.61g/L；自身免疫抗体 12 项：ANA 1:320，Anti-SS-A（+），Anti-SS-B（+），血沉 51mm/h。唾液腺显像：符合"干燥综合征"。予以西药治疗（具体用药不详），服药后鼻出血，乳腺增生，现药已停服，遂转中医求治。患者平素怕冷，性格急躁。眼部瘙痒，视物模糊；口干、喜热饮；小便正常，大便溏，2 次/日，食纳、夜休可。劳累后腰酸困，舌暗红，苔白，脉沉。

中医诊断：燥痹。

西医诊断：干燥综合征。

辨证：痰气交夹。

治法：理气化痰。

[**方药**] 元麦甘桔汤、沙参麦冬汤加减。

麦冬 15g	天冬 12g	石斛 12g	沙参 15g
生地 15g	淮山药 15g	郁金 12g	桔梗 10g
玄参 10g	金钱草 15g	五味子 10g	花粉 12g
浙贝母 10g	蒲公英 15g	山萸肉 12g	枸杞子 10g
丹参 15g	怀牛膝 15g	桑白皮 12g	

予 30 剂。每日一剂，清水煎 400ml，早晚分服。

注意：畅情志，防劳累，清淡饮食。

结果：二诊时，鼻咽、口腔干燥等明显好转，曾有白黏痰，服药两周后感觉症状好转，现觉鼻咽、口腔仍有干燥，但较初诊时好转；患者平素性格急躁、易怒，气短，面色少华，食纳、夜休尚可，夜尿 3 次、尿色清，大便稀溏不成形、质黏、排便不爽。舌暗红，苔白腻，右关脉弦细，左脉沉。方药：上方去桑白皮，加鸡血藤 30g，再予 60 剂，用法、注意事项同前。

三诊时，病史同前，鼻咽、口腔干燥好转，再无咳痰；性格较前平和，无气短，食纳、夜休尚可，夜尿 3~4 次，腰酸困重，易疲劳，左髋、膝、踝关节酸疼，大便 1~2 次/日，基本成形，舌暗红，苔薄白，右寸关脉沉弦细，左关脉沉弦，余脉沉。方药：上方加鸡血藤 15g，怀牛膝 15g。再予 60 剂以善后，用法、注意事项同前。

按语 张老认为干燥综合征属中医"燥痹"范畴。其发病之根本在于"燥邪"。《素问·阴阳应象大论》篇中有"燥胜则干"，金代刘完素在《素问玄机原病式》中有"诸涩枯涸，干劲皴揭，皆属于燥"。这是对燥邪致病病理特点及临床表现的总概括。清代喻嘉言认为"燥之为病，内感外伤宜分"，建议把内燥和外燥区别开来。《素问·宣明五气论》篇云："心为汗，肺为涕，肝为泪，脾为涎，肾为唾，是谓五液，为脏所化。"干燥综合征起病隐匿，病程绵长，损及范围广，没有显著的季节性发病性质，与脏腑内伤有关，当属"内燥"范畴。《类证治裁》指出"燥有外因、有内因。因乎外者，天气肃而燥胜，或风热致气分，则津液不腾……因于内者，精血夺而燥生，或服饵偏助阳火，则化源日涸……"《医学入门》也说："燥分内外，外因时值阳明燥令……内因七情火燥，或大便失利，亡津，或金石燥血，或房室竭精，或饥饱劳逸损胃……皆能偏助火邪，消烁血液。"可见本病的病因为先天禀赋不足，肝肾阴精亏虚，精血不足，阴津亏耗，不能濡润脏腑、四肢百骸；或因情志失调，肝郁化火，火热伤津成燥；也有因反复感受燥邪或过多服用燥热药物，积热酿毒，灼伤津液，化燥而成。燥邪日盛，蕴久成毒，煎灼阴津，清窍失于濡养，日久阴血不足，血行失畅，瘀血阻络，累及皮肤黏膜、肌肉关节，病久损及胃、脾、肝、肾等脏腑，而生本病。津伤成燥，燥盛伤津，互为因果，故本病病情长久，缠绵难愈。治疗选用元麦甘桔汤合沙参麦冬汤加减，以理气化痰、养阴润燥加入蒲公英、浙贝母以化痰散结，丹参以活血通络，枸杞、怀牛膝以滋补肝肾。长服以图缓功而取效显药。

（二）阴火

病案：阴火（高热不退），阴火发热证

崔某，男，27岁，工人。

首诊时间：1995年3月15日。

主诉：持续发热74天。

现病史：患者于1995年1月1日在连续娱乐几天后，出现夜间高热，

T：39℃，微恶寒，伴身痛肢酸，无汗。自服"银翘解毒片"、"速效感冒胶囊"等药物，未见缓解。后在某医院住院治疗15天，经常规、生化及影像学检查未及病因。使用多种抗生素（青霉素、先锋霉素以及大环内酯类等），并服用多种具有辛凉清热解毒之中药，均收效甚微。体温持续在38～39℃之间。患者长期高热不退，倍感痛苦而来诊。诊时症见：神疲乏力，身热面赤（T：39℃），无汗，微恶寒，心慌气短，不思饮食，二便通利。舌淡红，苔薄白，脉细数。

中医诊断：阴火。

西医诊断：高热待查。

辨证：阴火发热。

治法：甘温除热。

[方药]

黄芪20g	升麻10g	柴胡10g	枳壳10g
桔梗10g	橘红12g	黄芩12g	桂枝10g
太子参10g	丹参15g	青蒿15g	麦冬15g
生甘草6g	生姜3片	大枣5枚	

服药2剂后高热霍然而退，顿觉爽快，体温降至37.2℃。为巩固疗效，原方加服一周，体温一直正常，未再发热，精神转好。

二诊（1995年3月23日）：精神好转，面色润泽，纳食佳。唯感气短心慌，夜寐不实，舌淡苔薄白，脉细微数。仍用上方去桔梗、橘红加炒枣仁30g，夜交藤30g，7剂后诸症悉除。

按语 阴火理论为李东垣所提出，病因多为饮食不节，情志失调，劳倦过度，脾胃受损，元气衰弱，致使"肾肝相火离位，上乘脾胃，干扰心包，所谓之阴火"。东垣虽言之清晰，然临证之中，医者多眩目而不易辨知。此患者劳倦过度，脾胃气虚，元气衰弱，阴火炽盛，高热由生。前医迭进辛凉之品，戕伤脾胃，俾使邪未去而元气更伤；加之高热日久，必伤气阴，气阴两虚，相火上炎，发为是证。方中黄芪补脾肺之气；升麻、柴胡升脾胃清阳；太子参、麦冬、甘草益气养阴；橘红、枳壳疏理气机、调和升降；丹参利血脉、养血安神；青蒿透热外出；桂枝、姜枣解肌和营卫。全方升阳益气，集补泻、升降、透发之治为一体，收效甚捷。

（三）严重恶寒证

病案： 严重恶寒证（植物神经功能紊乱）

贾某，女，46 岁，工人，西安某学院。

首诊时间：1977 年 7 月 19 日。

主诉：恶寒肢冷 5 年。

现病史：患者 1972 年冬作人工流产术时，衣着单薄而受凉后即感恶寒，背冷尤甚。自服"银翘丸"数日未愈。且日趋加重，后虽经数医调治，仍冬重夏轻，难以入常。延至 1976 年病情陡增，恶寒犹若身置冰窟，寒冷彻骨，虽增衣物近火炉，亦为罔然。伴有脘胀纳差，气短倚息，不能平卧，胸痛心悸等。近四个月来天气渐暖，然诸症不减，又遍身悉肿，按之如泥，头身困痛，犹以腰痛为甚，尿频便溏，小腹冷，感唾液及二便出窍均有凉意，闭经至今已 4 年。经某西医院多方检查均未发现异常，诊为"植物神经功能紊乱"。曾按"肾虚"、"附件炎"等，用中、西药及理疗等方法治疗无效。邀余诊时，虽为盛夏，但患者仍紧闭门窗，室内生火、穿冬衣而裹被坐床。见其发枯无泽，肤燥多屑，面色紫黯，涩滞不鲜。舌有瘀点，脉沉细涩。

中医诊断：严重恶寒证。

西医诊断：植物神经功能紊乱。

辨证：脾肾两虚，寒湿稽留筋骨，瘀血内生证。

治法：祛湿通络散寒，补脾温肾壮阳。

[方药]

黄芪24g	附片9g	寄生15g	杜仲15g
当归9g	杜仲15g	当归9g	丹参15g
红花9g	川芎9g	桂枝6g	狗脊12g
独活9g	细辛3g	鸡血藤30g	骨碎补12g

予 20 剂。每日一剂，清水煎 400ml，早晚分服。

结果：二诊（1978 年 1 月 25 日）：上方略有加减连服 100 余付后，（并服虎骨酒 0.5 公斤）已获大效。于 1977 年 11 月 25 日已上班工作，原诸症大部已除，现仅觉背部凉，时有泛酸便溏，舌正常，脉沉略细。继追"健脾益肾，调和气血"之剂。附片9g（先煎），党参12g，黄芪15g，白术15g，茯苓15g，肉桂3g，丹参15g，红花9g，扁豆15g，山药15g，炙甘草6g，巴戟天9g。

三诊（1978年3月1日）：上方服10余剂，头脑清醒，心平气和，但背部及少腹部仍微有凉感。头发润泽，面色红润，舌正常，脉沉缓。仍宗上方加川芎9g，芦芭子9g，益母草15g以善其后。1978年12月份去信询访，诸症悉除，正常上班至今。

按语 妇人小产，气血必虚，又感风寒，邪必乘虚而入，损伤阳气；阳气不足，水津不布，精血难以化生，寒性凝滞而主收引，气血凝涩不畅而成瘀，因寒致瘀，寒瘀交加。恶寒多以"阴盛则寒"或"阳虚则寒"而论，其治疗无非祛除寒邪，扶助阳气，但此案如法施治无效。古人云："久病顽疾多挟痰"，时人亦有"久病顽疾多挟瘀"之说。此案舌下瘀点、脉细涩是瘀血内留之征。由此分析，其恶寒之机制，因寒凝血瘀，阻滞脉络，脏腑阳气失于畅达，肌表卫气不能输布，阳遏寒生，寒瘀交加。据此，张老认为除"阴盛则寒"或"阳虚则寒"外，尚应注意"血瘀则寒"这一病机。此案治若独以温经散寒，忽视瘀血内阻，则寒虽可散，而血仍不畅行，血不通行则气难条达，症虽可减而病未已。故当温补脾肾以壮阳，祛湿活血以通络，逐散风寒，扶正祛邪并举，病症方见好转。

（四）点头症

病案：点头症

王某，男，51岁，干部，西安。

首诊时间：1979年4月18日。

主诉：夜间不自主的点头1年。

现病史：1978年来每晚睡觉后（约午夜12点许）不自主的点头，遂即致醒，连续点头10余次而自止；有时则连续不断，遇此情况，自己揉按颈部多有效，甚者需户外行走，方能停歇，严重影响休息。经多家医院多次诊治，未找出病因，理化、影像检查均未见异常。服谷维素、维生素等药无效。自1979年4、5月开始，伴胸闷气短，心前区疼痛，记忆力差等，经检查，排除心血管疾患。舌暗红，诊脉沉涩。

中医诊断：点头症。

辨证：痰瘀交夹不解，阻络引动肝风证。

治法：活血化瘀，化痰通络，熄风止痉，佐以升津解肌。

[**方药**]（1）中药汤剂。

丹参30g	川牛膝10g	川芎10g	山楂15g
瓜蒌15g	薤白10g	茯苓15g	天麻12g
钩藤12g^{后下}	僵蚕10g	菊花12g	葛根12g

予8剂。每日一剂，清水煎400ml，早晚分服。

（2）丹参注射液，每日2支，分两次肌内注射。

结果：复诊（1979年5月6日）：上方连服8付，点头基本痊愈，气短胸闷大减，原方去茯苓加降香10g，桂枝6g，再服7付，诸证悉除而愈，后随访未再复发。

按语 无原因点头，实属少见，也无病名依据，故依症状命名。"怪病多痰"，"怪病多瘀"，故以瘀痰考虑。舌暗苔腻，脉沉涩，为痰瘀内阻之证。肝为风水之脏而主筋，瘀痰交结，久入于肝，引动肝风，风甚则动。且风痰瘀血交阻，筋脉凝滞不利，故点头乃作。治以丹参、牛膝、川芎、山楂活血化瘀。瓜蒌、薤白、云苓宽胸理气，除湿化痰。菊花、钩藤、天麻、僵蚕平肝熄风。点头揉颈则减，说明是阳明经气不利，中焦津液不升，故加葛根以升津解肌舒筋。全方化痰活血，熄风止痉，佐以解肌舒络，药投病机，数剂而愈。

（五）惊叫症

病案：惊叫症

马某，男，48岁，某县委干部。

首诊时间：1980年4月21日。

主诉：夜间惊叫1个月。

现病史：患者于每夜酣睡后（约凌晨2～5点左右），则突然惊叫而醒，遂两手掌心相对，猛力拍击，两足内侧相对，用力碰撞，甚或起来以拳击墙，以脚使劲乱踢，心中明了，但不能自制。不仅全家不能安睡，邻居亦不能安宁，每次约20分钟过后，渐复如常。平素头痛眩晕，胸中痞满，右半身肢体麻木，写字手颤，但能上班工作。诊见颜面晦暗、两手掌斑点紫红如朱，舌质紫暗，舌下脉络粗张，舌苔厚腻而滑。脉弦硬。

中医诊断：惊叫症。

辨证：痰瘀交结，肝肾阴亏，亢阳化风证。

治法：涤痰化瘀剔络，益肾潜阳熄风。

[**方药**] 中药汤剂。

生地 12g	川牛膝 15g	丹参 30g	琥珀 6g^{冲服}

生地 12g　　　川牛膝 15g　　　丹参 30g　　　琥珀 6g^{冲服}

川贝母 10g^{冲服}　地龙 12g　　　僵蚕 10g　　　乌梢蛇 12g

豨莶草 30g　　枸杞 10g　　　寄生 15g　　　女贞子 10g

鳖甲 10g^{先煎}　　羚羊角 5g^{先煎}

予10剂。每日一剂，清水煎400ml，早晚分服。

肌内注射丹参注射液每日2次，每次2ml。

结果：初服2～3剂时，惊叫发作反而频繁，坚持服上方15付，惊叫、拍掌、踢脚、击墙诸证逐渐消失，睡眠转佳，无胸闷，唯感手足心发烧（足心为甚），右半侧肢体麻木。舌稍暗，腻苔渐退，脉弦硬。药中肯綮，效不更方，守法原方加龟板10g（先煎），五加皮10g。继服30剂后，诸证消失，精神转佳。拟养肝滋肾，化痰活血以善后。

按语 舌暗而晦，手掌朱砂斑点隐隐，为瘀血内阻所由。苔腻而滑，肢体麻木，为痰湿内聚之象，脉弦硬，手振颤乃肝肾之阴不足，阳亢化风之兆。综合分析，良由患者工作操劳，暗耗肝肾阴精，阴液不足，血行凝滞，渐而成瘀，瘀阻痰凝，瘀痰交结，且肝肾阴亏，阳亢化风，风痰瘀血上阻清窍，内侵血络使然。此案乃一"怪病"。虽迭经中西诸法治疗效微，而从活血化痰取效。由此悟及"怪病"不仅多痰，"怪病"也可多瘀。余对癃病、阳痿、严重恶寒、惊厥、抽搐、翻甲等诸疑难病证，凡见舌质紫暗或舌下有瘀点，或舌下脉络粗张等瘀血见症，并经久用多法治疗效不著者，每以活血化瘀着手论治，往往可收到卓效。

（六）夜游症

病案：夜游症

周某，女，32 岁。

首诊时间：1977 年 2 月 6 日。

主诉：反复发作夜游 3 年。

现病史：3 年前曾有夜间起床后不知情况在屋内乱转一时即睡，未曾治疗，逐渐发展为夜间不时自起，在家中或行走或扫地或添煤等，时而出户而行，不久返回而睡，翌日问其皆不知有其事，日复如此，久则面黄肌瘦，精神疲惫，头昏脑胀，食欲减退，月经紊乱，白带增多，腰腿酸痛。脉沉细、舌暗淡。

中医诊断：夜游症。

辨证：心血不足，气血逆乱证。

治法：养心安神、调理气血。

[**方药**]（1）中药汤剂。

丹参 30g	当归 10g	川芎 10g	赤芍 10g
炒枣仁 15g	玉竹 12g	麦冬 12g	茯苓 15g
菖蒲 10g	远志 10g	夜交藤 30g	郁金 10g

予 10 剂。每日一剂，清水煎 400ml，早晚分服。

（2）丹参注射液，每日 2 支（4 毫升）肌内注射。

结果：治疗 10 天后，症状明显好转。1981 年 8 月 22 日随访其夫，近年基本控制。

按语 夜游症属于疑难"怪病"之一。本案据其证候、舌脉，辨为心血不足，气血逆乱证。气血不足，瘀血内留，心神不安，阴阳失调，气血逆乱，病位在心，涉及肝肾。故从养心安神，活血化瘀等角度治疗而告痊愈。

（七）奔豚气

病案：奔豚气，肝郁不疏，气滞血瘀证

高某，女，33 岁，农民。

首诊时间：1978 年 9 月 7 日。

主诉：间断气上冲胸 5 年。

现病史：腹痛时作，以冬月为甚，每痛难忍，犹若腹中有物上冲胃

脘，经治多年而未愈。平素头昏头痛，疲乏少力，纳差便干，极易生气，极易感冒。月经量多，色黑有血块，舌黯苔薄白，脉沉涩。

中医诊断：奔豚气。

辨证：肝郁不疏，气滞血瘀证。

治法：疏肝理气，活血化瘀。

[方药]（1）中药汤剂。

郁金12g	香附10g	延胡索10g	枳壳12g
川芎12g	桂枝10g	丹参15g	当归10g
赤芍10g	桃仁10g	红花10g	生甘草3g

予10剂。每日一剂，清水煎400ml，早晚分服。

（2）丹参注射液2支，肌内注射，每日1次（4毫升）。

（3）伤湿止痛膏数张，贴痛处。

结果：服上方10付并肌注丹参注射液20支后，腹已不痛，头昏头痛止，大便正常，月经量及血块减少。舌略红苔薄白，脉沉缓。知大病已退，正虚初现。原方去红花，加黄芪15g善其后。

按语 《金匮要略》奔豚气病脉证治第八第二条指出"奔豚气上冲胸，腹痛，往来寒热，奔豚汤主之"。本证临床表现符合奔豚气，但病名虽一，病机却各异。《金匮要略》所指奔豚气之病机为肝郁气滞，化热上冲，故用奔豚汤下气缓急，和血调肝，清热降逆。此患者与《金匮要略》所述基本相同，但未见寒热而有瘀血之证，故虽名"奔豚"而未用奔豚汤，只用疏肝理气，活血化瘀之法而获愈。奔豚气较为难治，除用药外，使患者心情舒畅，消除顾虑也是极为重要的一个辅助环节。本例患者除内服汤剂，肌内注射丹参注射液外，另贴伤湿止痛膏亦有较好的疗效。临证中，对多种痛证（特别是属于寒、积、郁、气、血等），我常用伤湿止痛膏（或撒敷七厘散后）外贴患处，该药不仅对风湿痛有效，而且也对其他疼痛，如气滞、血瘀等所致疼痛，疗效亦佳。此一心得，供读者尝试。

（八）翻甲

病案：翻甲

何某，女，37岁，工人。

首诊时间：1977 年 12 月 21 日。

主诉：两手指甲上翻开裂 1 年。

现病史：1 年前因情志相激而起病，渐致性情烦躁，恐惧多疑。两手指甲逐渐干瘪凹陷，其前部上翻开裂，甲床刺痛，触碰时痛剧难忍，不能工作，家务也无法料理。伴疲乏、腰痛、月经色暗夹有血块。因屡治未效，又遇一游医讹称此病难活半年，心情更加郁闷。症见：面色青灰，口唇色紫，舌黯有瘀点，脉沉弦无力。

中医诊断：翻甲。

辨证：肝气郁滞，肾气亏损，瘀血阻络证。

治法：滋益肝肾，活血化瘀。

[**方药**]

旱莲草 15g	杜仲 15g	山茱萸 9g	桑寄生 15g
当归 9g	川芎 9g	丹参 18g	赤芍 9g
鸡血藤 30g	生地 9g	薏苡仁 12g	茯苓 12g

予 10 剂。每日一剂，清水煎 400ml，早晚分服。并将药渣再煎后，浸泡双手。

结果：1978 年 3 月 3 日复诊，诉上方服至 10 付时即见显效：甲床疼痛明显减轻，指甲渐长，无干裂。服至 20 剂时，指甲逐渐恢复常态，疼痛消失，颜面唇色转润，精神舒畅，可正常料理家务。唯觉目睛时有干涩。舌淡红，脉缓。考虑患者气血不足，仍宗前法，重用益肾养血之品，以善其后。1979 年 12 月随访一切均好。

按语 肝主筋，甲为筋之余，故爪甲为肝之外华。肝气调，气血足，则爪甲红活饱满，润泽坚韧。本例因情志相激，致使肝气拂郁不舒，肝气郁滞，则气血瘀阻，爪甲失于气血之滋养，干瘪凹陷、开裂刺痛。复因焦虑过度而耗损阴血，日久肾气亦亏，诸证随之而作。以养肝益肾、活血化瘀为治，攻补兼施为法，俟肝气条达，气血充足，络道通畅，而爪甲自可复常。

（九）骨槽风（下颌关节炎）

病案：骨槽风（下颌关节炎），肾阴亏损，外感风湿，瘀血阻滞证

马某，女，47 岁，警察。

首诊时间：1973 年 5 月 4 日。

主诉：牙关微痛、强硬 1 周。

现病史：原有风湿病史，年初觉牙关微痛略强硬，渐有加重，疼痛日甚，不能大张口，影响语言、饮食等。经西医诊断为"下颌关节炎"，经治疗效不著。诊时症：见两手捧颊，表情痛苦，面色憔悴略青。伴有腰疼腿酸，性情烦躁，手足心发烧，月经不调，多夹血块。舌色暗红，脉沉略涩。

中医诊断：骨槽风。

西医诊断：下颌关节炎。

辨证：肾阴亏损，外感风湿，瘀血阻滞。

治法：滋阴益肾，活血化瘀，除湿通痹。

[**方药**] 地黄丸合桃红四物汤加减。

熟地 12g	山芋肉 12g	狗脊 12g	川牛膝 10g
当归 10g	赤芍 10g	川芎 10g	红花 10g
丹皮 10g	云苓 12g	独活 12g	僵蚕 10g

予 15 剂。每日一剂，清水煎 400ml，早晚分服。

结果：上方服 15 付后，骨槽疼痛基本消失，牙关已不强硬，他症逐一好转。遂以原方追服而告愈。

按语 《外科全生集》云"骨槽风不红不肿，痛连脸骨。"肾主骨生髓，肝肾阴亏，骨髓空虚，复受风湿，凝滞血络，搏血为瘀。风、湿、瘀之邪阻络为痹而发病。故以地黄丸化裁滋阴益肾固本，桃红四物汤化裁活血化瘀通络。加用独活、僵蚕搜风通痹逐邪，药证相合，本固、瘀祛、痹通、风止而病告愈。

（十）小儿阳强不倒症

病案：小儿阳强不倒症，湿热下注，肝经瘀热证

郭某，男，13 岁，小学生。

首诊时间：1980 年 6 月 4 日。

主诉：阳强不倒一周。

现病史：初发时患儿只感阴部疼痛，小便时阴茎内有烧灼疼痛感，患儿及家人未介意，随后诸症日渐加重，影响患儿行走，后经当地卫生院诊

治并给外洗剂后无效，随来就诊。症见：面色略红，口苦目赤，两眦多眵，唇舌暗红，阴茎勃起强硬不倒，尿道口红而略肿。苔黄略腻、脉弦数。

中医诊断：小儿阳强不倒症。

辨证：湿热下注，肝经瘀热证。

治法：清肝化瘀，化湿泄热。

[**方药**]（1）龙胆泄肝汤加减。

柴胡6g	黄芩10g	栀子10g	木通6g
生地10g	当归6g	赤芍10g	丹参12g
红花6g	大黄10g	龙胆草6g	生甘草5g

予7剂。每日一剂，清水煎400ml，早晚分服。药渣再煎后，以净纱布蘸水洗阴部。

（2）丹参注射液肌内注射每日两次，每次一支。

结果：上方1周服用病即告愈，未犯。

按语 患儿目赤多眵，舌唇暗红，口苦苔腻，脉弦而数，系肝经郁热。肝藏血，足厥阴肝脉循于阴器，湿热下注致相火亢盛而阳强不倒；肝络瘀滞，阳郁不宣，湿热、瘀血两患相叠，非清泄湿热，活血化瘀而不能收功。故以龙胆泄肝汤清泄肝经湿热，加以活血化瘀之品化除瘀血，内外合治，针药并进，药投病机，故取效甚捷。

注张老用药规律：凡是虚证、寒症、痛证、久痛等，一般在当天服完汤药后，药渣再煎待温后泡洗双脚。一则温通经络，调和气血；二则物尽其用，增强疗效。另外，泡洗煎药时再加陈艾叶10~15g，花椒3g同煎，以促温通止痛作用，故未在每医案后注明。

医 语

一、辛香开胃与甘寒滋胃

辛香开胃，其理昭然，何以又云甘寒滋胃呢？试举临床验案一则说明之。杨某，男，47岁，干部。1981年2月24日初诊。患者于半年前因饮食不慎，遂发腹泻。经用西药，泻止暂愈而渐觉饮食不香，口中无味，食欲减退，即转请中医诊治。凡医皆谓泻后胃气失和，予以辛香健胃，理气消导之品，迭进30余剂不但病情未见明显好转，且食欲弥减，不饥不食（每日100～150g），五味不分，口干口黏，以至舌体发麻，恶心欲呕，体重减轻4公斤。诊脉沉细略数，验舌光红无苔。余用心揣摩，患者以少食无味，口黏舌麻为主诉，理应辛香理气健胃，但舌质光红无苔，脉细略数，则胃体阴亏可证。偶思吴瑭《温病条辨》有："病后肌肤枯燥，小便溺管痛，或微燥咳，或不思食，皆胃阴虚也，与益胃五汁辈"，即顿开茅塞，遂拟益胃汤（玉竹15g，麦冬15g，沙参15g，冰糖15g，生地10g）原方。因考虑阴亏已久，故加草石斛15g以加强滋阴作用；发病由于腹泻，阴伤气也必伤，故加生甘草5g以扶助胃气。全方纯甘填滋，恐其呆滞不灵，加砂仁6g，鸡内金10g，山楂15g以醒胃消导，酸甘化阴，滋补药中佐以辛消，意遵叶氏通补而不守补之法。此方患者服用3剂即有食欲。6剂后病情即豁然有转，日可进食350～400g，口黏消失，味觉转灵，舌上薄白苔渐生，唯觉口干舌麻，大便稍稀，脉沉细无力。证属胃阴渐复，中气虚象方露。遂于上方去冰糖、生地，加山药30g，扁豆15g，以益气扶中；舌体麻木不减，乃阴亏血滞，络脉凝瘀，故加丹参15g，以活血通络，服药 6 剂，诸症消失，体重渐增而告初愈。吴鞠通《温病条辨》云："中焦胃用之阴不降，胃体之阳独亢，故以甘润法救胃阴，配胃体，则自然欲食，断不可与俗套，开胃健食之辛燥药。"吴氏之论，颇具匠心，可见温病学家是十分重视用甘寒凉润法以治疗阴亏不食的。读叶氏《临证指南医案》"不食"篇诸案，则更能启发人之心思。盖脾以升则健，胃以降则和。今胃阴亏损，一则胃体失其滋润，则干涸呆滞不灵；二则胃阳独亢上冲，则胃气逆而不降，故不食，呕恶之证遂作。若以甘寒凉润之品，使胃阴布敷，胃阳得纳，胃气因和，自然就纳谷消食，非专开胃，实为开胃之良法。当然，浊湿阻中，或积滞聚胃等所致中焦气滞不食者，又非甘寒凉润之所宜，必以辛香开胃或辛开苦降之法，方能收功。

二、怪病多痰与怪病多瘀

怪病多痰，乃临床医家经验之说，而怪病多瘀，却很少明确提出。我于临床上发现，好多疑难怪病，系由瘀血内阻所生，而怪病属瘀痰交结所致者，更是屡见不鲜。如 1980 年 4 月 21 日曾接诊一马姓男患者，年 48 岁。患者于每夜酣睡后（约凌晨 2～5 点左右）则突然惊叫而醒，遂两手掌心相对，猛力拍击，两足内侧相对，用力碰撞，甚或起来以拳击墙，以脚使劲乱踢，心中明了，不能自制。不仅全家不能安睡，邻舍亦不能安宁。约 20 分钟过后，渐复如常。平素头痛眩晕，胸中痞闷，右半身肢体麻木，写字手颤，但能上班工作。诊见颜面晦暗，两手掌斑点紫红如朱砂，舌质紫暗，舌下脉络粗胀，舌苔厚腻而滑，脉弦硬。分析此症，舌暗而晦，手掌朱砂斑点隐隐，为瘀血内阻所由；苔腻而滑，肢体麻木，为痰湿内聚之象；脉弦硬，手振颤乃肝肾之阴不足，阳亢化风之兆。综合分析，良由患者工作操劳，暗耗肝肾阴精，阴液不足，血行凝滞渐而成瘀，瘀阻痰凝，瘀痰交结，且肝肾阴亏，阳亢化风，风痰瘀血上阻清窍，内侵血络使然。遂拟活血化瘀理痰，滋肾潜阳熄风之法。病久瘀痰深伏血络，故重用虫类搜剔与活血化痰并施而处方：生地 12g，川牛膝 15g，丹参 30g，琥珀 6g（冲），川贝母 10g（冲服），地龙 12g，僵蚕 10g，乌梢蛇 12g，豨莶草 30g，枸杞 10g，寄生 15g，女贞子 10g，鳖甲 10g（先煎），羚羊角 5g

（先煎），并肌注丹参注射液每日 2 次，每次 2 毫升，初服 2～3 剂，发作反而转频，坚持服上方 15 剂，惊叫、拍掌、踢脚，以拳击墙诸证逐渐消失，睡眠转佳、胸闷已无，唯手足心发烧（以足心为甚），右半侧肢体麻木，舌暗好转，滑腻之苔略减，脉尚弦硬。药中肯綮，效不更方。故守法以原方加龟板 10g（先煎），五加皮 10g，令继续服用。至 30 剂后，诸证消失，精神转佳。拟养肝滋肾，化痰活血以善后。此案乃怪病之一，虽迭经中西诸法治疗效微，而从活血化痰取效。由此悟及怪病不仅多痰，怪病也可多瘀。余对癔病、阳痿、严重恶寒、惊厥、抽搐、翻甲等诸疑难病证，凡见舌质紫暗或舌下瘀点或舌下脉络粗胀等瘀血见症，并经久用多法治疗效不著者，每从活血化瘀着手论治，往往可收到卓效。至于怪病为何多瘀，除因病久正虚不能充达经脉，脉络不能畅通等因外，尚不能得出确切的结论，有待今后进一步研究。

三、效不更方与效必更方

所谓"效不更方"，是指某病证用某方初试取效后，即知道药达病所，药投病机，故不随意更法易方而继以原方施用。不可否认，此说在临床上是有其指导意义的。那么为什么，又要强调"效必更方"呢？节录蒲辅周老中医风寒犯肺（腺病毒性肺炎）验案一则以说明之：初某，男，3 个月。患儿突然发热咳嗽，无汗，有少量痰，伴腹泻日四五次，两天后咳嗽气喘加重，至第 4 天曾抽风两次，用土、红霉素等西药并服大剂麻杏石甘汤复以银翘散加味寒凉散热，症状未见改善，遂请蒲老会诊。当时高烧 40℃仍无汗，面色青黄，咳而喘满，膈动足凉，口周色青，唇淡，脉浮滑，指纹青，直透气关以上，舌质淡苔灰白，胸腹满，属感受风寒。始宜辛温疏解，反用辛凉苦寒，以致表郁邪陷，肺卫不宣。治拟调和营卫，透邪出表，苦温合辛温法。用桂枝加厚朴杏子汤加味。一剂后微汗出，体温渐退，精神好转，膈动微减，吃奶好转，喉间有水鸣声，腹仍满，便仍溏，日 5 次。口周青色稍退，脉滑不数，指纹青紫稍退，舌淡苔秽白。营卫已和，肺气仍闭，湿痰阻滞。宜温宜降逆化痰。用射干麻黄汤 1 剂，药后体温降至 36.4℃，精神好转，全身潮润，足欠温，腹满已减，二便如前，面色青白，脉沉滑，舌淡苔退。表邪已解，肺胃未和。宜调和肺胃，益气化痰。仿厚朴生姜半夏甘草人参汤加味，两剂。药后仅有微咳，呼吸正常，食欲增进，大便日一二次，成形，小便多，脉沉细而滑，舌正常，无苔。用二陈汤加味调肺胃化痰湿以善后，连服 2 剂而渐愈出院（《蒲辅周医案》）。此案蒲老先后诊断 4 次，调方 4 首，抓住病机，效即更方，仅治 6 天，就立起沉疴，使患儿化险为夷，化病为愈。试想若遵"效不更方"之说，守一法一方接连施用，病儿将会怎么样呢？由此悟及，临床既要"效不更方"，某方初试取效，若病机未变，立法处方就不宜轻易更换，以期乘胜追击，尽驱邪寇，或连续补虚，以至正复；但也要重视"效必更方"，凡某方初服见效，病机有转，则贵在灵活机动，随机立法调方遣药，如风温在卫，拟银翘散辛凉透解，初服表解热退，当施清肺润肺，以清余邪；热闭心包，拟安宫牛黄丸开窍解毒，若窍开神清，立即撤出开窍，改为凉营泄热。总之，急性病、外感病，在治疗中多重视效必更方说；慢性病、内伤病，在治疗中多注意效不更方说，但也不能偏执，当以察明病机，据病机有无变化而具体决定。

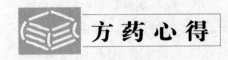

方药心得

国医大师张学文教授在 50 余年的临床实践中积累了丰富的临床经验，对疑难病的诊治用药中更有自己独特的体会，现将其运用黄芪、水蛭、牛膝、三棱、鹿衔草、山楂、三七、益母草、黑木耳、豨莶草的经验介绍如下。

一、黄芪益气为栋梁

黄芪是临床应用最广的一味补气中药，几千年来被广泛地用于多种病证的治疗，而且其作用不断有新的发现，所治病证，越来越多。

（一）补气升阳，用广效良

关于黄芪之甘温补气升阳，《神农本草经》即有类似记载。药理研究发现，其有类性激素作用和兴奋中枢神经系统，提高免疫功能的作用，因此应用很广，也确有很好的疗效。张老应用黄芪几十年，体会到此药的补气作用和升阳作用非常显著，如辨证准确，配伍得当，往往可以收到理想效果。如：

1. 补气疗虚

主治久病元气虚损，身体羸弱之少气懒言、语言低弱、四肢疲乏、精神不振等。此时常与人参等配伍。古人认为，黄芪善补肌表气虚，人参善补五脏之气，两药合用，则内外表里气虚皆补，适用于元气虚损较重者。如保元汤、十全大补汤等均是参、芪并用，补力劲强。

2. 补气健脾

黄芪补气，尤长于补中益气。脾胃气虚，疲乏无力，四肢倦怠，食少便溏或泄泻者，炙黄芪配伍白术、茯苓、党参、山药等，有很好的益气健脾作用。如古之名方补中益气汤、黄芪健中汤等。

3. 补气生血

黄芪补气为主，而气血同源，故可用于气虚兼血虚之证，通过补气而生血。适用于劳倦内伤之肌热面赤，脉洪大而虚或血虚头昏头晕者。常配伍当归，如当归补血汤，也可配伍桂圆肉、鹿角胶、鸡血藤、阿胶等补血药。

4. 补气摄血

用于气虚不摄之便血、崩漏、月经过多等。常配伍人参、白术、桂圆肉、当归等，如归脾汤。

5. 补气助阳

气虚日久，可兼阳虚。黄芪甘温，如配伍附子、肉桂等，可用于气阳两虚之证。如再造散即益气助阳兼解表证之方，黄芪在方中可补元气，固肌表，助药势，有助于驱邪外出。

6. 补气升阳

黄芪补气，味薄而主升清，本身就有一定升提清阳作用，如配伍人参、白术、柴胡、升麻之品，则可升发脾胃清阳，主治中气下陷之久泄、脱肛、胃下垂、子宫脱垂等清阳下陷之证，如补中益气汤、升陷汤。

7. 补气生津

对气阴两伤、气化不行之消渴，亦可用黄芪之补气作用，敷布津液而治消渴，如玉液汤。

（二）补气活血，其功卓越

黄芪之益气作用，世所公认，而对其活血作用，尚认识不足。其实，早在《名医别录》中就有它"逐五脏间恶血"的记载，《日华子本草》云其能"破癥癖"，《本经逢源》说可以"通调血脉，流行经络，可无碍于壅滞也"。

从临床实践看，瘀血证存在于众多疾病的各种阶段及证型中，而气虚血瘀又是造成血瘀证的一种常见病因。因黄芪能补气；气为血帅，气行则血行，气虚则血运无力，必然运行迟滞而瘀，故气壮则血畅行。《本经疏证》说："黄芪利营卫之气，故凡营卫间阻滞，无不尽通，所谓源清流自洁也。"现代药理研究证实，黄芪有强心、增加心搏出量、扩张外周血管等作用。因此，黄芪的补气活血作用，不仅在理论上而且在临床实践中均是有充分根据的，以此来治疗疑难病证，用途甚广。

1. 补气活血，擅长治气虚血瘀中风

黄芪大补脾胃元气，使气旺以促血行，可用于气虚血瘀所致的中风。常用炙黄芪 20～30g，配合当归、赤芍、桃仁、红花、川芎、地龙等，如补阳还五汤，用治半身不遂、口眼歪斜、言语謇涩、下肢痿废、小便频数等症。经多年临床运用，确有较好疗效。病久气虚甚者，黄芪用量可逐渐加大至 60～90g，甚至 100～120g。

2. 补气活血，可消瘕散结

部分瘕积、肿瘤病人，元气虚弱，不但因气虚无力推动气血运行而致血滞痰凝，而且因气虚血弱，无力抵抗病邪，驱邪外出，致成瘕积、肿瘤。可用黄芪配伍其他扶正、活血、化痰软坚、消散瘕积之品，用于肿瘤的防治，起到扶正祛邪，补气活血的作用。现代许多肿瘤防治方中均配伍黄芪，其意即在于补气扶正，消瘕散结。

3. 补气活血，可治折伤、恶血凝滞肿痛

《普济方》有黄芪散（黄芪、白芍、生地、附子、当归、续断、桂心、干姜、大黄、花椒）可治跌打、骨折所致恶血瘀滞，凝滞疼痛，具有补气活血消肿之功。该书还用黄芪配桔梗治疗胸痹，也是此意。

4. 补气通滞，可治血痹

黄芪补气，使营卫气足，可推动血运，如配合养血活血药，可治血痹。如黄芪配伍桂枝、白芍、生姜、大枣，即黄芪桂枝五物汤，治疗血痹证之肢体麻木，现代用此方化裁，可用于坐骨神经痛等疑难病证，有较好疗效。若以黄芪配伍姜黄、当归、赤芍、防风、羌活等即蠲痹汤，可用于上肢风湿痹痛，现用于肩周炎等，也取其补气活血通痹之功。故在临床上，凡属血痹证者可大胆用之。

（三）益气解毒（可用于慢性内脏炎症及疮痈破溃不收之症）

现代药理研究已证实，黄芪的补气作用可以提高机体免疫功能，从而可用于多种因免疫功能低下之慢性炎症及疮痈溃后久不收口之症，能取得良好效果。

1. 益气解毒（可治慢性肝炎、慢性胃炎、慢性肾炎等疾病）

黄芪补气作用显著，现代药理研究具有保护肝脏，防止肝糖原减少的作用，配伍白术、茯苓、五味子、甘草等益气健脾药及茵陈、板蓝根、白花蛇舌草、虎杖、蚤休等解毒利湿药，可治疗慢性肝炎（尤其是"乙肝"），现已广泛地运用于临床，效果良好。若配伍郁金、乌梅、金钱草，可治慢性胆囊炎；配伍黄柏、知母、蒲公英、芡实等，可治慢性泌尿系感染；配伍党参、白术、益母草、茯苓、白茅根、防己等可用于慢性肾炎，消除蛋白尿；配伍肉桂、吴茱萸、枳壳、桃仁、红花、三棱、莪术等，可用于治疗萎缩性胃炎，其他如慢性骨髓炎，阴性脓肿等的某些证型，也多有配伍黄芪的。

2. 益气托毒（可用于疮疡溃后久不收口等）

黄芪有良好的益气托毒生肌之功，古今广泛应用它治疗气虚无力托毒外出之阴疽久不溃破或溃后久不收口者。如黄芪配伍当归、穿山甲、皂角刺、川芎（即《外科正宗》透脓散），用于疮痈已成脓，外不易溃破且漫肿无头等症。若配伍人参、当归、熟地、川芎、茯苓、官桂等，可治疮疡溃后久不收口者，如内补黄芪汤。

（四）益气固表（为表虚自汗要药）

黄芪具有很好的益卫固表作用，是治疗表虚自汗要药。如配伍防风、白术，即玉屏风散，专治表虚自汗、易感冒者。配伍牡蛎、小麦、麻黄根，即牡蛎散，可治表虚之自汗或盗汗；配伍当归、生熟地、黄连、黄柏、黄芩，即当归六黄汤，治阴虚火扰之盗汗。因黄芪最擅长益气走表，故表虚自汗者多视为必用之品。

（五）利水退肿（可治风水、皮水）

黄芪的利尿作用较显著，用药后尿量可增加64%，已为实验证实。古方防己黄芪汤，以黄芪配伍防己、白术、甘草，主治汗出恶风、身重、小便不利之风水；防己茯苓汤，以黄芪配伍茯苓、防己、桂枝、甘草，主治水在皮肤之四肢肿属皮水者。现代对气虚水肿病人也常用黄芪，但以生者为佳。

总之，黄芪这味中药，补力强，用途广，既治表，又治里，是补气的上品，扶正的良剂，性甘温质柔和，为古今所称道，许多疑难病中凡气虚、气陷、气虚血瘀、气虚水肿、痈疡久溃不收等证，黄芪皆为首选。但用量差异很大，轻者 10～15g 即可，若配桂枝、甘草等可益气升阳升压；中等 15～30g，可补中益气，降压摄血；大量 30～60g，可补气化瘀。益气，固表宜炙用，托毒利水宜生用。另外，黄芪性总属甘温，用大量又欲避其温性时，可稍配知母等，制其偏温燥之弊，以免化热助热。

二、水蛭祛瘀化痼疾

水蛭，咸苦平，有小毒，归肝经，首载于《神农本草经》，谓其"治恶血、瘀血、月闭，破血瘕积聚……利水道"。张仲景的大黄䗪虫丸以水蛭与大黄、䗪虫、桃仁、虻虫等药配配伍，治五劳虚极羸瘦、干血内结、肌肤甲错，两目黯黑，妇女经闭不通等症。现用此方治肝硬化，亦有很好的疗效。在鳖甲煎丸、抵当汤、抵当丸中，均配有水蛭一药，以治疟母、蓄血证。认真学习仲景用水蛭所治之证，多为瘀血日久成积聚或癥瘕，需缓消渐化者，且多入丸散剂。查古代文献，水蛭所治之症虽较广，均言有破血逐瘀通经之功效，用于蓄血、癥瘕、积聚、妇女经闭、干血成痨、跌扑损伤、目赤痛、云翳等症。

由于前人记载中有力峻，有毒，破血等论述，故后人皆畏其药力，而不敢大胆应用。我们在临床中，遇到一些疑难久病属瘀血所致之证，久用活血通经药，如桃仁、红花、川芎等，力不足或久不收功者，于方中加用水蛭一药，发现其效果甚佳，且未见其毒副作用，故予以重视，观察研究并应用，遂体会到水蛭治中风等脑部瘀血痼疾，有特效。

如治一男性患者，57 岁，农民。该患者从 1990 年 5 月 6 日半夜起，突然右侧肢体瘫痪、麻木、昏迷 5 天，在当地以"脑血栓形成"收住院治疗 4 个月，除右肢功能稍有改善外，症状依旧，已有 8 个月之久。查其脉左侧弦缓，右缓弱，上肢强直，感觉麻木明显。右下肢稍能迈步，神志清，纳食可，二便正常，舌质红，苔薄黄，舌不偏歪。观其病历，已久用活血祛瘀中药，然效不显。分析此病患当属中风病，证属风中经络，且波及脏腑，按气虚血瘀论治，处方：炙黄芪 30g，当归 10g，川芎 10g，赤芍 10g，桃仁 10g，红花 8g，地龙 10g，路路通 15g，水蛭 6g，川断 12g，桂枝 6g，豨莶草 30g，生山楂 15g，6 付，清水煎服，并嘱其用煎过的药渣另加花椒 3g，艾叶 10g 煎水外洗下肢。上方连服 12 剂，右手已能自主活动，麻木减轻，右下肢步履稍有力，自觉效果明显，嘱其携方回家再服。3 个月后来诉，瘫痪已大为改善，上肢麻木感消失，生活能自理。

此病人原已用过补阳还五汤之类的益气活血方药而收效不显，辨证时其证情未变，考虑到原方祛瘀力量不足，故加水蛭、路路通、桂枝、生山楂、豨莶草等祛瘀通络药物，加强其通络之力，而收效显著。后遇数十例此类病人，用一般药物效力不足时，均加水蛭后，效果明显增强。

《本草经百种录》记载："凡人身瘀血方阻，尚有生气者易治，阻之久，则无生气而难治。盖血既离经，与正气全不相属，投之轻药则拒而不纳，药过峻，又反能伤未败之血，故治之极难。水蛭最喜食人之血，而性又迟缓善入，迟缓则生血不伤，善入则坚积易破，借其力以攻积久之滞，自有利而无害也。"结合现代药理研究，水蛭主要含蛋白质，新鲜水蛭唾液中含有一种抗凝血物质水蛭素，水蛭素不耐热，稀盐酸易破坏，还有肝素、抗血栓素，能阻止凝血酶对纤维蛋白原之作用，阻碍血液凝固，其醇提取物有抑制血液凝固的作用，强于虻虫、䗪虫、桃仁。

古今论述均说明，水蛭是一种较好的活血祛瘀药，其力较强，善缓化慢消人体之瘀血，而又不伤新血，故对疑难病中瘀阻较久，难以化除消散者，加用水蛭可以提高疗效，尤其是中风、心痛等心脑血管疾病中的顽病痼疾，水蛭不失为一种最为重要的选择，临床实践也证明了这一点。近年还报道水蛭可用于有肺心病、高脂血症、脑出血及颅内血肿、血栓性静脉炎等。

但水蛭总属力量比较强的化瘀消癥药。一般活血祛瘀药可以奏效的，不一定要用水蛭，以免耗散正气太过；一些易出血的病人也不宜用之。前人所谓水蛭有"小毒"的结论，张老认为即指其活血化瘀之力较猛，用之不当可以产生出血等副作用而言，并非对人有毒害作用。另外，对水蛭用法，有主张焙干研粉冲服者，也有水煎内服者，当视其病情而论。张老一般水煎用3～6g，焙干冲服者1～3g即可，丸散剂也用1～3g，未见毒副反应。

三、牛膝分川怀，补消两擅长

牛膝，首载于《神农本草经》，其性平，其味甘苦酸，临床用途甚广。《神农本草经》载其"主寒湿痹痿，四肢拘挛，膝痛不可曲，逐血气，伤热火烂，堕胎"。现代药理研究已证实其对子宫和肠胃有促进收缩作用，并能扩张心脑血管、降压、利尿等。此药性平，无寒热燥腻之弊，补消兼长，临床常用，每收效理想。

（一）活血祛瘀，引血下行，善治头部诸疾

牛膝之功，前人多谓其善补肝肾，强筋骨，善治腰膝酸痛和下肢无力，此诚然也。但验之临床，消多于补。因其形状像牛之膝，又善治腰膝部疾病，故谓其名牛膝。然而，其活血祛瘀，引血下行，实属其主要功能。考"引血下行"之语，自《本草衍义补遗》提出以后，遂为后世所重视。《本草经疏》曰其"走而能补，性善下行"。尤其张锡纯《医学衷中参西录》说："牛膝善引上部之血下行，为治脑充血证之好品"，所以其镇肝熄风汤、建瓴汤中均重用此品至30g，临床收效颇佳。查《名医别录》有牛膝"填骨髓，除脑中痛及腰脊痛"之语，张老根据多年临床体会，认识到牛膝之活血祛瘀、引血下行，尤善治脑部诸疾。比如临床可用治疗：①肝阳上亢：患者常有血压高，或不稳定头痛，头麻木，四肢困乏等症者，以川牛膝为主，配合菊花、磁石、天麻、川芎、豨莶草、地龙等，取其既可补益肝肾，又可引血下行之功，常用川牛膝15～30g，疗效较好。②中风证属风中经络：常表现为肢体麻木、偏瘫、言语謇涩、手足痿废不用等，可用川牛膝配合丹参、赤芍、地龙、川芎、桃仁、红花，兼气虚者可加炙黄芪等，具有较好的活血化瘀止痛及引瘀血下行之功。③梅尼埃综

合征：以眩晕不能站立，甚则呕恶等症为主，用川牛膝配合二陈汤，加磁石、丹参、桑寄生、钩藤、天麻等，治疗多例，甚为效验。④老年性痴呆症：此病多表现为反应迟钝、记忆力明显减退等，若属肾虚血瘀者，可用怀牛膝配合熟地、山萸肉、菟丝子、巴戟天、菖蒲、川芎等品。⑤头痛：牛膝性平微苦，凡实火或虚火上冲之头痛、瘀血头痛均可以此作主药，引瘀热下行，而头痛可愈。实火头痛用川牛膝配黄连、石膏、龙胆草、栀子、菊花、川芎等；虚火头痛配生地、玄参、知母、黄柏、蔓荆子等；瘀血头痛可配川芎、白芷、丹参、桃仁、当归、赤芍等。⑥心绞痛、心肌炎、牙痛、龈肿、口舌生疮、吐衄、咽肿者，亦可在辨证方中酌加牛膝以引血引热下行。总之，牛膝之活血化瘀、引血下行之功，在头部及胸部等瘀热所致疑难病证中应用甚广，其证以实证或虚实夹杂证较多，故均用川牛膝为主。

（二）活血兼引血，引药达病所，善治妇产科疑难之证

牛膝的活血化瘀、引血下行，对肝肾、冲任、胞宫等下部瘀阻之证也甚为常用，具有引血下行、引药直达病所、化瘀止痛等多种作用。①治经闭、痛经：牛膝配伍当归、丹参、桃仁、红花、延胡索等，可治妇女经闭、痛经属瘀血阻滞者，有很好的化瘀止痛调经作用。②治产后恶露不行，瘀阻疼痛或倒经吐衄：李时珍曰："牛膝所主之病，大抵得酒则能补肝肾，生用则能去恶血。"其"祛恶血"之语，即包括牛膝可治产后恶漏不行，瘀阻腹痛在内。张锡纯亦谓："重用牛膝，佐以凉泻之品，化血室之瘀血以下应月事，此一举两得之法也。"临床若以牛膝配伍生地、当归、白芍、栀子、白茅根之属，治经行衄属血热妄行者，用后多有显效。③治癥瘕积聚：牛膝药性较平和，虽化瘀而不太伤正气，故可久服。《日华子本草》及《本草备要》皆记载其"破癥结"。临床常以牛膝配丹参、三棱、莪术、䗪虫等品，可治癥瘕积聚，有缓化慢消之功。

（三）补肝肾，强筋骨，利水通淋

善治腰膝酸痛、水肿、下肢无力等。

牛膝补肝肾、强筋骨之功，临床应用甚广，但对其补益之功强与弱，后人知之甚少。《本草正义》明确指出："其所谓补中续绝、填骨髓、益精、利阴气诸说，皆壅滞既疏，正气自旺，万不可误认牛膝为填补之品。"由此看来，牛膝之补肝肾并非填精补髓，结合李时珍"得酒则能补肝肾"之语，知其补多为以通为补，通滞为主，补为次。笔者多喜用川牛膝，以其通滞化瘀之力强于怀牛膝故尔。①治腰膝酸软无力，属肝肾不足者：可用怀牛膝，但须配杜仲、桑寄生、续断、木瓜等品；若治痿证可配伍熟地、龟甲、锁阳、白芍等。②治风湿痹者：常用于腰膝以下之风湿痹痛，此品有较好的通利血脉，破瘀导滞之功，如独活寄生汤中用之即属此意。在此用怀牛膝。③治肾炎水肿者：川牛膝活血化瘀畅行血脉而利水。《本草纲目》载其可治"五淋尿血，茎中痛"。《中药学》也记载其"能利尿、行瘀以通淋"。临床除用于淋证外，张老常用于慢性肾炎水肿。如治一16岁中学生周某，患肾炎1年多，前后住院1年多，仍离不开激素维持，其形已有满月脸、水牛背，轻度浮肿不退。用牛膝配合萆薢、白茅根、益母草、桃仁、红花等和肾气丸服用，6付见效，继服10余付，明显好转，浮肿消退，无任何不适。④治颈椎病者：常配葛根、当归、赤芍、川芎、桑寄生、路路通等品。

牛膝有川牛膝、怀牛膝之分，补消之力各有擅长。川牛膝有活血化瘀、引血下行之功，擅长用治头脑部、心胸部瘀阻及下焦、肝肾冲任等处瘀滞之证，故认为其有引血、引热、引水下行之力。怀牛膝补肝肾、强筋骨之力稍强，善治腰膝酸软之疾，但多以通为补取效。

四、三棱破气又化瘀，力宏性平能止痛

三棱，首载于唐代陈藏器的《本草拾遗》。其味苦性平，归肝脾两经。历代本草记载其能破血行气，消积止痛，可治癥瘕积聚、气血凝滞、心腹疼痛、胁下胀痛、经闭、产后瘀血腹痛、跌打损伤、疮肿坚硬等。习惯看法认为其为破血之品，或认为其攻破之力甚强，久服易伤正气，故临床多畏其力而少用。临床治疗一些疑难重症或久病属瘀血所致者，如萎缩性胃炎、肝硬化、经闭日久等，用一般活血化瘀药而力嫌不足者，用三棱后往往能收到较好疗效。如一李姓老翁，65岁，因口干口苦、纳差、胃脘部疼痛10余年而就诊。患者自述其口干明显但不欲饮水，时有口苦，纳食较

差，且进食后自觉消化不良，时有胃脘部疼痛不适感。曾在多家医院诊治效差，胃镜检查示"萎缩性胃炎"，并有"气管炎"、"尿路感染"、"增生性脊柱炎"等病史。舌质暗红，苔薄黄，舌下脉络迁曲、瘀丝明显，脉弦缓。张老辨为肝胃不和证，以舒肝和胃论治，处以六君子汤加白芍、乌梅、山楂、石斛、丹参，10剂而诸症稍减，病情改善不明显，张老认为可能是此方药化瘀力不足，故而收效差。于是在上方中加三棱10g。服后胃脘疼痛锐减。此后则以柴胡疏肝散与香砂六君子汤两方为基础，交替加减，但每次均用三棱，调治3个月而愈。此后每遇顽固之胃脘痛，时间经久不愈，有瘀血形症，用一般化瘀止痛药如丹参、延胡索等作用不佳者，均加三棱，收效均很理想，且未见不良反应。

查《医学切要》，载其"破一切血，下一切气"，王好古认为其"破血中之气"，《本草纲目》认为其能"破气散结，故能治诸病，其功可近于香附而力峻，故难久服"，则知古今医家皆言其"破气破血，久服损真"的认识是一致的。然其力究竟峻焉缓焉，损伤正气强焉弱焉，主要还需临床验证。从李时珍所论，其功近香附而力峻之语可知其力并非十分峻猛，而有人多畏其破血破气，怕其一个"破"字，而不敢用。近览张锡纯《医学衷中参西录》三棱条下，谓其"气味俱淡，微有辛意，性微温，为化瘀之要药，以治男子痃癖，女子癥瘕、月经不通，性非猛烈而建功甚速，其行气之力，又能治心腹疼痛，胁下胀痛，一切血凝气滞之证。"张老认为前人所谓"破气破血"之说，无非说明力强而已，而临床一些疑难久病，气滞血瘀顽固不化者，三棱又为其首选之品。笔者临证对萎缩性胃炎迁延日久，症见痛处不移，痛时拒按，夜晚较甚，舌下络脉曲迁或怒张，舌质淡紫者，常以香砂六君子汤加焦三仙、丹参、三棱等，收效甚捷。尤其对一般化瘀止痛药不效或初用有效久用无效者，加用三棱或莪术后，每见止痛之效甚显。其次对慢性肝炎肝硬化，脾大等久治乏效者，三棱均可应用。唯其剂量不宜过大，一般6～10g即可。

五、降压降脂性平和，治心治脑鹿衔草

鹿衔草，首载《滇南本草》，《植物名实图考》称为"破血丹"，陕西

地区称之为"鹿寿茶"。此药甘平无毒，性柔和不峻。古之记载有补虚益肾、祛风除湿、活血调经等功效。陕西中医学院附属制药厂以此作成鹿寿茶，经常当茶饮，经药理和临床观察，有良好的降血脂、降压、强心等作用，是中老年人预防心脑血管疾病的良药，经常服用，有健身防病之功效，在日本及东南亚一带很受欢迎。张老从20世纪70年代起，试用其治疗心脑血管病，发现其作用广泛而平和，宜于久服，值得推广应用。

如治一张姓女工人，59岁，自述经常发生胸闷、胸痛、气短约2年之久，近来胸痛加重半月。诊见舌质黯，苔薄白，舌边有齿痕，脉细。辨证属心脉痹阻，宗气不畅。治法宣通胸气，畅行血脉，用鹿衔草15g加入瓜蒌、薤白、丹参、川芎、葛根、降香、赤芍、草决明、枳实、菊花等方中，连服12剂，胸痹症状大减，疗效十分显著，后以上方加减，继服30余剂而愈。此方用瓜蒌、薤白、枳实行气化痰，宽胸散结；丹参、川芎、降香、赤芍、葛根活血行气消瘀；鹿衔草、草决明、菊花清肝、降压、降脂、软化血管。此方用治多例痰阻血瘀证患者，都取得了比较理想的效果，可见鹿衔草对心脑血管疾病确有疗效。查古今资料，《植物名实图考》记载其有"通经，强筋健骨，补腰肾，生津液"之功；《陕西中草药》记载其"补肾壮阳，调经活血，收敛止血，治虚劳咳嗽，肾虚盗汗，腰膝无力，风湿及类风湿关节炎，半身不遂，崩漏，白带，结膜炎，各种出血"。

药理研究发现鹿衔草具祛风湿、强筋骨、抗菌、强心、降压作用。动物实验中它对衰弱的蛙心能增强心搏，调正心律，但对正常蛙心无明显作用；能扩张血管而使血压下降。因鹿衔草叶的作用较根茎强，于是猜想此药可能更擅长于治疗老年患者，经临床验证得知鹿衔草对老年性的心脑血管疾病疗效更为明显。它药源广泛，性平无毒，补泄兼能，物美价廉，宜于久服。张老认为它补肾强腰膝祛风湿的作用也比较显著，可与杜仲、桑寄生、怀牛膝等配伍应用。此外，它还有强心降压降血脂作用；用其强心作用时可配伍附子、人参、桂枝等，降血压则可配伍生杜仲、豨莶草、夏枯草、钩藤等；而降血脂常与草决明、生山楂等同用。老年人由于肝肾不足，会出现现代医学的血脂增高，血管硬化，导致心、肝、肾、脑等重要脏器供血不足，产生一系列病证，鹿衔草可以补肾强心，降血脂，降血压，很适合老年人应用，且久用而不温燥，故有人把它当茶叶饮用，值得推广。

六、三七化瘀有奇功，内服外用止瘀痛

三七是常用的化瘀止血药，其止血而不留瘀，活血而不破血，在瘀血与出血单独或同时出现之时，具有其他单味药不可比拟的优势。《本草纲目》首载其药，谓其有"止血、散血、定痛"的功效，可治金刃箭伤，跌仆杖疮血出不止者，亦主吐血、衄血、下血、血痢、崩中经水不止、产后恶血不下、晕血痛、赤目痈肿诸病。其药力甚强，疗效显著，古代多作止血药应用，其主治无论跌打损伤，瘀肿疼痛，还是各种出血，皆以化瘀止血为主效，临床运用十分广泛。现代药理研究发现三七有很好的止血作用，可降低毛细血管通透性，并且能增加冠状动脉血流量，减少心肌耗氧量，有明显、迅速的降压作用等等。多年临床应用，体会到该药可用于下列病症。

（一）用于冠心病心绞痛

用三七粉3g（冲服）配合瓜蒌、薤白、降香、丹参、桂枝、杜仲、鹿衔草、生山楂等，治疗冠心病心绞痛痰瘀交阻者，有明显的缓解疼痛、减少发作的效果。而且用一般化瘀止痛药效果不明显或作用不佳者，加用三七后其效果明显增强。部分服用心痛定、心得安或硝酸甘油片不能控制心绞痛发作，或效果不满意者，用三七后，均取得明显的缓解疼痛、减少发作的效果，证明其确有良好的化瘀止痛作用。

（二）用于风湿性心脏病、二尖瓣狭窄

三七配伍丹参、炙甘草、苦参、桂枝、川芎、赤芍、当归、山楂等或加入桃红四物汤中应用。曾治一例16岁少女，患风湿性心脏病、二尖瓣狭窄，胸闷心慌，左胸部有时刺痛，关节疼痛，头晕，月经量多。以上方加减化裁，诊治6次，服药30余剂，两次心脏拍片对比，心界明显缩小，症状明显减轻，心慌心悸大减。

（三）高血压病

三七可配合菊花、生地、草决明、葛根、地龙、川牛膝、豨莶草、路

路通等应用，有明显清脑降压通络作用，尤适用于有动脉硬化、冠心病等心脑病变同时存在者，效果甚为明显，曾多次应用，均取得较理想疗效。

三七配伍川芎、地龙、蔓荆子、白芷、桃仁、红花等，对顽固性头痛，刺痛久治不愈者，可收化瘀止痛之效。

（四）可用于中风

三七治中风，应用较广，无论是对缺血性中风或出血性中风，皆为首选药物。脑血栓形成之中经络者，常以补阳还五汤加三七粉3g冲服，具有良好的益气活血化瘀之功；脑溢血者出血期，可单用三七粉化瘀止血；后遗症期，三七可配伍黄芪、当归、川芎、路路通、菖蒲、桑寄生等物，以消散瘀血。

（五）用于乙型肝炎

乙型肝炎气滞血瘀型者，可用三七加入柴胡、白芍、枳壳、川芎、香附、鳖甲、三棱、女贞子、焦三仙等，有活血止痛、改善肝血瘀滞症状的作用。如一女性病人，患"乙肝"3年，经常胁肋、胃脘部胀满不适，嗳气，泛酸，纳差，大便不调，双目干涩，脉弦细，多方治疗，效果不显，辨为肝气郁滞，肝胃不和，用柴胡疏肝散加三七，6付后症状明显减轻，坚持用药1个月余，症状基本消失。此后每遇"乙肝"病人，凡属气滞血瘀或肝气犯胃，致胸胁胀满疼痛或胃痛者，均适量加入三七3g，止痛作用明显增强。

（六）用于风湿痹痛

常用三七配伍黄芪、当归、威灵仙、独活、细辛、川牛膝、桂枝、淫羊藿等，发现其能缓解疼痛，可能与其增强化瘀止痛作用有关。

（七）可用于胃痛出血

三七对消化系统的肠胃出血有止血之功，特别是对胃脘痛（如慢性胃炎、胃溃疡等）或伴有黑便者，尤为适宜，它既可以化瘀生血，又能化瘀止痛。可配伍蒲黄、五灵脂、丹参、延胡索等应用。临床如此治疗多例，均有很好疗效。

至于古今之用于妇科崩漏、产后出血、刀伤、痈肿、跌打损伤、骨折等症，人皆尽知，此不赘述。

三七之用法，张老多用三七粉冲服，每天3g。此药冲服用量较小，节省药材，吸收较好，值得提倡。汤剂煎服，用量需大一些，一般6～10g为宜。曾有文章报道用三七粉一次冲服6g引起房室传导阻滞者。张老1993年曾治一例严重肝硬化腹水男患者，病人曾误将每日3g的三七粉用到每日30g，连服7日，不但未见毒副作用，反而诸症减轻，效果明显。故三七的标准用量尚需继续观察研究。

总之，三七化瘀、止血、止痛，内外上下疾患皆宜，内服外用皆可，既止血又化瘀，一药二用，对于出血兼瘀滞疼痛者尤宜。

七、山楂消食又活血

山楂是常用消食药，传统认为其善消肉食油腻之积，但经多年临床实践及现代药理研究证实，发现其还能扩张血管，增加冠状动脉流量，降低血压，降低血清胆固醇，强心及收缩子宫等，对心脑血管病作用广泛，疗效显著，值得认真研究总结。

（一）疑难病擅用活血化瘀，山楂可当重任

久病顽疾等疑难病，多有瘀血阻滞之势，或多痰瘀交加、痰水互结等病理，这些病理产物已堆积日久，成为顽症痼疾，而患者又往往治病心切，欲求速效或遍求奇方绝招，此时应告知患者及家属对此证欲速则不达，制定持久之战略，建稳中求效之法，方为上策。

活血化瘀药中，其力峻较猛者如水蛭、虻虫、三棱、莪术之辈，久用易耗气伤血，对疑难病久病，邪盛正衰者，可暂用而不可久服。桃仁、红花、川芎之属，活血是为常用，其力亦不嫌峻，但用于年老体弱者，若搭配不当仍有一定弊端，而丹参、生山楂等，药性平和，作用广泛，一药多能，活血化瘀功效确切，久用或较大剂量应用，未见副作用。久病顽疾属瘀血兼正虚所致者可首选之。用其治疗中风、胸痹、高血压、高血脂等，多收良效。

（二）活血祛瘀当防耗血伤血，山楂可避害趋利

瘀血现象存在于多种疾病多种证型之中，活血化瘀确能解决不少疑难之症，但对活血化瘀药可能带来的耗血伤血必须引起高度重视，特别是对

疑难杂病需久用者，对其每味药的偏性、弊端必须有所了解，尽可能趋利而避害。李东垣在《珍珠囊》中所谓的"山楂之甘，益脾脏消食积而不伤于刻，行气血而不伤于荡"，是对山楂药力有深刻见解的评语。张锡纯也谓：山楂"若以甘药佐之，化瘀血而不伤新血，开郁气而不伤正气，其性尤和平也"。两位先辈均明确指出了山楂消食活血、药性平和的特点。

在治疗疑难病（如老年人血管硬化、高血脂所致的冠心病、高血压病、缺血性中风等）的疗程中运用山楂一药，既可以活血化瘀，又可以防止伤血，还有消食降血脂之功，故用之常可一举数得，肝阳上亢者，可配夏枯草、菊花、川牛膝；冠心病属胸阳不振，痰浊内阻者，可配伍瓜蒌、薤白、姜半夏、丹参等；妇女痛经，产后下腹瘀阻疼痛者，常配当归、川芎、延胡索、益母草等。

（三）择药当尽其所能，山楂一药多用

山楂是传统的消食药，历来主要将其炮焦（焦山楂），用来消导各种肉食油腻之积。山楂一药，酸甘可口，其性平和，生熟皆可消食，其对胃酸缺乏，小儿乳食不消，常服甚有效验。除此而外，生山楂还可活血化瘀以消瘀滞，西医学认为其能降血脂，扩张血管而降血压，对心脑血管疾病中瘀血症状、血管硬化、血脂高、冠状动脉供血不良及妇女痛经、产后腹痛等属瘀滞所致的，山楂一药可起多种治疗作用。其次，山楂炒炭配合三七、白芍、陈棕炭可治胃出血，配合三棱、延胡索可治萎缩性胃炎之胃痛，具有活血止痛及酸甘化阴的双重作用。山楂还具有较好的抑制痢疾杆菌的作用，配合肉豆蔻、木香治疗慢性结肠炎之腹痛腹泻，配枳壳治食滞脘腹痞满。

山楂酸味较甚，《本草纲目》认为"生食多，令人嘈烦易饥，损齿"。《随息居饮食谱》认为"多食耗气"。故胃酸过多常有泛酸者不宜服用。

八、化瘀利水益母草

益母草在《神农本草经》即有记载，名曰益母、益明，《本草图经》始称益母草。在相当一段时间里，主要作为妇科常用药，治疗产后病、痛经、癥瘕、瘾疹、瘙痒等，故有"益母"之名。后世用于治疗急性肾炎、

浮肿和血尿，取其有利尿祛瘀作用，服后水肿消退迅速，食欲增加。张老据其所具有的活血利水双重作用，将之用于治疗脑水肿、小儿解颅，取得了比较理想的效果。

苏恭曾曰益母草捣汁服，主浮肿，下水，消恶毒疔肿、乳痈丹游等毒。李时珍认为其"活血破血，调经解毒，治胎漏产难，胎衣不下，血运血风血痛，崩中漏下，尿血泻血，疳痢痔疾，打扑内损瘀血，大便小便不通"。故可知益母草具有活血、利尿、解毒等多种功能，一药而兼能化瘀利水，水瘀互结可用之。

《本草汇言》载："益母草行血养血，行血而不伤新血，养血而不滞瘀血，诚为血家之圣药也。"《本草求真》也认为：益母草"消水行血，去瘀生新，调经解毒，为胎前胎后要剂……味辛则于风可散，血可活，味苦则瘀可消，结可除，加以气寒，则热可疗，并能临证酌施，则与母自有益耳。"从以上这些论述，可知益母草的作用甚为平和，虽有活血利水解毒之能，而久服重用不伤正气，对体虚体弱，年幼年老之水瘀互结之证，甚为合适。

（一）治痛经

治气滞血瘀引起的痛经，常与延胡索、当归、白芍、香附、川牛膝等补血养血行气止痛药物组合成方，益母草剂量要大一些，一般常用30g左右，大多有明显效果。

（二）治产后病

如产后出血或恶露不绝，腹部胀痛，出血量少，或夹杂血块，由子宫收缩无力引起者，常配合当归、酒芍、艾叶、川芎、焦山楂，偏寒者再加炮姜、台乌等，效果较为理想。现在已经证实益母草具有收缩子宫的作用，可显著增加子宫肌肉的收缩力和紧张性。对外伤内有瘀血者也可用，如《外台秘要》记载的益母草膏。

（三）治急性肾炎水肿、血尿

用益母草30～60g，生品用量可以更大一些，单用或加入辨证方剂中用，甚为有效。常配伍猪苓、茯苓、连翘、白茅根、丹参、浮萍、桑白皮之类，现已为临床所常用。治肾结石也可配伍冬葵子、石韦、鸡内金、海金沙等同用。有报道用益母草90～120g治急性肾炎水肿，利水消肿作用显著，近期疗效较佳，但一定要观察其量效关系及毒副作用。

（四）治解颅

解颅多为西医之脑积水。病机多为水瘀互结证。益母草既可活血又可利水，甚合其病机。常配伍当归、赤芍、红花、川芎、葛根、丹参、白茅根、泽泻、琥珀、茯苓、麝香、车前子、山楂等，用后效果明显，已有多例治验病案。

（五）治高血压、冠心病

据报道，益母草水浸剂等静脉注射给麻醉动物后有降压作用，其乙醇制剂对在位兔心有轻度兴奋作用，还有抗血栓形成和促进血栓溶解作用，故用于高血压病，既可以因其利尿作用而降低血容量，又可因其活血、溶栓、强心作用，改善外周血循环。凡高血压病伴头目眩晕、心慌心悸或有轻度浮肿者，用之有较好效果。常配伍平肝清肝之菊花、天麻、钩藤、石决明、白芍、牛膝、磁石等应用。古方天麻钩藤饮中有益母草一药，不少人难解其作用，其实即通过其利尿活血作用降血压而已。

（六）治癥瘕积聚（如慢性附件炎、盆腔炎等）

取本品有活血祛瘀而性平可久服以缓化慢消之特点，常配伍当归、丹参、三棱、赤芍、红花、牛膝、小茴香、台乌等组方治疗癥瘕，但要久服方有效。

总之，益母草虽曰"益母"，但不止用于妇科，实则对内科水瘀互结之证疗效亦好。中医认为"血不利则为水"，而益母草既可活血消瘕，又可利水消肿，两擅其长，对凡瘀血久留，水瘀互结之脑水肿、颅内压增高、急性肾炎、高血压等，均可用之治疗。但此药作用平和而力弱，用量一般需大，方有显效。

九、菌类黑木耳，食药两相宜

木耳一药，《神农本草经》中就已记载，附于桑根之后，名橘，有"益气不饥，轻身强志"之功。苏恭曰："桑、槐、楮、榆、柳，此为五木耳，软者并堪啖，楮耳人常食，槐耳疗痔。"李时珍曰："木耳各木皆生，其良毒亦必随木性，不可不慎。"可见古之木耳，早已入药，鉴于生于不同种木材，而具有不同功能。近代随着食用菌科学的发展，人工栽培的木耳产量、质量都大大提高，现今多人工培育菌种植于青岗木之上，已广泛用于各种宴席之上，多视为食疗保健之佳品，药用则较少。

木耳之性，多云甘平，入胃、大肠经，古之记载有凉血、止血，治肠风、血痢、血淋、崩漏、痔疮之功。其生于桑树上者名桑耳，色黑，主女人漏下赤白汁，血病癥瘕积聚，阴痛，阴阳寒热，无子。其白者止久泻，益气不饥。其黄者治癖饮积聚，腹痛金疮。孟诜认为黑木耳有"利五脏，宣肠胃气，排毒气"的作用。张老受前贤论述的启发，鉴于黑木耳非常丰富，且价格低，效果理想，多年来试用于一些疑难杂病，收到较好效果。

（一）降血脂，治血行不利之麻木，有活血通络之功

黑木耳甘平，偏凉质润。据研究每500g木耳含蛋白质53g，脂肪1g，糖类35g，粗纤维35g，钙1.785g，磷1.005g，铁0.925g，核黄素2.75g，尼克酸13.5g等物质，具有人体需要的多种营养物质和微量元素。故凡年老体弱，血脂高，手发麻，头昏，血行不利等，均可在炒菜时加用泡软洗净之木耳适量，经常食用能明显改善症状，也可煮汤或研粉冲服，但要坚持长期应用才能有效。

（二）治误吞金属

以黑木耳30g，温水泡软，洗净除去杂质，与韭菜同炒后食用，可因缓下作用带出小的金属物。

（三）治胃柿石

黑木耳30g，泡软洗净，加入蜂蜜适量，吃木耳喝蜂蜜水，坚持服用3~4天，能排除胃柿石。张老用此法已治愈4人。推其机制可能是利用其"利五脏，宣肠胃气，排毒"作用，润肠化积缓下。

（四）治血痢日夜不止

《圣惠方》记载：治血痢日夜不止，腹中疗痛，心神麻闷，取黑木耳一两（30g），水二大盏，煮木耳令熟。先以盐、醋食木耳净，后服其汁，日二服。

（五）治崩漏

验方用木耳250g，炒见烟，为末，每服木耳末6g加头发灰1g，共享好黄酒调服出汗。

现用木耳，多为人工培育在青岗树朽木上食用菌类，故无毒，食用药用均安全。但据报道，木耳采集后必须晒干后贮存备用，新鲜之品不宜食用，防止杂有它菌。

总之，随着老龄人口增多，心脑血管疾病显著增加，黑木耳的食用药用价值必将得到进一步开发利用。

十、价廉效佳豨莶草

豨莶草是价廉易得的祛风湿药，首载于唐代《新修本草》，谓其"味苦，寒，有小毒"，"主金疮，止痛，断血，生肉，除诸恶疮，消浮肿"。迄至宋代《本草图经》始首次记载其有"治肝肾风气，四肢麻痹，骨间疼，腰膝无力者，亦能行大肠气"，"服之补虚，安五脏，生毛发，兼主风湿疮肌肉顽痹；妇人久冷，尤宜服用之"。已明显指出其具有祛风湿、补肝肾之功。明代《滇南本草》进一步明确指出其"治诸风，风湿症，内无六经形症，外见半身不遂，口眼㖞斜，痰气壅盛，手足麻木，痿痹不仁，筋骨疼痛，湿气流痰，瘫痪痿软，风湿痰火，赤白癜风，须眉脱落"。从其所列症状看，至少在明代又发现其具有治中风、通脉络的功效了。

张老临床应用豨莶草多年，对于前人言其"有小毒"应慎重体会与对待。它虽属苦寒之品，但药力比较平和，临床多用至每剂30g，亦未发现有何毒副作用。但豨莶草古人有生熟两种用法，生用则苦寒之性较强，主要用于痈肿疮毒，湿疹瘙痒，内服外洗皆可。若加黄酒蒸制，则苦寒之性降而温通之性加强，故可用于风湿痹证，代表方剂如豨莶丸、豨酮丸。但目前药房所供者，大多属生品，为加强治痹疗效，可让患者自己加黄酒蒸制为佳。《本草正义》说："豨莶草生时气臭味涩，多服引吐，盖性本寒凉而气猛烈，长于走窜开泄……及其九次蜜酒蒸晒，和蜜为丸，则气味已驯，而通利机关，和调血脉，尤为纯粹。凡风寒湿热诸痹，多服均获其效，询是微贱药中之良品也。"真是对豨莶草作用的真知灼见之语。

豨莶草之临床主要用于：

（一）高血压病

豨莶草之浸液已被证实有降压作用，对于高血压病人四肢麻木、腰膝无力者尤宜。张老临床常将之与川牛膝、天麻、草决明、地龙、菊花、生龙骨、生牡蛎等同用，剂量一般用30g左右，似有较好的改善肢体麻木、头晕等症状的作用。由于其性苦寒，对有肝阳上亢夹肝热者甚相宜。

（二）中风

对豨莶草之用于中风，古人早有认识，临床体会主要用于风中经络之肢体麻木瘫痪、口眼㖞斜等属气虚血瘀型病人。常加入补阳还五汤中应用，配伍路路通、桂枝、水蛭等有较好作用。豨莶草因有祛血中风湿及解毒功用，似有活血畅通经络之作用，故缺血性中风用之甚当。朱良春先生认为"考之于古，验之于今，豨莶草有解毒活血之功，勿以平易而忽之"。

（三）风湿痹痛

实验已证实：豨莶草与臭梧桐组成的豨桐丸对实验性关节炎有明显抗炎作用，因此，临床可用于治疗四肢风湿痹痛，尤其兼腰膝冷痛者，常配伍威灵仙、秦艽、桑枝、桂枝、川芎、当归、乳香、没药等。对虚寒性风湿痹痛一定要用黄酒蒸制，以改变其苦寒之性，加强温通之力。

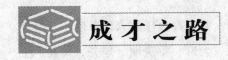
成才之路

一、幼承庭训多勤奋，志为良医奠坚基

张学文一九三五年十月二十七日（农历）出生于汉文化发祥之地汉中的一个中医世家。他的祖父张呈元，享年八十八岁，自幼酷爱读书，五岁时已能背诵《三字经》，幼时常随其舅父王树亨先生出入药房和病家，背诵脉诀方歌。十五岁正式拜师学医，二十岁悬壶乡里，从医六十余年，不仅医术精湛，且医德高尚，是家乡一代远近闻名的乡医。五祖父张呈瑞，自幼即随其兄张呈元临证抄方，切药制药，并得其舅父的真传，深悟理法方药真谛，他们兄弟二人又传医道于张致东，即张学文的父亲。张致东继承其父辈的医道，并得其叔父的指点，后又拜当地名医刘全善为师。刘全善对中医内科、骨科、外科、儿科医理精深，经验独到，学验俱丰，言传身教精心带徒名闻乡里。张学文从小就生活在这样一个中医药气味十足的中医世家，接受了中医药的熏陶，在祖父、家父、名医的严格教育下，在脉诀药性汤头中洗礼，从小就养成了学中医、爱中医、认中药，立志以中医药为业，以中医药为荣的思想。张学文天资聪颖，幼时在祖父和父亲的指导下，背诵《医学三字经》、《濒湖脉学》、《药性赋》、《汤头歌诀》等。这些通俗易懂的读物在他幼小的心灵里留下了深刻的烙印，使他较快地跨进了中医药神秘殿堂之门。十五岁起便随父亲学习医术并临证诊病，辨认药材，"鸡鸣而起，星高而息"，孜孜汲汲，不敢懈怠。常常上午随父门诊，下午随父出诊，逐渐培养成了对病人慈悲为怀、乐于勤谨临床的心境。张学文青少年时期精力充沛，好学上进，求知欲望极强，读书若渴，

对家藏医书认真阅读，孙思邈《千金方》、钱乙《小儿药证直诀》、李杲《脾胃论》、李时珍《本草纲目》、吴谦《医宗金鉴》、唐容川《血证论》、叶天士《温热论》、吴鞠通《温病条辨》、王清任《医林改错》等等都成为他囊中所藏、枕下所垫之物，案头典籍常揉翻卷曲渍汗。辛、甘、酸、苦、咸、寒、热、温、凉五味四性并收，汗、吐、下、和、清、温、消、补八类治法兼容。

一九五三年五月张学文随父进入原南郑县武乡镇"致和堂"（诊所）应诊。一九五六年在"汉中中医进修班"、一九五八年在陕西省中医进修学校（原西北中医师资班）中医师资班学习时，重点攻读了经典著作，更加奠定了坚实的理论基础。

他在长辈和老师的点授指导下，研读《内经》、《伤寒论》等典籍，明阴阳之道，通五行之变，精脏腑之理，识六淫转化。他循"观其脉证，知犯何逆，随证治之"的思路，遵"不治已病治未病"、"治病必求于本"的教诲，蹈"洞理阴阳，祛邪扶正，以平为期"的法则，据"表里先后，轻重缓急"的规距，用之临床，证之得失。治病立法则领悟入微，方药用法反复玩味。他日后之所以能成为临床大家，与其对经典熟读深悟，强记硬背，灵活运用和长期接触患者是分不开的。

一九五九年张学文在南京中医学院参加卫生部举办的"全国首届温病师资班"学习时，师从全国著名中医内科专家孟澍江教授。在此期间，他大开眼界，又经高师指点，学习兴趣日益高涨，学习信心尤为倍增，金元四大家学派之争引起了他的浓厚兴趣。他先细研各派立足之观点，寻四家之区别，后悟其中之源由，发现四人看法都有理，只是立足不同处。于是各取所长，融会贯通，清滋补泻受益非浅。对于外感热病寒温学说的两派之争，张学文对两派学术观点细细品味，撷取其精华，通过研读《温热论》、《温疫论》、《温病条辨》、《温热经纬》等温病专著，在对温病学说深刻领会后，很快为其新颖透彻、辨证简明、制方精细、屡试屡效而折服。此成为张学文从事温热病研究的导向之作。

二、融会古今立新意，温病辨治创新说

张学文在不断的学习和感悟中，通过对叶天士等温病学家有关温病学理论的理解和贯通，提出了自己独到的见解。如他主张应该重视"毒"在温病发病发展过程中的作用。认为主要是由外毒和内毒造成了人体卫气营血及三焦所属脏腑的功能或实质损害这一病理变化。并且毒主要通过发热劫津、耗气伤阴、动血腐肉、损伤脏腑经络四个方面而导致温病的发生、发展和变化。他又在前贤的基础上系统地总结出了宣透解毒法、通下解毒法、清利解毒法、清热解毒法、化浊解毒法、化瘀解毒法、益阴解毒法、扶正解毒法八种常用的温热病证解毒之法以及相应的治疗方药。

张学文强调在辨证、治疗疾病过程中辨病与辨证相结合，将上述八种解毒法中多法并用，也才能显著地提高治疗效果。

张学文率先提出了"毒瘀交夹"新概念。他认为，外感热病、热毒与血搏结为瘀，见于卫气营血的各个病变过程之中，但瘀象有轻重缓急以及隐显不同，温热病重证之中的高热、神昏、抽搐、痉厥、斑疹、出血等证，毒瘀交夹证候更为明显，故清热解毒、活血化瘀之法可酌情贯穿应用于卫气营血的各个阶段之中。他认为除了六淫邪气炽盛可以成毒外，还有直接感受疫毒等的发病途径。卫分轻者一般不称毒，而高热病重者多挟毒；卫分重证及营血分证，多为毒邪炽盛所致。并据此概括性地提出了"毒瘀交夹"这一中医病理学新概念，主张根据热性病发展的病理机制，灵活运用清卫化瘀、清热化瘀、清营化瘀、凉血化瘀、解毒化瘀、开窍化瘀、熄风化瘀、益气生津化瘀、滋阴透邪化瘀等法则来缩短疗程，提高疗效。特别是根据这一论点，他认为营分血瘀证有热灼营阴、瘀热不解；热毒壅盛，瘀滞发斑；热壅瘀阻，迫血妄行；瘀塞心窍，瘀阻气脱；瘀热在营，引动肝风；余邪留阴，瘀热不解；邪久入络，凝瘀胶固等病理概念，并用于指导临床救治西医诊断之乙脑、出血热、钩端螺旋体病、败血症、肝昏迷等重危险症疗效显著。经长期临床观察及一系列实验研究表明，此学说具有科学性和实用性。一九八八年中国古籍出版社出版的首册《当代名医临证精华·温病专辑》中，对他的这一学术见解作了重点介绍。

对于温病的发热，张学文强调不可一见发热即用寒凉直折之品。早用大寒之品遏其热势，有碍于毒的排泄。正如刘松峰所说："未有祛邪之能，而先受寒凉之祸，受寒则表里凝滞，欲求其邪之解也难矣。"因此，临床运用清热解毒法要准确辨证，掌握时机，不可早用或过用，以免邪毒冰伏不解，不得其利，反遭其害，更不能单纯依靠清热解毒法来治一切温病。

三、师古不泥勤实践，攻坚急症不畏险

一九七七年，陕西中医学院在岐山县开门办学，张学文等被派往岐山高店镇下乡。到达后当晚大家一起散步时，发现当地医院抢救室外放着一口棺材，大家觉得很奇怪，进去一看，原来是一农村妇女因家庭纠纷喝农药"敌敌畏"自杀未遂，医院已经抢救了一天仍未脱离危险，所以家人为其准备后事。张学文等在征得医院同意为病人诊疗，果断采用自拟中药"绿豆甘草解毒汤"为病人洗胃、鼻饲、灌肠，在他们一行的全力抢救下，这个已经走上"黄泉路"的患者，第二天竟奇迹般地转危为安，第四天已可以进食流食了。经过十天连续使用中西药救治痊愈出院。

对内科急症的研究和探索，是张学文多年来潜心涉足的又一个领域。六十年来，他为之倾注了大量的心血。特别在中风、高热、昏迷、中毒等病证的机制探讨和治法方药研究中，总结出了一套切实可行的经验，在二十世纪八十年代就和乔富渠老师编著出版了《中医内科常见急症手册》予以详细介绍。

其中用"绿豆甘草解毒汤"加减，急煎多量频服，成功地救治过敌敌畏、苯妥英钠、利眠宁、磷（大量火柴头）及鲜商陆等急性中毒患者；曾用中药内服外敷法成功抢救过出血热急性肾衰无尿患者；运用中医药辨证救治高热惊厥、吐血衄血、尿血便血等急症，疗效显著。

张老根据中风病发病急骤、病情危重，变化多端的特点，在实践中反复验证过的有效方药通过实验先后改制成中药静脉滴注剂（"通脉舒络液"）、肌内注射剂（"金蒲丹针"）、肛肠灌注剂（"速渗通"）、片剂（"清脑通络片"，即"小中风片"）、口服液（"脑窍通"）等剂型，用于救治中风病，显著提高了疗效。为了积极有效地预防和延缓中风病的发生，

他带领科研组将中风先兆证的诊治率先列为专题进行深入研究。他拟定的清肝热、化瘀血、通脑络的"清脑通络片"方,治疗中风先兆证 723 例,取得了总有效率达 86% 以上的良好效果,疗效明显优于 101 例西药对照组。此课题先后获一九九零年度省中医管理局科技进步一等奖、省科协自然科学论文一等奖和一九九二年省科委科技进步三等奖。

"七五"计划开始后,张学文先后任全国中医内科学会中风急症协作组副组长、组长以及国家中医药管理局医政司中风病急症协作组组长。他与任继学、王永炎、孙塑伦等专家教授一道精心策划,团结协作,在他们的积极倡导参与下,由北京中医学院牵头首先制订了一套能与国际交流的《中风病中医诊断、疗效评定标准》,为中医诊断与疗效评定标准的制定开创了先河。此后,又先后制订了中风病护理常规、预防及康复规范和中风病证候辨证量表以及中风先兆证诊断及疗效评定标准。在全国形成了覆盖面达二十二个省市、百余家单位参与的医教研相结合的网络,八年期间,中风协作组取得十一项重大科技成果,多次受到国家中医药管理局的表彰。这些艰苦细致而卓有成效的工作极大地推动了全国中风病急症规范化研究工作。

关于中风的病理机制,他认为本虚标实、气血逆乱、瘀阻脑络是中风病发病的关键。概而言之,本虚则损在肝肾、精血不充,血少则舟楫不行或行迟而为瘀;气虚则帅血无力亦可致瘀。标实则为嗜食肥甘,脾失健运,痰湿内生,痰滞脉络终致痰瘀交夹,或瘀痰生热,因热生风,风助火势,燔灼津血,而为痰火,或肝阳上亢、生风化火烁津而致瘀。诸般因素由量变到质变,致使脏腑功能失调,气机升降逆乱,瘀血阻滞脑络,终至中风的发生。脑络为气血津液濡养脑髓之通路。瘀阻脑络,其不甚者,致脑失清阳之助、津血之濡,而致中经络的轻型中风病的发生。瘀阻甚者,加之肝风内旋而上冲颅脑,络破血溢,神明失司,则发为中脏腑的重症中风病。因此,瘀血病机贯穿于中风病变的始终。张学文总结中风病发生发展规律可概括为四期六证,即中风先兆期、急性发作期、恢复期、后遗证期,而六证则为:肝热血瘀、痰瘀阻窍、瘀热腑实、气虚血瘀、颅脑水瘀、肾虚血瘀。

　　张学文认为活血化瘀法治疗中风病的卓越功效早已为临床及实验研究所证实，活血化瘀药物虽有通经活络、化瘀止痛、祛瘀生新、醒脑开窍的功能，但应用必须有的放矢，适可而止，以免过用伤正，产生流弊。

　　对于在脑出血急性期是否可用活血化瘀药的问题，张老认为不宜拘泥于常法，而应从分析脑出血的病因病机着手，在脑出血急性期适时适量的用适当的活血化瘀药是十分必要而且有益的。因脑出血后，离经之血即为瘀血，且出血愈多，瘀血也越重。瘀血壅阻脑窍，损伤神明，使之失去正常的主司和调节功能，或致脑络不利，津血流行不畅，血滞留而为瘀，津外渗而为水，形成瘀、水并存的病理格局，同时瘀血阻滞，血行失常，还可进一步加重出血。故在此期及时加用活血化瘀药，既可减轻脑血肿的形成，加速血肿的吸收消散，防止再出血，又能控制和减轻脑水肿，防止脑疝形成，对于终止和延缓脑出血急性期病理发展环节具有十分重要的作用。在具体的运作上，力峻势猛之破血逐瘀药当慎用，因用之不当反而加重出血，可选用一些具有活血与止血双重作用之品，或酌加数味性能平和之药。在临证时，一般在辨证用药基础上，常加三七 3 ~ 6g，水蛭 10g，花蕊石 15g，再加入川牛膝 15g，引热引水引血下行，丹参 15 ~ 18g 以养血活血。如此，辨证论治与活血化瘀专药结合，既着眼于整体功能的改善，又直接针对瘀阻脑窍这一病机关键，二者相得益彰，临床同用此法治疗出血性血管病疗效甚为满意。

　　张老通过多年从事中医急症理论的研究，并结合自己的临床经验，总结了许多治疗急症的思路、方法及有效方剂，他认为首先对中医治疗疾病要有正确的认识，中医不仅擅长慢性病，也能治疗急症；二是要确立急症研究的方针，即以现代科学方法为手段，理论研究、方药剂型的革新与临床观察相互结合；三是要有正确的方法。以中医理论为指导，以中医辨证为依据，以西医的检验和诊断作参考，研制出疗效肯定、经得起重复验证的药剂，可能是中医急症治疗学创新发展的一个重要内容。除此而外，亦应重视中医传统理论和治法的提高。

四、承前启后深思辨，疑难病证善攻关

一九九九年五月，一位被西医诊为"急性黄疸型重症肝炎"的患者因病情严重，生命垂危而来就诊，张老仔细观察察看，见患者面目青黑暗黄，体瘦如柴，时有发热恶寒，乏困无力，腹大如鼓，少腹满痛，小便黄赤，大便色黑而溏；舌质紫黯，苔灰厚腻，舌下散布瘀丝瘀点，脉沉细尺弱。张老诊断认为这是一种叫做"女痨疸"的少见疑难疾病，属于黄疸病的一种。辨证属于肾气亏虚，血瘀疸阻，用"益肾、活血、退疸"法治疗，宗肾气汤合茵陈五苓散方义组方如下：干地黄、山药各15g，桂枝10g，茯苓20g，泽泻、白术各12g，茵陈30g，丹参15g，炒杜仲12g，川牛膝、白茅根各15g，桃仁10g，红花6g，黄芪30g，黄柏10g，水煎服。服药三天后即见效，七天后病情明显减轻，两人搀扶能慢慢行走。此后以上方为主稍事加减，两个月后病人即临床痊愈。十几年后患者随诊高血压病时，诉肝病再未复发，一般状况还强于同龄人。

从医五十余年来，张老就这样从死神手上抢夺回来的生命数以百计。

内科疑难杂症散见于各脏腑病变之中，是临床治疗颇为棘手的病症。张老在长期临证经验的基础上，为启迪后学而撰写出四十余万字的《疑难病证治》一书，分别从疑难病的概念、疑难病辨证思路与方法、方药运用体会等方面，阐述了他的证治思想和临证经验。在他的研究生们协助下，重点对中风、解颅、眩晕、癫痫、老年性痴呆等中医脑病范畴的病证进行了逐一的总结和探讨。该书再版多次，供不应求。

张学文退休后，为了继续带教学生，完成科学研究，一九九八年他成立了疑难病研究所，对各种症状古怪却又查不出病因的疾病投入了大量精力。诸如有半夜起来莫名其妙地拍手直叫到精疲力尽者，有三伏天穿着棉袄皮靴还冻得浑身发抖者，还有壮汉突然变得全身无力连手指都无法动弹者……这些病人都已四处求诊而无效，痛不欲生。张老根据多年的临床经验和中医知识，用独特的药方驱走了病魔，恢复了患者正常体质。

疑难病证首先是诊断困难，病因不明，往往令人束手无策；有些病因虽已明了，但因缺乏有效的治疗方法或手段，对其也只能是望洋兴叹。张

老怀着勇于探索的精神，发挥中医的特长，认真思辨，治顽疾常常效果显著。

张老治疗疑难怪病不仅擅长在辨证施治基础上对常用中药调兵遣将，更是擅用药食共享之品治疗疑难之症。如他用黑木耳治疗多种杂症就尤显匠心独运之处。他认为黑木耳具有活血通络，消食化积，降脂祛浊，润肠通便之功。故凡年老体弱，血脂增高，手足发麻，头昏目眩，血行不利等症，均可在炒菜时加用泡软洗净之适量黑木耳，经常食用能明显改善症状，也可煮汤或研粉冲服，坚持长期应用效果显著。他以黑木耳和韭菜治疗误吞金属等物患者，用黑木耳曾治愈顽固性胃柿石症者等顽证很多。

五、振兴中医为己任，呕心沥血育新人

张老家里客厅沙发的正上方悬挂着一幅牌匾，上书"杏林恩师"四个遒劲有力的大字。这是七十二名研究生在张学文七十岁大寿时送来的，学子们以此表达他们对恩师的感激和敬佩。

陪伴张老走过六十个春秋、默默无闻的老伴无不骄傲地说："老张是中医的人，是学校的人，是医院的人。我们的家不过就是他吃饭休息的地方罢了！"张老说："功劳簿里有她的一半，家里大大小小的事我从不操心，五个孩子读大学都是人家的功劳。"这些质朴的言语体现出 50 余年来夫妻的恩爱，正因为有老伴的全力支持，才使张老全身心地扑在他热爱的中医事业上。

张老的书房桌上高高叠起的一堆信件，大多数是全国各地的医学院学生和病人的来信，字里行间充满着对这位国医大师的感激和敬佩。张老的妻子"数落"老伴退休后更加忙碌，要么一头扎到疑难病研究所和学校，要不就是奔赴国内外各地讲学带徒。"发展中医事业已经是我生命活力中的主要成分了。"张老感叹。这位已至耄耋之年的名老中医近几年更加清晰了自己抓"急诊"和"疑难病"两头，带动常见病多发病的诊治及整个中医学术发展的思路。

为了推动中医急症学术的发展，振兴中医事业，张老积极倡导要加强中医急症理论和临床研究工作，曾先后在许多报刊杂志上发表文章，阐述

有关治疗急症的思路与方法，在社会上引起了较大反响。为了培育中医急症研究工作的新人，他在教学环节上，率先对在校本科生和研究生进行了中医内科急症的强化教学。几十年来为国家培养了一大批优秀的高级中医人才。为了进一步强化中医急症的理论研究，自一九七八年以来，他先后招收了以研究中医急症为主的温病学和中医内科学专业的硕士研究生七十二名，有二十余人继续攻读，已获得博士学位。近年来，张学文承担了国家第一批、第三批、第五批中医师承指导老师，先后带教中国中医科学院中医师承博士生1名，博士后2名，历任国家一、二、三批临床优秀人才指导老师，为广东、浙江、陕西、内蒙古、重庆、湖北、湖南、山东、安徽、吉林等省市带教高级学徒数十余人。

对学生，张老同样充满了关爱。一九九七年，张老听说陕西中医学院不少山区来的特困学生生活很清苦，就主动将自己每月享受的政府特殊津贴捐助给两位大学生，一直到他们毕业。在张老眼中，"中医历来是仁心仁术，悬壶济世，资助学生完成学业，就会给中医事业壮大一份力量"。

在张老医德医风的熏陶下，他的得意门生们也在不同的工作岗位上展示着导师的风采，个个思维活跃，言谈儒雅，学验俱丰。他的弟子姜良铎教授、杜力军教授、王景洪教授、刘华为教授、周永学教授、李军教授、符文彬教授、孙景波教授，分别在北京中医药大学、清华大学、陕西中医学院、陕西省中医药研究院、广东省中医院等指导着博士、硕士研究生，颇多殊荣；浙江的万海同教授、大连的解建国主任医师、湖南的申锦林、河南的金杰博士等人也相当出众。在他们的共同努力下，一辈传一辈、一人传一人，共同继承着张老的医风医术、教风教术，逐渐形成了我们可以感受到的"张学文学术思想流派"。

如今，聆听过张老教诲的学子不计其数，手把手一对一精心培养的弟子百余名，他们都秉承着张学文的医德医风，不断弘扬着中医文化精华，业已成为推动中医事业发展的一支生力军。

振兴中医事业，既不能后继乏术，更不能后继乏人。针对目前中医学术研究中存在的突出问题，张老提出了自己的一些颇有见地的主张。

其一，正确对待中西互参的问题

他认为：中西医是产生于不同时代的两种医学体系，各有所长，故只有相互间优势互补，扬长避短才能更好的造福于人类的健康事业。科学技术已相当发达的今天，对有些疑难病借助于现代科学仪器的检测手段，一般均可以得到正确和及时的诊断。而这些检查、化验和诊断手段，对于我们提高中医辨证论治的精确度和诊治水平，有很好的参考价值。而结合这些客观指标检查，可以扩大我们望诊的范围，有助于使我们的"四诊"深入到微观层次，因此中医也要善加利用，借以发展自己，而不应该排斥。但强调必须坚持中医药基础理论和临床特色，以我为主。

他在临床中发现，有的患者虽然自我感觉病痛较著，而经仪器检查和化验却未发现阳性体征。在这种情况下，往往经过中医仔细辨证，服用中药后常常能收到较好的疗效。值得注意的是，人的病理状态处于一个不断变化和运动的过程中，在西医检测指标未能确诊之时必须突出中医辨证特点，临床辨证用药，虽可参考西医检查结果，但一定不能受其束缚，要充分发挥中医辨证论治的优势。

其二，处理好动物实验和临床研究的关系

二十世纪八十年代初期，国内开展了以建立动物模型为核心的中医实验研究，代表了此后的一种学术思潮。动物实验一度成为中医各专业研究生毕业论文的必备内容。中医实验研究起步较晚，如何建立病证相符的中医证候学模型，突破过去以"指标"为重心的中医动物模型研究思路，可能是为今后开展中医实验研究首要解决的问题。但一定要处理好实验与临床研究二者的关系，掌握好"以我为主，为我所用"，突出中医辨证论治特色的原则，方不至于误入歧途。

其三，处理好继承、创新和发展的关系

中医学理论体系博大精深，为中华民族的繁衍昌盛作出了巨大的贡献。中医历代文献中所涉及的病名、病种几乎涵盖了现今临床所有病证。列及的理法方药和治疗手段亦非常之丰富。例如中风先兆证的研究方面，现代医学从二十世纪七十年代才着手研究"中风预报"，而古人则早已发现并明确提出中风先兆证，对其临床表现和发病机制作了大量的论述，对现今中风病的预防仍有指导意义。因此，我们无论从事临床还是科研工作，都可以从中得到启迪。

张老坦言："回想我们这一代中医的成长道路，无一例外都要苦读中医经典著作，勤于临床实践，阅读大量的医案，从中汲取宝贵经验，来开阔视野，培养中医素养。如许多老前辈至今尚能对中医经典原著，出口成诵，耳熟能详。"有感于目前一些中医院校毕业生中医水平下滑，甚至于一些硕士、博士也存在同样的问题，他认为其根本原因还在于淡化了对中医经典著作的学习，忽视了对临床实践的刻苦磨炼。

回顾六十余年的从医历程，张老深深体会到中医药学的博大精深，他感慨道："即使我倾全部精力去学习也未必能登堂入室，窥其奥妙。也使我感到只要打下坚实的中医基础，下决心深入钻研和理解，汲取前人的经验和教训，诚恳的向同道学习和请教，勤于临证，勇于实践，大胆创新，科学总结，就一定会对中医药事业的发展做出有益的贡献。有感于斯，寄语后学，并与同道共勉。"

六、大医精诚勇攀登，医德高尚惠世人

张老耕耘杏林六十余载，遵循"万事德为先"之总则，把济世活人之术作为积德行善之业，处处以病人为重，时时以药王自律。他在学术上勇于创新，在临床上精益求精，在科研上成果累累，在教学上桃李满园，毕生执着于中医药事业，坚持宣传"关爱中医事业，造福人类健康"的观点，因而被学术界公认为陕西中医药事业的带头人。

张老长期从事医疗、教学、科研及行政管理工作，并兼任二十余家学术组织的名誉职务，可谓日理万机。他虽然业务繁忙，任务繁重，兼职繁多，但从来没有闪现过一丝忙乱或烦躁，表现出一位中医大家的修养和风度。他心地善良，豁达开朗，淡泊名利，治学严谨，关爱患者，不论贫富贵贱、职位高低皆一视同仁为其诊治，深受患者好评。

张老对经济困难的病人充满同情。在医院，过去有时能碰到来自农村的病人怀里揣着馍馍，大老远地赶来请"张医生号号脉"。张老总是用最经济实惠的药方帮他们治病，甚至分文不取。前不久，一位来自陕西礼泉县的郑姓老人找到张老看病，衣着破旧的老人家看到张老百感交集，从怀

里掏出一份已经泛黄的药方。这份已经保存了整整二十年的药方，寄托了老人对张老深深的感激。二十年前，饱受心脏病折磨的老人在乡邻的建议下找张老看病，张老不仅为老人把脉看病，而且捐资让囊中羞涩的老人体面地过了费用关。

张老从不计较个人得失，热爱社会公益事业。多次为重危病人和灾区捐物捐款，多次积极参与国家及省市组织的赴边远和民族地区进行义诊活动，并不畏艰险多次深入兴平、户县、周至等出血热疫区，常驻防病治病。

现在张老虽然已至耄耋之年，除定期在研究所和两所附属医院上门诊外，仍常常受邀在院内外会诊。

在谈到张老的医德人品时，八十八岁高龄的延安时期的老革命、陕西中医学院原党委副书记米振民赞不绝口。他说："张教授对待病人，从来不管职务高低、干什么工作，都是一视同仁。无论是在单位上班，还是外出开会，张教授总是把处方笺装在身上，随时随地为患者诊脉治病。"

要说荣誉，张老除了是"国医大师"，获得中华中医药学会终身成就奖外，还是北京中医药大学兼职博士生导师、享受国务院政府特殊津贴的专家、陕西省有突出贡献的专家、国家中医药管理局中风病急症协作组组长、全国中医急症先进工作者、陕西省先进科技工作者、国家科技部"十五"攻关的百名名老中医临床经验传承研究课题的传承导师人选、国家科技部"十一五"攻关项目全国重点名老中医临床经验传承研究课题的传承导师人选、首届中医药传承特别贡献奖获得者、国家中医药管理局全国优秀中医临床人才研修项目优秀指导老师。同时，他的成就和事迹分别被载入英国剑桥"世界名人传记中心"、美国《世界名人大辞典》、《世界知识分子名人录》以及《中国当代中医名人志》、《中国当代名人大典》、《当代世界传统医学杰出人物》等书中。

要说职务，张老曾先后担任陕西中医学院内科教研室主任、中医系主任、陕西中医学院院长，曾兼任国家中医药管理局重大科技成果评审委员、中华中医药学会常委、陕西省科技进步奖评审委员、陕西省政协委员、陕西省科协常委、陕西省中医学会副会长；现任中华中医药学会内科分会顾问，中国中医科学院、广东省中医科学院、陕西省中医药研究院学术委员，陕西省中医药学会顾问，《中医杂志》、《中医药学刊》、《中医急症》等多种杂志编委、顾问等职。

然而，面对这些荣誉，张老非常坦然，从不为声名所累；面对这些职务，张老从来不把它看成是权力和地位的象征，他所重视的是它们所寄托着的责任。

退休之后，他坚持继续带教学生，坚持探究各种疑难杂病，使许多求治无门、痛苦无望的疑难病患者战胜了病魔，重新获得了生活的勇气。

退休之后，他依然高度关注中医药事业的发展，积极参与国家中医药管理局及有关方面组织的相关发展中医策略研究讨论，接受国内外中医组织的邀请进行学术交流，热心于弘扬和传播中医学术的崇高事业。

退休之后，他仍然关心学校的建设和发展，认真履行学校专家委员会主任职责，近年来又兼学院名誉院长，他更为学校的建设发展积极建言献策，在医疗、科研、教学和学术创新方面发挥着重要作用。

张老深深地热爱着伴随他一起成长、走向成功的陕西中医学院，深深地热爱着养育他、给予他无穷智慧和创造力的三秦大地，深深热爱着终生为之奋斗而无怨无悔的中医药事业。尽管已是年愈古稀的老人，但每当看到国家对中医药事业发展采取的每一个重要举措，看到中医药事业向前迈进的每一个脚步，看到陕西中医学院改革发展取得的每一个成绩，特别是近年来学校面貌发生的根本变化，他总是难以掩饰自己由衷的喜悦之情。他常常以臧克家"老牛亦解韶光贵，不待扬鞭自奋蹄"的诗句勉励自己，决心为学校的发展，为中医药事业做出自己的最大贡献。

让我们衷心地祝愿张学文教授晚年幸福健康，祝愿已经被他视为自己生命的重要内容的中医药事业更加辉煌！

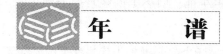 **年　　谱**

1935 年 10 月，出生于陕西省汉中市原南郑县武乡区白庙张夏沟村。

1949 年 9 月，就读汉中一中，后师承父亲张致东（汉中名医）习医。

1953 年，经原南郑县政府考试合格后，即执业行医。

1953 年 5 月 – 1956 年 5 月，在原南郑县武乡镇致和堂（诊所），随父行医。

1956 年，在汉中专区中医进修班，学习一年。

1956 年 6 月 – 1958 年 4 月，在原南郑县武乡镇第二联合诊所工作。

1958 年 5 月 – 1959 年 5 月，西北中医进修学校中医师资进修班，学习中医经典一年。

1959 年，参加卫生部委托南京中医学院举办的"全国首届温病师资班"学习，师从孟澍江教授。

1959 年 5 月，开始在陕西中医学院（及附属医院）从事医教研工作。

1960 年，加入中国共产党。

1978 – 1981 年，任陕西中医学院中医系主任。

1981 – 1983 年，任陕西中医学院副院长。

1983 – 1987 年，任陕西中医学院院长。

1984 年 6 月，荣获"陕西省先进科学技术工作者"称号。

1987 – 1988 年，任全国中风病急症协作组组长

1990 年，任首批全国老中医药专家学术经验继承工作指导老师。

1991 年 10 月，享受国务院"政府特殊津贴"。

1991 年 12 月，荣获陕西省人民政府授予的"有突出贡献专家"。

1993 年 – 1998 年，任陕西省政协委员。

1994 年 11 月，荣获国家人事部、卫生部、国家中医药管理局颁发的"培养中医药人才贡献奖"。

1994 年，任第二批全国老中医药专家学术经验继承工作指导老师。

1999 年，任北京中医药大学中医内科学博士生导师。

2000 年 8 月，荣获香港国际传统医学研究会颁发的"紫荆花医学成就奖"。

2002 年，任第三批全国老中医药专家学术经验继承工作指导老师。

2003 年，任第一批全国优秀中医临床人才指导老师。

2006 年 12 月，荣获中华中医药学会"首届中医药传承特别贡献奖"。

2007 年 10 月，荣获国家中医药管理局授予的"全国优秀中医临床人才研修项目优秀指导老师"称号。

2008 年 1 月，被国家中医药管理局聘请为"治未病"工作顾问和专家咨询组成员。

2008 年 7 月，被卫生部聘请为"健康中国 2020"战略规划研究专家，多次为发展中医药事业献计献策。

2008 年被评为首届"陕西省名老中医"。

2009 年，任第二批全国优秀中医临床人才指导老师。

2009 年 6 月，被人力资源和社会保障部、卫生部和国家中医药管理局评为首届"国医大师"。

2009 年 6 月，荣获中华中医药学会"终身成就奖"，并被聘为中华中医药学会终身理事。

2009 年 10 月，任国家中医药管理局中医药重点学科建设专家委员会副主任委员。

2009 年 10 月，任陕西中医学院终身教授。

2009 年 9 月 21 日，成立国医大师张学文学术思想与临床经验研究所。

2010 年，成立国医大师张学文传承工作室。

2011 年 9 月，任《国家职业分类大典》修订中医药行业专家委员会委员。

2012 年 6 月，任陕西中医学院名誉院长。

2012 年 8 月，任第五批全国老中医药专家学术经验继承工作指导老师，兼中国中医科学院中医内科学（中医师承）博士生导师。

2012 年，任第三批全国优秀中医临床人才指导老师。

2013 年，任中国中医科学院中医内科学（中医师承）博士后指导老师。